FAQでわかりやすい！

心臓麻酔
臨床実践ガイド
第2版

編集　**澄川　耕二**　佐世保市総合医療センター 院長
　　　原　　哲也　長崎大学医学部 麻酔学教室 教授

総合医学社

第2版の序

　心臓麻酔は，主に心臓外科手術の麻酔を意味しますが，これに心疾患患者の非心臓手術の麻酔を加えるのが一般的です．

　本書「FAQでわかりやすい！ 心臓麻酔 臨床実践ガイド」では，心臓外科手術の麻酔を周術期の流れに沿って9個の大項目，すなわち

　　①術前評価と術前管理　　⑥人工心肺への対応と管理
　　②モニタリング　　　　　⑦特定の心疾患に対する麻酔管理
　　③麻酔薬・薬剤　　　　　⑧補助循環とペーシング
　　④輸液・輸血・電解質　　⑨術後管理
　　⑤心臓麻酔における臓器保護

に分け，それをさらに計44個の小項目にブレークダウンしました．

　これによって，心臓外科手術の麻酔管理が，きめ細かな質問項目として網羅されております．一方，心疾患患者の非心臓手術は一つの大項目として，代表的疾患4つをとりあげ小項目としました．

　これによって，およそ心臓麻酔に関して臨床現場で発せられるであろう質問の，ほぼすべてをカバーするものとなっています．

　本書が，若手麻酔科医と指導医にとっての知識・技術向上の手助けとなれば幸いです．

　　　　　　　　　　　　　　　　　　　　編集：澄川　耕二
　　　　　　　　　　　　　　　　　　　　　　　原　　哲也

目　次

I　術前評価と術前管理

- **Q1** 術前診察と非侵襲的検査
  ………………………… 新井丈郎，奥田泰久，瀧澤　圭　2
- **Q2** 心臓カテーテル検査：診断と治療手技
  ………………………… 中村のぞみ，鈴木章悟，西脇公俊　9
- **Q3** 術前の心血管作動薬の管理
  ………………………… 小坂　誠，道姓拓也，坂本篤紀　16
- **Q4** 術前合併症の評価と術中管理 ………………… 門崎　衛　25

II　モニタリング

- **Q5** 血行動態モニタリング ……………………………… 瀬尾勝弘　34
- **Q6** 心臓血管麻酔における心電図・体温モニタリングの要点
  ………………………… 木倉睦人，小林賢輔，富田淳哉　48
- **Q7** 経食道心エコー（TEE）【基本原理とアーチファクト】
  ………………………………………………………… 赤松　繁　60
- **Q8** 経食道心エコー（TEE）【心機能評価】………… 岡本浩嗣　74
- **Q9** 経食道心エコー（TEE）【形態評価】…………… 山田達也　83
- **Q10** 経食道心エコー（TEE）【先天性心疾患】
  ………………………………… 黒川　智，野村　実　92
- **Q11** 凝固能モニタリング ……………… 清水　要，川村隆枝　102
- **Q12** 中枢神経のモニタリング（BIS, NIRS, MEP, SSEP）
  ………………………………………………………… 萩平　哲　112

III 麻酔薬・薬剤

- Q13 吸入麻酔薬 ……………… 堤　保夫，角田奈美，田中克哉　120
- Q14 静脈麻酔薬 ……………… 近藤隆志，濱田　宏，河本昌志　129
- Q15 麻　　薬 ……………………………………… 池崎弘之　137
- Q16 心臓麻酔中に使用する心血管作動薬
  ……………………………………… 牛尾将洋，溝渕知司　146

IV 輸液・輸血・電解質

- Q17 心臓手術における輸液・輸血・電解質管理
  ……………………………………… 佐々木利佳，山崎光章　158

V 心臓麻酔における臓器保護

- Q18 心臓手術中の心筋保護 … 田中克哉，堤　保夫，大下修造　174
- Q19 心臓・大動脈手術中の脳・脊髄保護
  ……………………………………… 野口信弘，和泉俊輔，垣花　学　189
- Q20 腎 保 護 …………………………… 蜷川　純，金　信秀　199

VI 人工心肺への対応と管理

- Q21 人工心肺回路と技術 …………………………… 吉田　靖　208
- Q22 人工心肺の病態生理 …………………………… 新見能成　220
- Q23 人工心肺前・中・離脱時の麻酔管理 ………… 中島芳樹　227

VII 特定の心疾患に対する麻酔管理

Q24 オンポンプ冠動脈バイパス術の麻酔管理
　　　　　　　　　　　　　　　　柴田伊津子, 原　哲也　240

Q25 オフポンプ冠動脈バイパス術の麻酔管理
　　　　　　　　　　　　　　　　立石浩二, 片山勝之　249

Q26 大動脈弁手術の麻酔管理
　　　　　　　　　　　　秋山浩一, 柴崎雅志, 中嶋康文　258

Q27 僧帽弁手術の麻酔管理 ……………………… 尾前　毅　271

Q28 急性大動脈解離手術の麻酔管理
　　　　　　　　　　　　矢野喜一, 遠山裕樹, 国沢卓之　280

Q29 胸部・胸腹部大動脈瘤手術の麻酔管理 ………… 石山忠彦　289

Q30 先天性心疾患の麻酔管理 ………………… 水野圭一郎　298

Q31 収縮性心膜炎手術の麻酔管理 ……… 木村斉弘, 坪川恒久　307

Q32 心臓移植術の麻酔管理 ……………… 入嵩西　毅, 藤野裕士　319

Q33 経カテーテル大動脈弁留置術の麻酔管理 ……… 大西佳彦　327

Q34 低侵襲心臓手術（MICS）の麻酔管理
　　　　　　　　　　　　　　　　一ノ宮大雅, 原　哲也　335

Q35 ステントグラフト内挿術の麻酔管理
　　　　　　　　　　　　舩木一美, 湊　弘之, 稲垣喜三　344

Q36 再開胸手術の麻酔管理 ……………… 山本牧子, 林田眞和　353

VIII 補助循環とペーシング

- Q37 大動脈内バルーンポンプ（IABP：intraaortic balloon pumping） ……… 中馬理一郎 362
- Q38 補助人工心臓（VAD） ……… 辛島裕士, 外 須美夫 371
- Q39 心臓ペーシングと除細動 ……… 宇治満喜子, 井上聡己 380
- Q40 PCPS（percutaneous cardiopulmonary support：経皮的心肺補助装置） ……… 槇田徹次 387

IX 術後管理

- Q41 術後の呼吸管理 ……… 小山淑正, 日高正剛, 北野敬明 394
- Q42 術後の血行動態管理 ……… 水落雄一朗, 徐 民恵, 祖父江和哉 404
- Q43 術後の神経学的障害と高次脳機能障害 ……… 前川謙悟 411
- Q44 鎮静（鎮痛と催眠） ……… 土井松幸 421

X 心疾患患者の非心臓手術

- Q45 虚血性心疾患患者の非心臓手術の麻酔管理 ……… 中平淳子, 澤井俊幸, 南 敏明 430
- Q46 弁膜症患者の非心臓手術の麻酔管理 ……… 太田隆嗣, 小出康弘 442
- Q47 心筋症患者の非心臓手術の麻酔管理 ……… 能見俊浩 455
- Q48 先天性心疾患患者の非心臓手術の麻酔管理 ……… 杉本健太郎, 森松博史 466

索引 ……… 475

I 術前評価と術前管理

I. 術前評価と術前管理

Q1 術前診察と非侵襲的検査

回答：獨協医科大学越谷病院 麻酔科 新井丈郎, 奥田泰久, 獨協医科大学越谷病院 循環器内科 瀧澤 圭

point

- 心臓麻酔を安全に行うためには，術前検査の適切かつ総合的評価が必要である．
- 弁膜症や虚血性心疾患，先天性心疾患など疾患ごとによる血行動態の特徴を把握しておくことが大切である．
- 検査データはもちろんだが，詳細な問診や日常の活動性の評価から得られる情報も重要視すべきである．
- 術前検査を総合的に評価したうえで，麻酔計画を綿密に立てて手術に臨むべきである．

Q 非侵襲的検査にはどのような検査があり，どういった点が重要なのですか？

A 術前検査のうち，ほとんどの検査が非侵襲的検査です．我々が日頃からよく目にする，例えば十二誘導心電図だったり胸部単純X線写真だったり……心臓手術を受ける患者は何らかの異常を呈していることが多いため，その情報収集は大切です．まず心電図から読み取らなければいけないのは，心拍数，リズム（心房細動の有無），脚ブロックや房室ブロックなどの伝導障害の有無，PACやPVCなどの期外収縮をはじめとする不整脈の有無，負荷

表1　胸部単純X線写真でのチェック項目

1．心拡大	CTR，右房・右室，左房・左室，大動脈，肺動脈
2．大動脈	拡張，石灰化，蛇行
3．石灰化	大動脈弁，僧帽弁，冠動脈
4．肺循環の状態	肺うっ血 肺血流量増加または減少
5．気管・気管支の変化	偏位，狭窄
6．肺野の状態	無気肺，肺炎，肺水腫，胸水

や肥大（心房肥大・心室肥大），虚血性変化（ST-T変化，Q波の有無）などです．胸部X線写真からは心拡大の有無，肺うっ血の程度，気管・気管支の異常，肺合併症の有無などを中心に評価します（表1）．一般的な検査以外にも，非侵襲的な検査としてホルター心電図や心臓超音波検査，computed tomography（CT），radioisotope（RI）シンチグラフィ，MRIなどがあります．これらの検査を総合的に評価して，患者の状態を的確に把握できるようにすることが大事だと思われます．

Q　麻酔科の術前診察から得られる情報で，特に大事なことは何ですか？

術前検査ではありませんが，我々麻酔科医の術前診察時の詳細な問診や身体的所見，機能評価分類や運動耐容能を用いた活動性の評価は大いに役立ちます．運動耐容能は心臓手術を受ける患者に対するリスク指標のうち，単独に用いた場合，最も有用な指標です．また，心臓手術を受ける患者は，ほとんどの場合何らかの合併症を抱えています．高血圧，糖尿病，脂質異常症などの合併症や家族歴，喫煙歴といった冠危険因子を詳細に聴き出します．さらに日常生活における胸部症状（息切れ，動悸，胸痛など）を評価することにより，ある程度の予測を立てることも可能になります．それらによって様々な情報が得られ，検査データではわからないようなことが発見できるときもあります（表2，3）．

表2 狭心症の機能分類（NYHA分類とCCS分類）

機能分類	New York Heart Association 分類	Canadian Cardiovascular Society 分類
I	身体活動に制限なし	通常の身体活動（散歩，階段を昇る）では狭心症は生じない．激しい長時間の労作で狭心発作を生じる
II	身体活動の軽度の制限 通常の身体活動で疲労あるいは狭心症が生じる	日常活動の軽度の制限．早足で歩いたり階段を駆け上がる，坂道を上る，食後や冷たい風の中を歩くなどで発作を生じる
III	身体活動の著明な制限 安静時は症状なし	身体活動の著明な制限 平地を1〜2区画（100〜200 m）歩いただけでも狭心発作を生じる
IV	安静時でも狭心症状あり 活動とともに増強する	いかなる身体活動でも不快感が生じる 安静時にも狭心発作を認める

表3 日常活動のエネルギー必要量

1 METs ↓	・食事，入浴，読書 ・家の中を歩き回る ・平地で1〜2区画（100〜200 m）の距離を歩く ・家の中での軽い労働（洗顔，化粧など）ができる
4 METs ↓	・階段を2階まで昇る ・自転車に乗る ・家の中での重労働（床掃除など）ができる ・中等度の運動（ゴルフ，バレーボール，卓球など）ができる
10 METs	・激しいスポーツ（水泳，柔道，キックボクシング，フットボール）ができる

Q 術前の心電図って，そんなに重要ですか？

　もちろん，心電図検査は最も代表的な非侵襲的検査であり，術前の心臓評価に有用です．例えば非心臓手術の場合，術前検査での心電図は心疾患予備軍の割り出しに重要となります．術前の十二誘導心電図から虚血性心疾患

の存在を明らかにし，β遮断薬や硝酸薬などの投薬を開始したり，予定手術の前にPCIなどの適切な処置を行うことで周術期の心血管イベントを予防することができます．さらに，左脚ブロックや心室頻拍，MobitzⅡ型以上の房室ブロック，症候性徐脈や上室性頻拍といったアクティブな重症心リスク因子の発見に有用です．その結果により，時には循環器精査が優先されるケースもあります．しかし，忘れてはいけないことは，心電図は決して万能ではないということです．たとえ冠動脈再建術が予定されている患者であっても，心電図だけで心筋虚血のすべての情報が得られるわけではありません．あくまでも一つの所見にすぎません．そのため，心電図の所見のみにとらわれずに負荷心電図や心エコー検査など，他の検査結果も含め検討する必要があります．

メモ

●心房収縮の重要性

大動脈弁狭窄症や僧帽弁狭窄症などの重症弁膜症では，左室充満に心房収縮（atrial kick）が寄与する割合が30〜40％と通常より大きく，心房細動や上室性不整脈の存在は血行動態の維持に多大な影響を与える可能性があります．そのため，このような症例で術前に心房細動などを認めた場合には，積極的な治療を行い，極力，洞調律を維持することが重要です．

Q 運動負荷心電図から得られる情報には何がありますか？ また，どのような所見には注意が必要なのでしょうか？

A 運動負荷心電図は，原因未確定の胸痛患者の初期評価に際して診断に有用な検査であり，運動負荷をかけて，心筋の虚血徴候，狭心症閾値を見つける検査です．しかし無症状の患者に対するスクリーニング検査としては，あまり有用とはいえません．この検査の場合，rate pressure product（RPP）という言葉をよく耳にします．これは収縮期血圧と心拍数の積であり，酸素需要をよく反映します．冠動脈に狭窄があって，心筋への酸素供給に制限の

> **TOPICS**
>
> 《冠動脈 3D-CT とは？》
> 狭心症といえば，心臓の表面を走行する冠動脈が狭窄をきたし，心筋への血液・酸素供給が不良となる病気です．狭心症に対する検査には，前述した運動負荷心電図を始めいくつかあります．なかでも（確定診断ともいえますが）冠動脈自体の正当な評価法といえば，心臓カテーテル検査（冠動脈造影）が挙げられます．しかしながら，検査としてはカテーテル手技に伴う様々な合併症などの問題があり，侵襲的検査といわざるを得ません．
>
> ところが近年，画像診断技術の進歩により CT 機器による冠動脈の鮮明な画像評価が可能となりました．CT による撮影検査のため，心臓カテーテル検査とは違い入院は不要ですし，何より非侵襲的な検査です．CT 機種の違いにより多少異なりますが，感度 90%（87〜94%），特異度 95%（93〜98%）との報告もあり，診断精度も非常に優れた検査です．石灰化を伴った冠動脈病変では，アーチファクトのため診断が困難と，弱点がないわけではありませんが，現在では冠動脈疾患の代表的なスクリーニング法として確立されているようです．

ある症例などでは，心筋の虚血閾値＝RPP を知っておくと，血行動態の目標を定めることができ，麻酔管理に役立ちます．臨床的には簡便で有用な指標ですが，酸素需要をこれ一つで判断するのはやめましょう．最近では，運動負荷心電図は検査自体にリスクが高いことから，あまり活用されなくなってきています．むしろ冠動脈 3D-CT 検査が感度，特異度ともに優れているため，また非侵襲的なこともあって主流になりつつあります（**TOPICS** 参照）．負荷検査時の注意すべき所見としては，ST 部分の変化が挙げられます．心筋虚血のサインとしては，ST 部分の 1 mm（0.1 mV）以上の低下が有用な情報となります．一般的に，ST 部分の低下は上昇型（upslope），下降型（downslope），水平型（horizontal）の 3 つがあります．冠動脈支配領域に

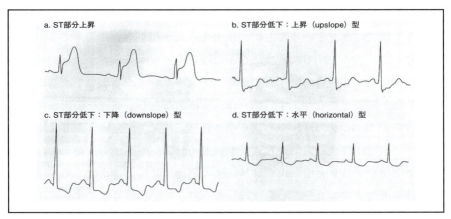

図1 ST部分の虚血性変化（文献1より引用）

伴ったST低下所見のうちで，特に下降型や水平型では冠動脈疾患に合致した所見であることが多く，速やかな対応が望まれます．また検査を中止する指標としては，心電図上に有意なSTの下降あるいは上昇がみられたとき，多様で頻発する期外収縮など不整脈の出現時，胸痛や呼吸困難などの臨床症状がみられたときなどが挙げられます（図1）．

> **メモ**
>
> ●運動負荷心電図の禁忌症例
>
> 　簡便な検査ではありますが，急性心筋梗塞，急性心筋炎，うっ血性心不全などの重篤な状態では不可能です．このほかにも大動脈弁狭窄症や僧帽弁狭窄症，閉塞性肥大型心筋症や房室ブロック，左脚ブロック，WPW症候群などでも，比較的禁忌と思われます．

　心臓超音波検査（経胸壁心エコー検査）と心臓カテーテル検査では，どちらを優先したらよいのでしょうか？

　これは，検査の侵襲度がかなり違います．心臓カテーテル検査では造影

剤を使用しなければなりませんし，どちらが非侵襲的か？　と問われれば，間違いなく超音波検査ということになります．しかし，疾患によっては優先順位も違ってくるので，その病態に合った検査を選択すべきです．経胸壁心エコー検査は全く非侵襲的な検査であり，かついくつかの心疾患を術前に特異的に評価することができます．第一に，全体的な左心室機能を駆出率のかたちで評価でき，心筋の性状や心筋症のスクリーニングが可能となります．第二に，心室局所壁運動異常から冠動脈疾患の診断ができます．第三に，弁の狭窄や閉鎖不全の重症度および肺高血圧の程度が評価できます．第四に，心内血栓やモヤモヤエコー，心囊液貯留の有無などが検出可能です．最後に，心房・心室中隔欠損などの心臓の先天的解剖学的異常を検出できます．このほかにも，造影剤を併用したり，運動や薬剤を用いた負荷心エコー法など，経胸壁心エコー検査では術前検査としての適応範囲は幅広いものがあります．しかし，冠動脈疾患の病変部位を確定するには不向きな検査といえるでしょう．

　このように，術前検査は非侵襲的検査から侵襲的なものまで様々です．非侵襲的検査のみで術前評価できる疾患なのか，さらに虚血性心疾患のように心臓カテーテル検査などの侵襲的検査を必要とするのか，的確な判断が要求されます．

[文　　献]（推薦図書）
1) 稲田英一　編：麻酔科診療プラクティス 10：麻酔科医に必要な冠動脈疾患の知識．文光堂，2003
2) 奥村福一郎：心臓・血管麻酔ハンドブック，改訂第 3 版．南江堂，1998
3) 新見能成：心臓手術の麻酔，第 3 版．メディカルサイエンスインターナショナル，2004

I. 術前評価と術前管理

Q2 心臓カテーテル検査：診断と治療手技

回答：名古屋大学大学院医学系研究科 麻酔・蘇生医学講座　中村のぞみ，鈴木章悟，西脇公俊

point

- 心内圧・心拍出量などを測定し，心機能を評価する．
- 造影剤を使用し，形態学的異常を発見する（冠動脈造影，心室造影，大動脈造影，肺血管造影）．
- 心臓カテーテルの治療には，冠動脈疾患に対するPCI，不整脈に対するアブレーションなどがある．

Q 心臓カテーテル検査にはどのような検査がありますか？

A 心臓カテーテル検査は大きく分けて，右心カテーテル法，左心カテーテル法，生検検査，弁口面積測定，血液酸素分析の5つがあります．それぞれの内容については**表1**に示します．

表1 心臓カテーテル検査の検査項目

1. 右心カテーテル法
   a) 測定項目：右心房圧（RAP），右心室圧（RVP），右室拡張末期圧（RVEDP），肺動脈圧（PAP），肺動脈楔入圧（PWP），心拍出量（CO），心係数（CI）：
      測定方法-熱希釈法，Fick法，
      短絡量（shunt ratio）
   b) 造影検査：肺動脈造影（PAG），右心室造影（RVG）
   c) 一時ペーシング：temporary pacing
   d) 電気生理学的検査：EPS（electrophysiological study）
2. 左心カテーテル法
   a) 測定項目：大動脈圧（AOP），左心室圧（LVP），左室拡張末期圧（LVEDP），左室駆出率（LVEF），左室拡張末期容積係数（LVEDVI）
   b) 造影検査：大動脈造影（AOG），左心室造影（LVG），冠動脈造影（CAG）
      バイパス造影：内胸動脈グラフト造影（ITAG），大伏在静脈グラフト造影（SVG），右胃大網動脈グラフト造影（RGEAG）
3. 生検検査：右心室内膜生検，左心室内膜生検により移植拒否反応を検出する．
4. 弁口面積：僧帽弁口面積（MVA），大動脈弁口面積（AVA），三尖弁口面積，肺動脈弁口面積
5. 血液酸素分析：酸素飽和度較差（O_2 step up）により，左→右心内短絡（L→R shunt），右→左心内短絡（R→L shunt）を検出する[1]
   （Oximetry法）

 心内圧の正常値はどのぐらいですか？

 心内圧は左右の心房，心室でそれぞれ特有の値を有します．図1におよその正常範囲を示します．

 冠動脈造影の結果から何がわかりますか？

 冠動脈狭窄の有無と，狭窄度の評価を行うことができます．また，高度狭窄や閉塞性病変の末梢の灌流状態や側副血行路の評価もできます．冠動脈造影所見は，米国心臓病協会（AHA）にて15の分節に分け，詳細を記載します[3]（図2）．狭窄度は目視にて，正常，25％，50％，75％，90％，99％，100％の7段階で評価しています．75％以上の狭窄を有意狭窄としています．

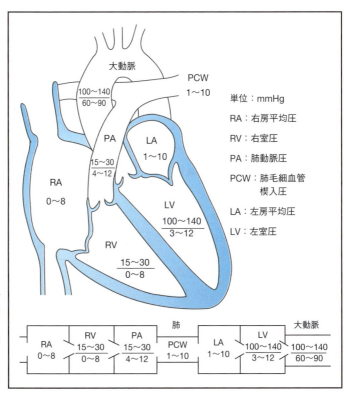

図1
正常な心内圧の図
上図：心腔の正常な解剖学的位置関係を示す．
下図：心内圧の関係を簡潔に図示したもの．
（文献2より引用）

　左主幹部の有意狭窄は，50％以上の狭窄とします．

　左前下行枝（left anterior descending branch：LAD）は，主に心室中隔と左室自由壁の前壁および右室の一部に血流を送ります．左回旋枝（left circumflex branch：LCX）は左室自由壁の側壁，後壁に血流を送ります．右冠動脈（right coronary artery：RCA）は，主に右室に血流を送ります．刺激伝導系に関しては，洞結節は55％の患者ではRCAから，残りはLCXから血流を受けています．房室結節は90％の患者はRCAから，残りはLCXから血流を受けています[4]．

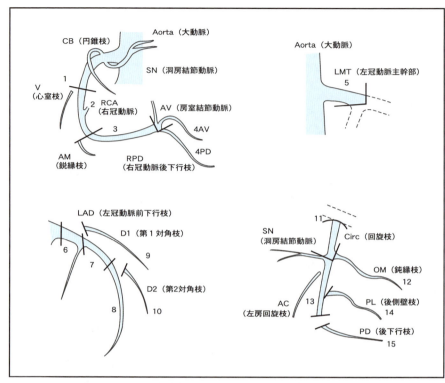

図2 冠動脈造影のAHA分類
(藤井謙司:虚血性心疾患に対するカテーテル法."図解心臓カテーテル法"
掘 正二 監修.中外医学社,p 72,2008より引用)

Q 心機能は,どうやって評価しますか?

A 心室全体としての機能はLVEDP,CO・CI,LVEFなどの値から評価します.局所心室機能は,左心室造影により評価します.左室壁運動の評価は,左室造影のトレース所見を基に各segmentごとに6段階に分けて表現します[4](図3)(0=normal,1=mild hypokinesis 壁運動低下,2=moderate hypokinesis,3=severe hypokinesis,4=akinesis 壁運動消失,5=dyskinesis 奇異性運動).左心室造影では,ほかに心室中隔欠損などの短絡や弁膜症の逆流

図3 左室造影のAHA segment分類
RAO：右前斜位 30°
LAO：左前斜位 60°
seg1：anterobasal
seg2：anterolateral
seg3：apical
seg4：inferobasal
seg5：posterobasal
seg6：septal
seg7：posterior
（文献4より引用）

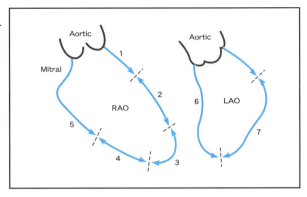

の存在・部位・重症度などがわかります．

 Qp/Qs とは，何の指標ですか？

A Qs は体血流量（L/min），Qp は肺血流量（L/min）を表し，肺体血流比や短絡率を利用し，シャント性疾患の重症度を評価します．

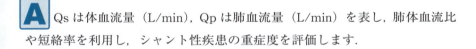

- 肺体血流比 $\dfrac{Qp}{Qs} = \dfrac{体動脈血酸素飽和度（\%）-混合静脈血酸素飽和度（\%）}{肺静脈血酸素飽和度（\%）-肺動脈血酸素飽和度（\%）}$

- 左→右短絡率 $= \dfrac{Qp-Qs}{Qp} = \dfrac{体動脈血酸素飽和度（\%）-混合静脈血酸素飽和度（\%）}{肺静脈血酸素飽和度（\%）-肺動脈血酸素飽和度（\%）}$

 心臓カテーテルでは，検査以外にどのようなことができますか？

・経皮的冠動脈形成術（PCI）：虚血性心疾患治療

　バルーンカテーテルを用いて冠動脈を拡張させる POBA，冠動脈内ステント，粥腫を切除する DCA やロータブレーターなどの方法があります．

- カテーテルアブレーション：不整脈治療
- ペースメーカ植込み術，植込み型除細動器（ICD）植込み術
- バルーン弁形成術：肺動脈弁狭窄症，大動脈弁狭窄症
- 経皮的バルーン血管形成術：大動脈縮窄
- 先天性ないし後天性胸部血管のコイル塞栓術：動脈管開存，Blalock-Taussig 短絡など
- 動脈管開存症（PDA），心房中隔欠損症（ASD），心室中隔欠損症（VSD）の二枚傘閉鎖術
- 血管内ステント：肺動脈分岐狭窄など[5]

TOPICS

《DES（drug eluting stent）》

ステント血栓症を予防するために開発されたステントで，再狭窄予防の平滑筋細胞増殖抑制薬を被覆したものです．従来のステント（bare metal stent：BMS）と比べ再狭窄率は低くなりましたが，遅発性ステント血栓症という新たな問題が出現しています．それに対し2剤の抗血小板薬併用（アスピリンと，ADP・$P2Y_{12}$受容体拮抗薬であるチクロピジンまたはクロピドグレル）が推奨されています．長期投与が必要ですが，出血性合併症の問題から，その期間については様々な議論があります．2016年のACC/AHA ガイドラインでは，慢性虚血性心疾患では6ヵ月，急性冠症候群（ACS）では12ヵ月とされています．

[文　　献]

1) 宇井　進：心臓カテーテル検査の分類．"心カテーテル法　マスター・ガイド，改訂第2版"診断と治療社，pp2-3，2007
2) 川名正敏，川名陽子　訳：ハーバード大学テキスト　心臓病の病態生理，第2版．メディカル・サイエンス・インターナショナル，p61，2004
3) 原　英彦，中村正人：冠動脈造影．"心臓カテーテル室マニュアル　Circulation Up-to-Date 2009 Vol.4 増刊"平山篤志　編．メディカ出版，大阪，pp27-30，2009
4) 安藤富男，上藤哲郎：心臓麻酔患者の術前評価．"心臓・血管麻酔ハンドブック，改訂第3版"奥村福一郎　編．南江堂，pp11-13，1998
5) 芹澤　剛　監訳：ベイム・グロスマン心臓カテーテル検査・造影・治療法，原書5版．南江堂，1999

I. 術前評価と術前管理

Q3 術前の心血管作動薬の管理

回答：昭和大学横浜市北部病院 麻酔科　　小坂　誠，道姓拓也，坂本篤紀

point

- 術前の心血管作動薬では，抗凝固薬と抗血小板薬の変更が必要である．
- ワルファリンは5日前に中止し，新規経口抗凝固薬（novel oral anticoagulants：NOAC）は1～4日前に中止，中止後はヘパリンに変更して手術4～6時間前までに投与する．
- 抗血小板薬2剤併用療法（dual antiplatelet therapy：DAPT）中の場合，アスピリンは継続し，待期的手術ではクロピドグレル，プラスグレルを5～7日前に中止し，ヘパリンに変更する．緊急手術ではアスピリン，クロピドグレルは少なくとも6時間前には中止し，血小板輸血を準備する．
- β遮断薬の継続は，冠動脈バイパス術後の心房細動・頻脈・心筋虚血を予防し，左室駆出率30％以上の患者で病院死亡率を減少させる．
- 高脂血症治療薬スタチン（HMG-CoA還元酵素阻害薬）の継続は，周術期の死亡率・心筋梗塞と心房細動の発生・入院期間を低減させる．

 心臓手術前に中止または変更する心血管作動薬は，何ですか？

 心臓手術に関係する心血管作動薬は，大きく分けると6種類です（表1）．術前に中止または変更を要するのは，血栓症，ステント血栓症，術中出

表1 心臓麻酔に関連する術前使用の心血管作動薬

分 類	治療薬
①抗凝固薬・抗血小板薬	ワルファリン,NOAC[*1] アスピリン,クロピドグレル,プラスグレル
②降圧薬	利尿薬,α・β遮断薬,Ca拮抗薬,アンジオテンシン変換酵素(ACE)阻害薬,アンジオテンシンⅡ受容体拮抗薬(ARB)
③狭心症治療薬	硝酸薬,β遮断薬,Ca拮抗薬
④心不全治療薬	hANP[*2],カテコラミン,PDEⅢ阻害薬,ジギタリス製剤
⑤抗不整脈薬	クラスⅠ群:Naチャネル遮断薬,Ⅱ群:β遮断薬,Ⅲ群:アミオダロン,ニフェカラント,Ⅳ群:Ca拮抗薬
⑥高脂血症治療薬	スタチン(HMG-CoA還元酵素阻害薬)

[*1]:NOAC(novel oral anticoagulants)新規経口抗凝固薬:ダビガトラン,リバーロキサバン,アピキサバン,エドキサバン
[*2]:hANP(human atrial natriuretic peptide)ヒト心房性ナトリウム利尿ペプチド

表2 抗凝固療法・抗血小板療法の適応疾患

抗凝固療法	抗血小板療法
・深部静脈血栓症,肺動脈血栓塞栓症	・不安定狭心症,急性心筋梗塞
・心房細動・拡張型心筋症・うっ血性心不全に伴う心腔内血栓症	・冠動脈インターベンション,ステント冠動脈バイパス術後グラフト閉塞予防
・人工弁置換例(機械弁では絶対適応)	・非心原性梗塞
・心筋梗塞の二次予防	・一過性脳虚血発作(TIA)の再発予防
・先天性抗凝固因子欠乏症,アンチトロンビンⅢ・プロテインC・プロテインSの各欠乏症	・閉塞性動脈硬化症

(文献1を参照して作成)

血量に影響する抗凝固薬・抗血小板薬です.

抗凝固薬は血流速度の遅い部位での赤血球成分を含んだ赤色血栓に有効で,抗血小板薬は速い血流での高いずり応力で活性化された血小板からできる白色血栓に有効です(表2).2剤が併用される場合としては,抗凝固療法中に血栓塞栓の再発や心腔内血栓を合併した場合,抗血小板療法中の不安定狭心症や心筋梗塞で血栓形成の進行が疑われる場合です.

抗凝固薬には1962年のワルファリン,2011年以降のNOACがあります.

表3 ワルファリンとNOACの薬理学的特徴

薬物名	ワルファリン	ダビガトラン	リバーロキサバン	アピキサバン	エドキサバン
作用機序	第Ⅱ, Ⅶ, Ⅸ, Ⅹ因子生合成阻害	Ⅱa阻害作用	Xa阻害作用	Xa阻害作用	Xa阻害作用
最高血中濃度到達時間	0.5時間	2〜6時間	3〜4時間	3〜3.5時間	1.0時間
半減期	55〜95時間	11〜12時間	6〜9時間	6〜8時間	9〜12時間
腎排泄率	33%	85%	33%	27%	35%
通常術前休薬期間	3〜5日	1〜2日	1日	1〜2日	1日

（各薬剤添付文書・インタビューフォームを参照して作成）

ワルファリンの欠点として，①頭蓋内出血（アジア人では白人の4倍），②食事でのビタミンK摂取制限，③他の薬物との相互作用，④治療域が狭くProthrombin Time-International Normalized Ratio（PT-INR）でのモニタリングが必要，⑤半減期が長い等があり，これらからNOACが開発されました．ワルファリンは凝固因子Ⅱ，Ⅶ，Ⅸ，Xの生成を阻害して凝固因子を減量させますが，ダビガトランはⅡa，リバーロキサバン，アピキサバン，エドキサバンはXaを直接阻害します（表3）．

抗血小板薬のアスピリンは，シクロオキシゲナーゼ（COX）を不活性化することで，アラキドン酸からのすべてのプロスタグランジン（PG）とトロンボキサン（TxA_2）の産生を抑制します．低用量のアスピリンは，血管内皮からの血液凝固を阻害するPGI_2の産生を抑制し，血小板に不可逆的に結合して血小板凝集・血管収縮を促進するTxA_2の産生を抑制します．これによってPGI_2/TxA_2比が上昇して，血液凝固が阻止されます．冠動脈ステントでのDAPTには血小板表面のアデノシン二リン酸（ADP）受容体$P2Y_{12}$阻害薬（$P2Y_{12}$ inhibitor）が併用され，チエノピリジン系のチクロピジン，クロピドグレル，プラスグレルがあります．アスピリンより強力で血小板に不可逆的に結合し，二次凝集を抑制します（表4）．

これら抗凝固薬・抗血小板薬の残存は術中出血量を増加させるので，術前

表4 抗血小板薬の薬理学的特徴

薬品名	アスピリン	チクロピジン	クロピドグレル	プラスグレル	ジピリダモール	シロスタゾール
作用機序	COX阻害	ADP受容体拮抗	ADP受容体拮抗	ADP受容体拮抗	PGI_2放出促進 TXA_2合成抑制	PDEⅢ阻害
半減期	23分	1.6時間	6.9時間	0.9時間*	1.5時間	10.1時間
可逆性	不可逆的	不可逆的	不可逆的	不可逆的	可逆的	可逆的
通常術前休薬期間	5～7日	7～10日	7～10日	7～10日	1日	2～3日

＊：維持量 3.75 mg にて　　　（各薬剤添付文書・インタビューフォームを参照して作成）

の休薬期間とヘパリンによる bridging anticoagulation を考慮します．

Q ワルファリン・NOAC が投与されている場合，どう対処しますか？

 ワルファリンは，ビタミン K 依存性血液凝固因子に存在するグルタミン酸残基（Glu）がビタミン K 依存性 γ-グルタミルカルボキシラーゼによって，γ-カルボキシグルタミン酸残基（Gla）となって生理活性を示すのを阻害します．ワルファリンはこの反応に必要な還元型ビタミン K と構造が類似しており，肝ミクロゾームにあるビタミン K エポキシドを還元型ビタミン K へ再生する回路の vitamin K epoxide reductase（VKOR）と vitamin K reductase（VKR）を阻害し，還元型ビタミン K を欠乏させて抗凝固作用を示します．ワルファリンは経口投与で完全に吸収され，ビタミン K 依存性凝固因子の半減期が，第Ⅱ因子 50～80 時間，第Ⅶ因子 6 時間，第Ⅸ因子 24 時間，第Ⅹ因子 25～60 時間なので，第Ⅱ・Ⅹ因子の血中濃度の低下が遅く，完全な作用発現には投与後 4～5 日を必要とします．ワルファリン投与初期でのプロトロンビン時間（PT）の延長は，第Ⅶ因子の低下によるものです．またビタミン K 依存性凝固抑制因子もワルファリンの影響を受け，半減期がプロテイン C（PC）6～8 時間，プロテイン S（PS）2～3 日です．このため PC・PS 欠損症では，ワルファリンの投与開始時にかえって血栓形成傾向となるので，ヘパリンも併用します．

ワルファリンは肝チトクローム P450 で代謝され多くの薬物との相互作用があり，PT-INR での薬効の確認が必要で PT-INR 2.0〜3.0 を目標としますが，術前は 1.5 以下を目標とします．2014 年日本循環器学会のガイドラインでは，ワルファリンは出血が予想される手術の 3〜5 日前に中止し，ヘパリン 1.0〜2.5 万単位/day を投与して，活性化部分トロンボプラスチン時間（APTT）を正常対照値の 1.5〜2.5 倍へ延長させ，術前 4〜6 時間に中止としています[2]．緊急手術では，ビタミン K 5〜30 mg を静脈投与しても PT-INR の回復には 12〜24 時間が必要なので，新鮮凍結血漿（800〜1,000 mL）を準備します．

TOPICS

　2017 年 3 月，ビタミン K 拮抗薬の出血傾向を是正する静注用人プロトロンビン複合体製剤の製造販売が承認された．

　NOAC には明確な術前休薬のガイドラインがなく，出血が低リスクの場合には 24 時間前，中リスク以上では 5 日前より休薬し，血栓塞栓症のリスクが高い場合には bridging anticoagulation を行う方法があります．別に半減期に基づき低リスクで半減期の 2〜3 倍，高リスクで 4〜5 倍休薬する方法があります．NOAC は腎排泄率が高いので，クレアチニンクリアランス（Ccr）50 mL/min 以下の症例では薬の減量が必要です．ダビガトランで Ccr 30 mL/min 以下，他 3 薬で Ccr 15 mL/min 以下は投与禁忌です．腎機能障害に伴って半減期が延長するので，休薬期間も延長します．

Q　冠動脈ステント挿入患者での抗血小板療法には，どう対処しますか？

　経皮的冠動脈形成術では，冠動脈が損傷し血管平滑筋細胞などが増殖して，術後の急性閉塞が約 5％，再狭窄が約 40％に起こります．ベアメタルス

テント（bare-metal stent：BMS）と抗血小板薬の使用で急性閉塞は激減しましたが，再狭窄は約30％にとどまりました．そこで細胞増殖を抑制する薬をしみ込ませたポリマーをステント表面にコーティングした，薬剤溶出ステント（drug-eluting stent：DES）が登場しました．第一世代では免疫抑制薬シロリムスや抗癌剤パクリタキセルが溶出して再狭窄の問題も解決すると思われましたが，DES植込み後1年が経過し，抗血小板薬の中止や単剤だけ服用していた症例で，虚血性心イベントが発生しました．留置1年以降の超遅発性ステント血栓症（very late stent thrombosis：VLST）が第一世代のDESではBMSより多く，DES留置後12ヵ月間のDAPTと生涯にわたるアスピリン服用が推奨されました．第二世代のDESではステント素材と金属部分の厚さ，ポリマーの厚さ，塗付薬（エベロリムス・ゾタロリムスが追加される）と塗付量が改良され，VLSTの発生率は著しく減少し経時的なVLST増加も認めなくなりました．第三世代のDESでは，ポリマーが血管壁に炎症を起こすのを防ぐため，生体吸収性ポリマー搭載DESとなり，2015年に我が国でも承認されました．

DAPTでのP2Y$_{12}$ inhibitor therapyのチエノピリジン系はプロドラッグで，肝臓のチトクロームP450（CYP）のCYP2C19などで酸化され活性化型になります．活性化型は血小板表面のADP受容体P2Y$_{12}$と不可逆的に結合し，ADPを介する血小板凝集を抑制します．

2016年ACC/AHAガイドラインでは，安定型虚血性心疾患でBMSは1ヵ月間，DESは6ヵ月間，急性冠症候群（acute coronary syndrome：ACS）ではBMS，DESともに12ヵ月間のDAPTでのP2Y$_{12}$ inhibitor therapyを推奨しています．またステント留置後の待期的非心臓手術は，BMSで1ヵ月，DESで6ヵ月延期し，手術に際してDAPTを中止する場合はアスピリン81（75～100）mgは継続し，手術終了後に速やかなP2Y$_{12}$ inhibitor therapyの再開を推奨しています．冠動脈ステントまたはACSでDAPT施行中の冠動脈バイパス術では，術後に再開したP2Y$_{12}$ inhibitorを，ステントでは留置から推奨された期間・ACSでは発症から1年間の実施を推奨しています[3]．DSE留置患者の緊急手術でDAPTの2剤を中止する場合，bridging anticoagulationと血小板輸血およびトラネキサム酸の使用が推奨されていま

す[4]．DAPT の変更には，①術中出血のリスクを，低リスク：輸血の可能性の低い内視鏡手術・抜歯，中リスク：輸血の可能性の高い心臓血管手術・侵襲の大きい整形外科手術，高リスク：出血の可能性のある閉鎖腔の手術・頭蓋内・脊椎，に分類します[5]．②ステント血栓症の死亡率は 20〜30％．③血小板の新生による入替えは 10 日前後，5 日で半分は回復する．④アスピリンと P2Y$_{12}$ inhibitor の活性は，6 時間で低下するので血小板輸血にて対応可能．以上の 4 点を考慮します．

> チクロピリジンは血栓性血小板減少性紫斑病，無顆粒球症，肝障害の副作用があり，クロピドグレルには副作用は少ないものの，抵抗性を示す患者がいます．遺伝子多型による CYP2C19 の代謝活性が低い人で，十分な抗血小板作用が得られない人が日本人の 20％に存在します．遺伝子多型の影響を受けないプラスグレルが，2014 年に発売されました．

TOPICS

可逆的結合の P2Y$_{12}$ inhibitor の ticagrelor は，肝での代謝が必要なくクロピドグレルより ACS 発症 1 年間の心血管死を抑制し，2016 年 9 月に認可されました．同種の cangrelor は，静脈投与で作用発現消退時間が短く PCI での虚血性イベントをクロピドグレルより有意に抑制しましたが，血小板 GPⅡb/Ⅲa 受容体阻害薬とともに日本では未承認です．

 他の術前使用薬剤での注意点は，何でしょうか？

 1．降圧薬

β 遮断薬は，降圧薬，狭心症治療薬，抗不整脈薬として使われ，手術当日

まで投与します．術前のβ遮断薬の使用は心房細動・頻脈・心筋虚血を予防し，冠動脈バイパス術での死亡率を減少させます．心不全や伝導障害がないかぎり，$β_1$遮断薬を術中・術後も継続します．ACE阻害薬・ARBは，体循環中および術直後の末梢血管抵抗を低くするので術当日の朝は中止するとされてきましたが，投与量の調整で問題ないとの報告もあります[6]．

2．狭心症治療薬

ニトログリセリン（NTG）は速効性で，狭心症発作時に冠動脈攣縮を解除し静脈系を拡張し前負荷を軽減しますが，1日以上の持続投与では耐性をひき起こします．発作の予防には労作性狭心症ではβ遮断薬にアスピリン，冠攣縮性狭心症では持続性の硝酸イソソルビド（ISDN）とCa拮抗薬を用います．不安定狭心症にはNTG，ISDNの高用量持続点滴と抗凝固療法を行います．

3．心不全治療薬

Digoxinをレートコントロールで使用の場合は，術当日まで継続します．低カリウム血症に注意しますが，心筋保護液が高カリウム溶液で体外循環中のカリウム補正は容易なので，利尿薬とともに術当日まで継続します．

4．抗不整脈治療

アミオダロンには間質性肺炎の合併症があり，術前に肺障害がある場合は直ちに中止しますが，アミオダロンの半減期は13時間と長いので，手術までの時間が短いと中止の効果は限られます．重症心室性不整脈では，使用を継続します．

5．高脂血症治療薬

スタチン（HMG-CoA阻害薬）はLDLコレステロールを低下させ，プラークの形成を遅らせ安定化させます．周術期の死亡率・心筋梗塞と心房細動の発生・入院期間を低減させるので投与を継続します．

[文　献]

1) 森　美貴, 和田英夫：ヘパリン併用療法, 抗血小板薬併用療法. "抗凝固薬の適正な使い方, 第2版" 櫻川信男, 上塚芳郎, 和田英夫 編. 医歯薬出版, pp80-90, 2008
2) 日本循環器学会 他：非心臓手術における合併心疾患の評価と管理に関するガイドライン（2014年改訂版）.
http://www.j-circ.or.jp/guideline/pdf/JCS2014_kyo_h.pdf
3) Levine GN, Bate ER, Bittl JA et al：2016 ACC/AHA guideline focused update on duration of dual antiplatelet therapy in patients with coronary artery disease：A report of the American College of Cardiology/American Heart Association Task Force on Practice Guidelines. J Am Coll Cardiol 68：1082-1115, 2016
4) Fleisher LA, Beckmann JA, Brown KA et al：ACC/AHA 2007 guidelines on perioperative cardiovascular evaluation and care for noncardiac surgery：A report of the American College of Cardiology/American Heart Association Task Force on Practice Guidelines. Circulation 116：1971-1996, 2007
5) Chassot PG, Delabays A, Spahn DR：Perioperative antiplatelet therapy：the case for continuing therapy in patients at risk of myocardial infarction. Br J Anaesth 99：316-328, 2007
6) Skubas N, Lichtman A, Sharma A et al：Anesthesia for cardiac surgery. In "Clinical Anesthesia" eds. Barash PG, Cullen BF, Stoelting RK et al. Lippincott Williams & Wilkins, Philadelphia, pp1073-1107, 2009

I. 術前評価と術前管理

Q4 術前合併症の評価と術中管理

回答・自治医科大学 麻酔学教室
　　・同 とちぎ子ども医療センター 小児手術・集中治療部　門崎　衛（かどさき　まもる）

> **point**
> - 脳虚血の可能性がある患者では血圧管理に加えて呼吸・循環管理が肝心.
> - 感染性心内膜炎は全身疾患・全身の評価を.
> - COPD 合併患者では, 心血管症状とは別に安静時呼吸状態の把握が必要.
> - 患者の肺動脈圧を把握し, これに見合う気道内圧を考えること.
> - 腎不全に対する透析, 除水計画は, それぞれの心疾患を考慮すること.

 虚血性脳疾患を合併する患者の術前評価のポイントは何ですか？

 心臓手術を予定した患者では, 頭頸部に動脈狭窄を合併した患者が多く, 注意を必要とします. 一過性脳虚血症状の既往がなくても, 予定手術の患者では, 頸動脈, 脳血管に対する狭窄病変の検索が望まれます. 有意な病変が疑われた患者では, SPECT（脳血流シンチグラム）による脳血流評価を必要とします. これは人工心肺（CPB）を装着して手術を行う場合, 特に重要となります. CPB 装着中の血圧は通常と異なり, 非拍動流になります. 非拍動流状態での血圧変動に対する脳血流自己調節能は明らかになっていませ

んが，狭心症患者では，CPB使用冠動脈バイパス術に比べ，拍動下冠動脈バイパス術において術後の脳血管イベントの発生が少ないことが知られており，非拍動流状態での脳血流自己調節能の安全域は狭い可能性が指摘されています．非拍動流状態での血圧（灌流圧）は平均動脈圧で評価します．このため，患者の日常安静時の収縮期圧，拡張期圧に加え，平均動脈圧を評価し，CPB中の灌流圧の参考にする必要があります．

　脳血流を考えるうえでは，血圧管理に加え**人工呼吸による動脈血二酸化炭素分圧管理**が重要であること[1,2]は，広く知られています．これは，二酸化炭素分圧の増加により脳血流の増加が期待されるためです．しかし，虚血性脳疾患を有する患者では，二酸化炭素分圧の増加により健常部の脳血管の拡張が患部より強い場合には，患部の虚血が相対的に進むことが知られています．このような患者では，二酸化炭素の蓄積を防止する必要が生じます．そこで，SPECTによる患部の脳血流低下が疑われた患者では，可能であれば**ダイアモックス負荷試験**が望まれます．ダイアモックスにより一時的に動脈血二酸化炭素分圧を上昇させ，患部の脳血流の変化を観察します．この試験で患部の脳血流低下が進む患者こそが最重症例であり，血圧変動に加え呼吸変動も最小限にできるよう努めなければなりません．脳虚血を予防するうえでは，脳組織に対する酸素供給の維持も重要です．組織酸素供給は，ヘモグロビン濃度，酸素分圧，組織通過流量に依存します．つまり，貧血，低酸素血，低心拍出は，すべて脳組織に対する酸素供給を低下させます．血液の粘稠度の上昇が脳循環に不利であることは広く知られていますが，低酸素，貧血の危険性も考慮する必要があります．同様に，血圧が維持できても心拍出量として不足であれば，脳を含め臓器障害は予防できない可能性があります．

> **Q** 感染性心内膜炎の緊急心臓手術では，脳を含めた主要臓器の画像診断が重要なのはどうしてですか？

> **A** 感染性心内膜炎では，菌塊による破壊により急性弁逆流がひき起こされ，緊急手術を必要とする場合があります．この場合，菌塊は全身に飛んでいることが多く，臓器においては塞栓による梗塞，血管においては破壊によ

る出血が生じます．一般生化学検査で肝腎障害が進行する場合は，肝，腎における梗塞を疑います．脳においては出血性脳梗塞がひき起こされ，最も深刻です．術前は小さな梗塞でも，ヘパリンを使った体外循環使用により**出血性脳梗塞**が拡大する場合があります．術中管理での予防ないし対策は不可能であり，手術時期を慎重に考えることが肝要です．緊急心臓手術を選択する場合，頭蓋内圧の上昇は好ましくないため，高血圧，高炭酸ガスを避けて，呼吸・循環の変動予防に努めます．

術前のCTでblack dotを認めた場合は，術中の出血性脳梗塞拡大を念頭においた術中術後管理を必要とします．

Q 解離性大動脈瘤の患者が心筋虚血を起こし，緊急手術を必要とします．喫煙歴が長く，胸部X線写真でもブラが疑われます．注意すべき点は何ですか？

心臓手術を受ける患者のなかで，閉塞性肺疾患（COPD）の合併は珍しくありません．緊急手術を必要としない病態であれば，1ヵ月以上の禁煙に加え呼吸機能評価，去痰剤内服，呼吸リハビリテーションが術後の呼吸器合併症軽減のため推奨されます．

緊急手術では，いま迫りくる生命の危険を乗り切るための対応が要求されます．この場合の術前評価としては，心血管イベントを起こす前の呼吸器臨床症状（Hugh-Jones分類），現時点の動脈血ガス分析結果，現在までの病歴の聴取が重要です．Hugh-Jones分類は，日常生活からの呼吸障害の重症度を客観的に評価することが可能であり，術後の人工呼吸離脱困難との関連も明らかにされています．動脈血ガス分析では，酸素化の評価，安静時の二酸化炭素分圧の評価をします．動脈血の酸素分圧は吸入酸素濃度の影響を受けるため，酸素分圧単独の評価では不十分であり，肺胞との酸素分圧較差（A-aDO$_2$）による評価が広く用いられます．簡便に行うには，100％酸素吸入環境でのPaO$_2$が300 mmHg未満であれば，A-aDO$_2$は300 mmHg以上拡大していることになり，酸素化は障害されていると判断します．動脈血の二酸化炭素分圧は，pHとともに評価します．PaCO$_2$が55 mmHgであってもpHが

7.40 であれば,日常の二酸化炭素分圧は 55 mmHg であり,人工呼吸で目指すべき二酸化炭素分圧もまた 55 mmHg となります.**低肺機能患者では,目指すべき二酸化炭素分圧が必ずしも 35〜40 mmHg とはならないので注意が必要です**.COPD 患者の呼吸管理として気道内圧上昇の回避,十分な呼気時間の重要性はいうまでもありません.しかし周術期に,患者が左冠動脈虚血のような心不全に陥った場合,心筋虚血に伴う左室拡張終期圧の上昇は左房圧を上昇させ,肺高血圧に至ります.この場合,高い肺動脈圧により末梢気道は閉塞しやすくなり,喘息様症状や低酸素血症を呈します.そこで,上昇した**肺動脈圧に見合った気道内圧による人工呼吸**が必要となります.胸部 X 線写真でブラを認める患者でも,人工呼吸中に気胸を起こすことはさほど経験しません.日常,咳嗽反射時には 40 cmH$_2$O 程度の気道内圧が一時的に生じることから,現在までの病歴として,気胸の治療歴がない場合は,高い気道内圧がすぐさま気胸を起こすとは考えられません.生命維持に必要な酸素化を優先すべきです.むろん,緊張性気胸を起こす可能性を否定するものではないので,不必要な過剰圧は避けるべきであり,手術においては予防的胸腔ドレーン留置を外科側と相談する必要があります.

解離性大動脈瘤では,炎症反応による高サイトカイン血症により重篤な酸素化障害が起こる場合があり,100%酸素吸入でも PaO$_2$ が 100 mmHg 未満のことも稀ではありません.麻酔導入,気管内挿管に際しては,低酸素徐脈に注意が必要です.この場合の低酸素は,手術後も改善せず長期化することが多く,注意が必要です.一般に,心不全時の低酸素と異なり陽圧呼吸による劇的改善は得られません.COPD 患者においては,術後肺合併症の発生率,死亡率ともに高いことが知られており,緊急心臓手術においては,患者本人,家族に対して十分な術前説明が必要です.

 連合弁膜症で二弁置換術予定の患者です.腎不全と肺高血圧症を合併しているといわれました.この患者の術前評価のポイントは何ですか?

 弁膜症における肺高血圧は,僧帽弁の狭窄や逆流による左房圧の上昇に

より，肺動脈拡張期圧が上昇することでひき起こされます．したがって，前負荷，後負荷により大きく影響されるため肺動脈圧（PA 圧）単独での評価はできません．すなわち，血圧が 180 mmHg のときに PA 圧が 60 mmHg なのと，血圧が 100 mmHg のときに PA 圧が 60 mmHg なのでは意味合いが異なります．僧帽弁逆流の患者では，血圧上昇は弁の逆流を悪化させ PA 圧が増加します．したがって，**肺血圧体血圧比（Pp/Ps）にて評価する必要があ**ります．前者は 0.33 なのに対し，後者は 0.6 と重症であることがわかります．手術後に肺高血圧が残存するか否かは，肺血管変性に依存します．肺高血圧が長時間続くと変性が生じることから，罹病期間が長い患者では注意が必要です．術前から酸素化が低下している患者や，カテーテル検査で肺血管抵抗が高い患者では肺血管変性が疑われ，手術後も肺高血圧が残存する可能性[3]があります．カテーテル検査で心拍出量が低いにもかかわらず，PA 圧が高い患者は肺血管抵抗が高いことになりますので，注意が必要です．三尖弁に逆流があるときは，体表エコー検査にて右室圧を推定できます．右室圧は PA 圧と同等であり，PA 圧を推定できます．この場合も，検査時の血圧を確認する必要があります．腎不全患者では動脈や弁の石灰化が生じ，弁膜症も重篤である場合があり，注意が必要です．慢性腎不全の患者は透析導入されていますが，弁膜症患者での術前血液透析は除水計画を含め注意が必要です．原則として，クレアチニン 5 mg/dL，BUN 50 mg/dL，血清 K 5 mEq/L 以下，体重 dry weight が目標となりますが，**除水量は心疾患により調整が必要**です．逆流性弁疾患では左室内腔は拡大しているため，除水による前負荷の軽減は病態を改善させます．しかし**僧帽弁狭窄症や大動脈弁狭窄症では，除水により容易に血圧低下**が生じます．特に求心性に高度に心筋が肥大した状態の大動脈弁狭窄症では，血圧低下から失神に至る場合があり，除水量を調整する必要があります．左室内腔の程度は胸部 X 線写真による CTR では評価できません．僧帽弁狭窄症の患者は左房拡大により CTR は拡大しますが，左室内腔は小さい状態にあります．**左室内腔の評価は心エコーによる拡張終期径（LVDd）**が有効ですので，心エコー検査をサマリーするうえでは必須です．LVDd が小さい患者では術前除水量を少なめにすることにより，麻酔導入時の血圧低下の予防が可能となります．麻酔導入後に中心静脈

に透析用カテーテルを留置すれば，術中には輸血ラインとしても使用できますし，術中透析も可能になります．腎不全患者に輸血する場合，血清高カリウム血症が問題になります．最近ではカリウム除去フィルターが市販されており，緩徐な輸血では有効です．術中に大量輸血が必要な場合は，術野血回収装置（セルセイバー）を用いて**濃厚赤血球液を洗浄回収**することにより，カリウム除去血を急速輸血に利用することも可能です．

Q 拍動下冠動脈バイパス予定の患者ですが，糖尿病を合併しています．糖尿病の術前，術中管理はどのように考えますか？

A 糖尿病に対する術前管理は，ダイエット，経口糖尿病薬，インスリンに分類されます．ダイエットの患者に対しては，一般に注意を必要としません．術前にインスリンを使用している患者では，一日に必要とするインスリン量を把握のうえ，術中も**グルコース5gあたり1Uのインスリン**になるよう調整した補液の持続点滴により尿ケトン陰性，血中血糖値の調節をはかります．術中の血糖値は150～200 mg/dLを目標としますが，300 mg/dL以下で尿ケトンが陰性であれば容認します．周術期に血糖値を厳密に管理することの有用性については，心血管系合併症の軽減にはつながらない可能性[4]も報告されており，低血糖の回避が重要です．経口糖尿病薬は，少なくとも手術当日は中止します．グリベンクラミドのような経口薬は，ニコランジルや吸入麻酔薬により得られるK-ATPチャンネル開口を阻害する恐れがあります．糖尿病の臨床的治療量では薬理学的には起こらないと考えられますが，理論的には阻害薬ですので，術前にニコランジルの持続静注を必要とする場合は経口糖尿病薬を中止のうえ，インスリンのスライディングスケール管理への変更が推奨されます．

[文　　献]

1) Kawata K, Nakakimura K, Matsumoto M et al：Cerebrovascular CO_2 reactivity during anesthesia in patients with diabetes mellitus and peripheral vascular disease. Anesthesiology 89：887-893, 1998
2) Ruta TS, Drummond JS, Cole DJ et al：The effect of acute hypocapnia on local cerebral blood flow during middle cerebral artery occlusion in isoflurane anesthetized rats. Anesthesiology 78：134-140, 1993
3) Kadosaki M, Kawamura T, Oyama K et al：Usefulness of nitric oxide treatment for pulmonary hypertensive infants during cardiac anesthesia. Anesthesiology 96：835-840, 2002
4) Finfer S, Chittock DR, Su SY et al：Intensive versus conventional glucose control in critically Ill patients. The NICE-SUGAR study investigators. N Engl J Med 360：1283-1297, 2009

II モニタリング

Ⅱ. モニタリング

Q5 血行動態モニタリング

回答：小倉記念病院 麻酔科・集中治療部 瀬尾勝弘
せ お かつひろ

point

- 血圧は循環動態を把握するうえでの基本であり，動脈圧波形解析法により心拍出量も測定できる．
- 心拍出量の規定因子は，前負荷，後負荷，心筋収縮性，心拍数である．
- 肺動脈カテーテル（スワン・ガンツ カテーテル）は，合併症と有用性のバランスを十分考慮したうえで留置する．
- FloTrac™による動脈圧心拍出量は，低侵襲心拍出量測定法で，外部較正が必要でないのが特徴である．
- 低侵襲または非侵襲の心拍出量測定法としては，動脈圧心拍出量測定法などの動脈圧波形解析法以外に，経食道ドプラ法，バイオリアクタンス法，クリアサイトシステム，電気的速度測定法（エスクロンミニ™），esCCO™などがある．

Q 血行動態モニターとして何を観察するのですか？

A 血行動態モニターとしては，血圧（収縮期血圧，拡張期血圧，平均血圧，脈圧），脈拍数（心拍数），心電図測定，中心静脈圧測定，さらには肺動脈圧測定，心拍出量測定などが挙げられます．

1. 血圧

血圧は，血液を循環させる原動力の指標であり，循環動態を把握するうえで最も重要なパラメータの一つです[1]．血圧は，心拍出量と末梢血管抵抗の積によって決まります．収縮期血圧は，左室の一回拍出量とその駆出速度および動脈壁の伸展性によって決まり，拡張期血圧は拡張期における圧の低下速度と心拍数とによって決まります[2]．脈圧は，一回拍出量と脈波伝播速度に比例します．大動脈弁閉鎖不全などでは，脈圧は増大します．血圧上昇は，頻脈とともに心筋酸素消費量を増大させますが，左冠動脈血流は拡張期により大きく，頻脈による拡張期時間の短縮を防ぐこととともに，拡張期血圧を維持することは心筋虚血を防ぐうえで重要となります．平均血圧は，収縮期血圧（最高血圧）と拡張期血圧（最低血圧）の算術的平均値ではなく，動脈圧を時間積分し，単位時間で割ったものです．すなわち，動脈圧曲線の下の面積を求めて平均の高さを計算したものに相当します．簡便法では，拡張期血圧に脈圧の1/3を加えて求められます[1]．

2. 心拍出量

心拍出量の規定因子として，前負荷，後負荷，心筋収縮性，心拍数が挙げられます．

前負荷は，収縮開始直前の心筋線維の長さを決める負荷のことで，心室拡張期容量にほぼ比例します．左室の前負荷の指標としては，心室容量に対応する左室拡張終期圧（LVEDP）や平均左房圧が用いられますが，臨床的には，肺動脈楔入圧（肺動脈閉塞圧）や肺動脈拡張期圧が，平均左房圧の代用として用いられます．しかし，心筋虚血などで左室コンプライアンスが低下している場合には，容量の変動は必ずしも圧の変動に反映されないので，注意が必要です[2]．心エコー図では，左室の前負荷の状態が左室拡張末期径（LVDd）で表されます．循環血液量減少状態を評価するうえでは，右室の前負荷の指標として，中心静脈圧のほか，下大静脈径とその呼吸性変動も参考になります（TOPICS①）．血圧や脈波の呼吸性変動は循環血液量が不足すると大きくなることから，輸液反応性の評価に用いられています（TOPICS②）．

後負荷は，心室壁に発生する張力で，主に血液駆出に対する抵抗によって

TOPICS

①下大静脈径とその呼吸性変動

下大静脈径は，エコープローブを心窩部矢状断面に当てて計測します．右房圧上昇とともに呼吸性変動も小さくなります．下大静脈径が15 mm以下で50%以上の呼吸性変動があれば右房圧は0〜5 mmHgであり，下大静脈径が15 mm以上で呼吸性変動が50%以下であれば右房圧は10 mmHg以上と推定できます[3]．下大静脈径15 mm以上は，血管内容量が過剰である状態を示す目安として，急性心不全の治療でのα型ヒト心房性ナトリウム利尿ポリペプチド（ハンプ®）の良い適応として示されています．

②血圧や脈波の呼吸性変動と輸液反応性

最近，観血的動脈圧に基づく一回拍出量やパルスオキシメータの脈波の呼吸性変動の程度を，一回拍出量変化（stroke volume variation：SVV）（Edwards Lifesciences社）あるいは脈波変動指標（pleth variability index：PVI）（Masimo社）として表して，輸液反応性をみることが試みられています．前負荷が適切かどうかを知るための動的指標として，有用性が期待されています．輸液反応性があるとされる値は，13%前後以上といわれています．呼吸性変動が生じる機序を，図1に示します[4]．

規定されます．臨床的には，後負荷の指標としては血圧または末梢血管抵抗が用いられます[2]．

心筋収縮性は，心筋収縮の力強さを表現する概念で，その程度によって心機能曲線の傾きが変わります．

心拍数は，一回拍出量が一定であれば，心拍出量に比例しますが，心拍数が120拍/minを超えると左室充満時間が短縮するため，心拍出量はかえって減少します．

Starling曲線で表されるように，前負荷が増大するとある程度までは心拍出量が増加します．不全心では，後負荷が増大すると一回拍出量が著明に減

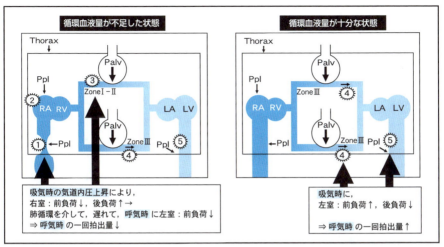

図1　一回拍出量変化（SVV）が生じる機序（文献4を参照して作成）
　　SVV：一回拍出量変化，Thorax：胸郭，RA：右房，RV：右室，LA：左房，LV：左室，Ppl：胸腔内圧，Palv：肺胞内圧

少し，前負荷を増大しても十分な回復は得られません．

Q 血圧測定法の種類と，それらの使い分けについて教えてください

血圧測定法としては，直接法（観血法）と間接法（非観血法）があります．非観血法としては，マンシェットで動脈を圧迫して生じるコロトコフ音による聴診法，触診法，振動法（オッシレーション法）などがあります．

　観血的動脈圧（直接動脈圧）モニターは，間接法の聴診法や振動法が血流の乱流を捉えるのと異なり，血管内圧を直接測定するものです．観血的動脈圧モニターは，ショック時のように不安定な血行動態や低血圧時には間接法では測定できにくい場合にも連続的に血圧を測定できるのに加え，麻酔中や呼吸管理中などで反復して動脈血ガス分析を行う必要がある場合にも有用です．血管内圧測定にあたっては，動脈圧，中心静脈圧，肺動脈圧測定のいずれの場合においても零点較正を行っておく必要があります（**メモ①**）．圧測定回路は，硬く短く太いほうが，正確な測定ができるといわれています（**メモ②**）．

Q5．血行動態モニタリング　37

①零点較正

零点の高さは三方活栓の大気開放口の水面の高さであり,患者の右房に合わせますが,右房の高さの目安として,通常,中あるいは前腋窩線と第4肋間の交点などが用いられます.高さのずれにより生じる測定値の誤差は,水銀の比重(13.6)とcmとmmの単位の違いを考慮して,高さのずれ(cm)を1.36で除してmmHgに換算します.

②圧測定回路の周波数特性

観血的動脈圧測定においては,圧測定回路は硬く短く太いほうが,圧を増幅せずに,すなわち,入出力比(ゲイン)が1になって正確な測定ができるといわれています.小さな気泡があると圧の増幅がみられ,尖った波形(高い収縮期血圧)になります.一方,凝血または大きな気泡があると圧が鈍ります[5].圧波形の周波数帯域とされる0~15 Hzでは,圧を増幅も減少もしないことが望まれますが,気泡があると圧波形の周波数帯域の高い周波数部分で圧の増幅が生じて,収縮期血圧が高くなりやすいといわれています.

Q 心拍出量測定法には,どんなものがありますか?

A 心拍出量とは,1分間あたりに1つの心室から駆出される血液の量です.心拍出量測定法としては,侵襲的な方法として,肺動脈カテーテルを用いて行われる熱希釈法があります.また最近では,より侵襲の少ない方法である動脈圧波形解析法により行われるものとして,PiCCO plus(PULSION Medical Systems)やFloTrac™(Edwards Lifesciences社)が用いられています.そのほか,リチウム希釈法,経食道ドプラ法,インピーダンス心拍出量測定法,部分CO_2再呼吸法などもあります.

1. PiCCO plus

経肺的熱希釈法で求めた心拍出量を基準値として利用することで,動脈圧波形解析法での連続心拍出量測定を可能にしたモニターです.測定のためには,注入温度センサー付きの中心静脈カテーテルを留置し,大腿動脈に4 Fr

（小児では最小で3Fr）のサーミスタ付きカテーテルを留置する必要があります．中心静脈カテーテルから冷水を注入し，その温度変化を動脈カテーテルで測定し熱希釈曲線を得ます．これから得られた心拍出量で機器を較正することで，動脈圧波形を用いた連続心拍出量測定が可能となります．8時間に1回程度の熱希釈法を用いた再較正が推奨されています[6]．

2．FloTrac™

動脈に留置したカテーテルを，専用の動脈圧センサー（FloTrac™センサー）を介して，心拍出量測定装置であるVigileo™モニターに接続することで心拍出量を連続的に測定できるため，侵襲の大きさは観血的動脈圧モニタリングと同等です．しかも，外部較正を必要としない点が大きな特徴です[6]（後述）．

> **Q** 肺動脈カテーテルで得られるパラメータには，どんなものがありますか？

肺動脈カテーテルは，通常，右内頸静脈などを穿刺して右房，右室を経由して先端を肺動脈内に留置します（図2）．カテーテルには先端にバルーンが付いていて，X線透視装置がなくても血流に乗って進むことにより，肺動脈内に留置できます．先端近くのサーミスタにより，先端から26～30 cm前後手前の側孔から冷却した生理食塩水などを注入することで，熱希釈法により心拍出量が測定できます．また，血液加温用の金属コイルの付いたものでは数分以内のずれがありますが，連続的に心拍出量を測定表示することも可能です．また，右室拡張終期容量や右室駆出率を連続的に表示できるものや，心房・心室ペーシングができるものもあります．

血管内圧として，カテーテル先端からは，肺動脈圧，バルーンを膨らませると肺動脈楔入圧（肺動脈閉塞圧）が測定できるとともに，先端から26～30 cm前後手前の側孔からは右房圧が測定できます．先端から19 cmのところに側孔のあるものでは，サーマルコイルの挿入部位が右室にあることを確認し，肺動脈への移動による測定誤差を減らすようになっています．また，右室圧

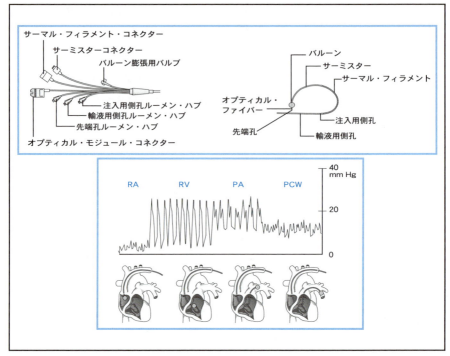

図2 肺動脈カテーテル（スワン・ガンツ カテーテル）（Edwards Lifesciences 社資料，文献7より引用）
図には左鎖骨下静脈を経由してカテーテルが挿入されているが，右内頸静脈から留置することが多い．

をモニターすると，人工心肺を使用しない冠動脈バイパス術での心臓挙上・脱転時の右室流出路狭窄の有無を確認することができるといわれています．

肺動脈楔入圧を左室の前負荷として，熱希釈法により心拍出量測定を行って心係数を求めると，急性心筋梗塞の病態分類であるForrester分類（図3）のSubsetⅠ～Ⅳにあてはめて，肺うっ血と末梢循環不全の有無を考慮し，それぞれ治療方針を決定できます．

混合静脈酸素飽和度（$S\bar{v}O_2$）測定は，肺動脈血採血あるいは連続モニターにより行います．$S\bar{v}O_2$は，酸素消費量や酸素含量（PaO_2, ヘモグロビン値）が一定であれば，心拍出量に比例するため，分単位での変化をする心拍出量に比べて，迅速に変化を捉えることが可能です．

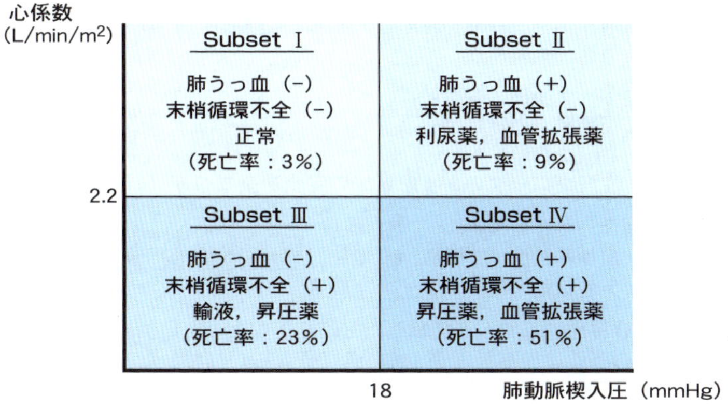

図 3　Forrester 分類（急性心筋梗塞の病態分類）
Forrester 分類は，急性心筋梗塞の心機能障害の程度を評価するために用いられ，治療方針を定めるうえで有用である．図中には，1977 年の Forrester らの報告における死亡率を示す．
（文献 8 より引用）

Q. 肺動脈カテーテルの適応と問題点は，どんなことがありますか？

 肺動脈カテーテルは，これまで心不全治療などの集中治療や，心臓手術中に血行動態をモニターするために用いられてきました．静脈穿刺や肺動脈カテーテルの挿入，留置に伴い，時に重大な合併症が生じることが知られています[9]（**表 1**）．1996 年の Connors らによる 5 つの施設の ICU 患者 5,735 例を対象にした調査[10]で，同等の病態の患者で比較をして，集中治療室入室後 24 時間以内に肺動脈カテーテルを使用した患者では，使用しない患者よりも集中治療室在室日数が長く，入院医療費が高く，死亡率が高かったという結果が得られて以来，肺動脈カテーテルの使用にあたっては重症患者に限定して使用するなど，その有用性をよく理解して行うことが求められています．

　非心臓手術のための周術期心血管系評価と管理に関する American College of Cardiology/American Heart Association（ACC/AHA）ガイドライ

表1 肺動脈カテーテルの主な合併症

1) 静脈穿刺時：
血管損傷：動脈誤穿刺 → 血腫，<u>動静脈瘻</u>
気胸，空気塞栓
2) カテーテル挿入操作時：
不整脈：心室細動
右脚ブロック
左脚ブロックのある患者での<u>完全房室ブロック</u>
3) カテーテル留置中：
血栓塞栓症，肺梗塞，感染症，<u>肺動脈損傷（穿孔）</u>，カテーテル結節形成，<u>カテーテル縫合</u>

重大な合併症に筆者らが経験したものを下線とともに加えた．
合併症の多くは発症頻度が1%未満（筆者らが経験した重大なものは0.1%未満）であるが，重大な場合があるので注意が必要である．
　　　　　　　　　　　　　　　　　（文献7を参照して作成）

ン2007年改訂版[11]）においても，肺動脈カテーテルは，患者病態，手術操作：術中術後の体液移動，使用経験の3つを基に判断すべき（クラスⅡb）で，ルーチンに，特に血行動態変化について低リスクの場合には，使用すべきでない（クラスⅢ）となっています．

Q 動脈圧心拍出量測定法とは，どんなものですか？

動脈圧心拍出量測定装置 FloTrac™は，観血的動脈圧測定ラインを用いて連続的に心拍出量（動脈圧心拍出量：arterial pressure-based cardiac output：APCO）が測定できます．FloTrac™センサーという専用の動脈圧トランスデューサと Vigileo™モニターという本体から成ります（図4）．測定原理として動脈圧波形解析法を用いていますが，外部較正を必要としない点が特徴です．動脈圧の標準偏差と，年齢，性別，身長，体重を考慮して統計学的処理により得られた係数をかけ合わせることで一回拍出量を算出し，心拍出量を表示します（図5）．動脈圧波形を100 Hz（100回/sec）の割合でサンプリングし，20秒間ごとに算出した標準偏差を基に，係数が，発売当初は10分ごとに，その後1分ごとに更新されています．心拍出量の算出，更新は20

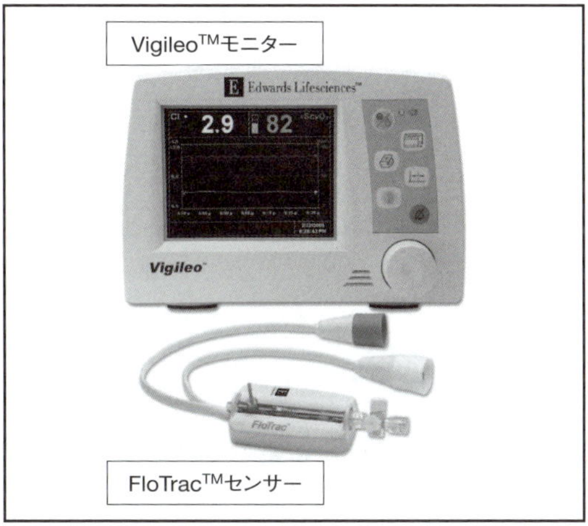

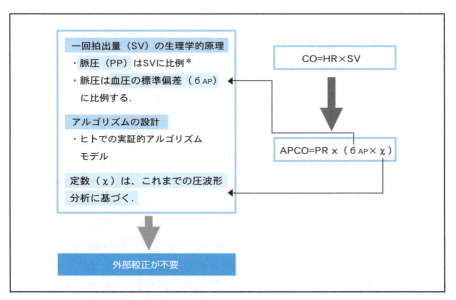

図4 動脈圧心拍出量：システム
動脈ラインより直接的にAPCOなどを連続測定[12)]
【特徴】外部較正を必要としない/測定開始時の操作が簡単：年齢，性別，身長，体重の入力，零点調整（ゼロ動脈圧）をするのみ/2006年4月より発売開始

図5 動脈圧心拍出量：原理とアルゴリズム
CO：心拍出量，HR：心拍数，SV：一回拍出量，APCO：arterial pressure-based cardiac output（動脈圧心拍出量），PR：脈拍数，σ_{AP}：血圧の標準偏差の測定による脈圧の評価，χ：圧波形の分析による血管緊張度の評価
*Guyton AC：Medical Textbook of Medical Physiology. WB Saunders, pp221-223, 1991

秒または 5 分ごとに行われます（**TOPICS**）．一回拍出量の呼吸性変動（一回拍出量変化：SVV）も，連続的に表示されます．SVV により，輸液に対する一回拍出量の反応性（fluid responsiveness）を推定でき，13％前後以上の変動で輸液反応性があるといわれています．SVV については，調節呼吸中であることや不整脈がないことが条件となります[12]．

TOPICS

《FloTrac™による動脈圧心拍出量の信頼性》

　APCO の信頼性は，肺動脈カテーテルによる間欠的熱希釈法による心拍出量（ICO）と比較して評価するのが臨床的であり，連続熱希釈法による心拍出量（CCO）と同等以上のものであればよいと考えられ，2 つの測定法による値の差の平均値（bias），差の標準偏差（precision）を用いて Bland-Altman 分析で評価されます．また，2 つの測定法による心拍出量の precision の 2 倍（2 標準偏差：limits of agreement）を，平均心拍出量で割った値である％誤差（percentage error）が±30％以内となるのが望ましいとされています．

　APCO の値の信頼性が低下する病態，状況として，不整脈，特に心房細動，大動脈弁閉鎖不全症，大動脈内バルーンポンプ（IABP）作動中などが挙げられます．これまで，敗血症や肝移植症例など高心拍出量，末梢血管抵抗減少状態で値が過小評価される傾向がありましたが，2008 年に出された第三世代アルゴリズムでこれに対する改善が加えられました．さらに，2011 年には期外収縮発生時の SVV の測定精度が改良，2013 年には第四世代アルゴリズムとして血管収縮薬投与後の心拍出量の測定精度が改良されています．

> **Q** 最近の低侵襲（非侵襲）心拍出量測定法にはどんなものがありますか？

A 最近の低侵襲または非侵襲の心拍出量測定法としては，動脈圧心拍出量測定法などの動脈圧波形解析法以外に，経食道ドプラ法，胸郭のリアクタンスによって生じる電流と電圧の位相シフトを基にしたバイオリアクタンス法（Cheetah Medical 社），ボリュームクランプ法とフィジオキャル法を基にしたクリアサイトシステム（Edwards Lifesciences 社），電気的速度測定法によるエスクロンミニ™（OSYPKA MEDICAL 社），さらには，脈波伝播時間を基にした esCCO™（日本光電：NIHON KOHDEN 社）などがあります．

1．経食道ドプラ法（CardioQ-ODM™：Deltex Medical 社：本邦未発売）

食道内に挿入したプローブによるドップラー波形から得られた一回拍出量とともに補正血流（左室駆出）時間（corrected flow time：FTc）を前負荷の指標にして，輸液管理を行うことが，特に英国で推奨されてきました．そのきっかけとなったのは，2011年に，英国国立医療技術評価機構（National Institute for Health and Clinical Excellence：NICE）が，2002年の Gan らの報告[13]を基に術後合併症や入院期間を減少させることを Guidance として紹介し[14]，大手術時のモニタリングとして CardioQ-ODM™ を使用することを推奨したことがあります．

経食道ドプラ法は，プローブを食道内の適切な位置に挿入する必要があること，意識下での使用が難しいことなどから，必ずしも簡便な方法とはいえませんが，英国を中心に，この数年，標準的な心拍出量測定法として用いられてきました．

なお，経食道ドプラ法として，類似のものとして，Hemosonic™100（Arrow International 社）が，我が国でも以前発売されていました．

2．バイオリアクタンス法（Starling™SV：Cheetah Medical 社）

バイオリアクタンス法は，4つのセンサー電極を貼付するのみの非侵襲的方法であり，胸郭のリアクタンスによって生じる交流電流と電圧の位相シフ

トが一回拍出量と高い相関関係にあることを利用しています．

3．クリアサイトシステム（Edwards Lifesciences 社）[15]

クリアサイトシステムは，指に専用カフを装着するだけの非侵襲的方法により，ボリュームクランプ法とフィジオキャル法を基にして再構築した上腕動脈血圧波形から，動脈圧解析法により心拍出量を測定します．

4．エスクロンミニ™（OSYPKA MEDICAL 社）

心電図電極を4ヵ所貼付するのみで，電気的速度測定法（electrical velocimetry）により非侵襲的に心拍出量を測定します．

5．esCCO™（日本光電：NIHON KOHDEN 社）[16]

esCCO™（推定連続心拍出量：estimated continuous cardiac output）は，心電図のR波頂点からパルスオキシメータの脈波の上昇開始点までの時間（脈波伝播時間：pulse wave transit time：PWTT）が一回拍出量と相関することを利用しています．この装置は，我が国で開発され2011年には欧州で販売が開始されています．

［文　献］

1) 大塚将秀：モニタリング．"心臓・血管麻酔ハンドブック，改訂第3版" 奥村福一郎 編．南江堂，pp66-123，1998
2) 清水禮壽，熊澤光生：心臓および血管の構造と機能．"麻酔科学書" 天羽敬祐 他 編．克誠堂出版，pp31-48，1991
3) 田辺一朗：心エコー図．日本医師会雑誌 137：S81-S84，2008
4) Michard F：Changes in arterial pressure during mechanical ventilation. Anesthesiology 103：419-428，2005
5) 渡辺廣昭：動脈カテーテル・動脈圧測定のための理論と実際．LiSA 14：630-634，2007
6) 石川晴士：低侵襲心拍出量モニター——原理，有用性，使用上の注意について——．臨床麻酔（臨時増刊）33：385-397，2009
7) Rorie DK：5/Monitoring during cardiovascular surgery. In "Cardiovascular Anesthesia and Postoperative Care" ed. Tarhan S. Year Book Medical Publishers, pp55-72, 1982
8) Forrester JS, Diamond GA, Swan HJC：Correlative classification of clinical

and hemodynamic function after acute myocardial infarction. Am J Cardiol 39：137-145, 1977
9) Roizen MF, Berger DL, Gabel RA et al：Practice Guidelines for Pulmonary Artery Catheterization. An updated report by the American Society of Anesthesiologists Task Force on Pulmonary Artery Catheterization. Anesthesiology 99：988-1014, 2003
10) Connors AF Jr, Speroff T, Dawson NV et al：The effectiveness of right heart catheterization in the initial care of critically ill patients：SUPPORT Investigators. JAMA 276：889-897, 1996
11) Fleisher LA, Beckman JA, Brown KA et al：ACC/AHA 2007 Guidelines on perioperative cardiovascular evaluation and care for noncardiac surgery：A report of the American College of Cardiology/American Heart Association Task Force on Practice Guidelines (writing committee to revise the 2002 guidelines on perioperative cardiovascular evaluation for noncardiac surgery). Circulation 116：e418-e499, 2007
12) 瀬尾勝弘：動脈圧波形心拍出量モニタリング：フロートラック^{TM}とSVV. 麻酔 58：838-847, 2009
13) Gan TJ, Soppitt A, Maroof M et al：Goal-directed intraoperative fluid administration reduces length of hospital stay after major surgery. Anesthesiology 97：820-826, 2002
14) CardioQ-ODM oesophageal Doppler monitor. Medical technology guidance published：25 March 2011
http://www.nice.org.uk/guidance/mtg3
15) Bubenek-Turconi SI, Craciun M, Miclea I et al：Noninvasive continuous cardiac output by the Nexfin before and after preload-modifying maneuvers：A comparison with intermittent thermodilution cardiac output. Anesth Analg 117：366-372, 2013
16) Yamada T, Tsutsui M, Sugo Y et al：Multicenter study verifying a method of noninvasive continuous cardiac output measurement using pulse wave transit time：A comparison with intermittent bolus thermodilution cardiac output. Anesth Analg 115：82-87, 2012

II. モニタリング

Q6 心臓血管麻酔における心電図・体温モニタリングの要点

回答：木倉睦人[1]，小林賢輔[2]，富田淳哉[3]

[1) 浜松労災病院 麻酔科
2) 浜松医科大学 麻酔科
3) 浜松医療センター 臨床工学科]

point

1. 心電図モニタリング
   - 5点誘導（特に V_5）では3点誘導よりも鋭敏に心筋虚血を検出できる．
   - 注意すべき心電図異常には，心筋虚血，不整脈（心房細動，心室細動など），Osborn's wave（体外循環による低体温下）などがある．
   - 体外循環離脱期の注意点には，除細動や心房・心室ペーシングの必要性，自己心拍の再開と回復の確認，酸塩基平衡や電解質の異常の補正などがある．

2. 体温モニタリング
   - 深部温（core temperature）は，鼓膜温，鼻咽頭温，食道温，膀胱温，直腸温などでモニタリングする．
   - 体外循環中には，手術に応じて軽度～中等度の低体温や超低体温下の循環停止など，人工的な体温の低下と低体温からの復温が行われる．
   - 超低体温と完全循環停止の際には，深部温と脳内酸素飽和度の変化に注意する．
   - 体外循環離脱期には適切な復温と浅麻酔による術中覚醒に注意する．

1. 心電図モニタリング

Q 5点誘導心電図の利点は何ですか？

A 心臓血管手術や心疾患を合併した患者の非心臓手術では，通常の3点誘導とは異なり，5点誘導によってⅡ誘導とV_5誘導のモニタリングを同時に行います（図1）．それは，3点誘導よりも5点誘導のほうが心筋虚血を検出する可能性が高く，5点誘導のV_5誘導は術中の心筋虚血の検出に最適であるからです[1]．Ⅱ誘導とV_5誘導を同時にモニタリングすることによって，心筋虚血を検出できる感度は約80％であると報告されています[2]．

心エコーでは，心電図よりも早く心筋虚血の徴候（壁運動の異常）がわかります．また，経食道心エコー（TEE）で心室の壁運動の異常を観察することによって，どの部位に，どのくらいの心筋虚血が発生しているのかを，より正確に診断することができます．しかし，現実的には TEE で心室の全体像をずっと観察しているわけにはいかず，やはりⅡ誘導とV_5誘導による心電

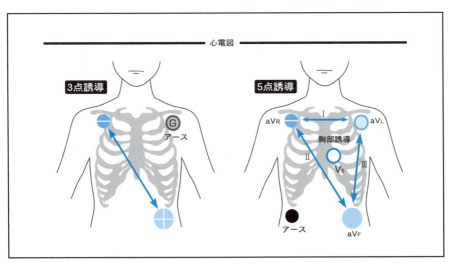

図1 心電図：3点誘導と5点誘導の違い
　心臓血管手術中は，5点誘導により，Ⅱ誘導とV_5誘導のモニタリングを同時に行う．

図をモニタリングすることが基本であり，心電図上で心筋虚血などの変化がみられた場合は，TEE で観察するとよいでしょう．

また，心拍動下の冠状動脈バイパスグラフト手術（off pump coronary artery bypass graft：OPCABG）では，虚血性変化などがなくても術中の体位変換や心臓の脱転などによって心電図が変化することがあるため，注意が必要です．そのような場合は，観血的動脈圧，TEE，肺動脈カテーテルなどによるモニタリングを併せて心機能の評価を継続していくことが大切です．

どのような心電図変化に注意したらよいですか？

1．心筋虚血

周術期の心筋虚血や梗塞の多くは，ST-T 低下型および non-Q wave 型の心内膜下虚血や梗塞が多いとされています[3]．心筋虚血の主な原因となる持続する頻脈には注意が必要であり，麻酔深度を調節したうえで，心拍数を低下させる薬剤や冠状動脈拡張作用のある薬剤を早めに投与することも大切です．心筋虚血の前兆として，頻脈とともに ST-T の低下が徐々に進むことがありますが，変化が微妙な場合に目で見ていただけではなかなか判断しづらいと思います．現在，ほとんどの心電図モニターには ST-T の解析とトレンドが備わっていますので，どのくらいの間に，どのくらいの ST-T 変化が起こっているのかを実際に確認することが重要です．

一方，急激な ST-T の上昇は，冠状動脈の攣縮による心筋虚血，心筋梗塞の発生を示唆しているので，さらなる注意と危機感をもつことが重要です．例えば，冠状動脈バイパスグラフトの緊急手術中に ST-T 上昇を認め，心機能が低下した場合には，急遽ヘパリンを投与して体外循環に移行し，大動脈遮断の後に心筋保護を注入して心筋虚血の進行や心筋梗塞の発生を防ぐという措置をとることもありますので，常に念頭において心の準備をしておく必要があります．

2．不整脈

発作性心房細動により，あまりにも速い頻脈発作が続くようであれば，薬

剤投与による心拍数の調節が必要になります．心臓血管手術中で既に心臓が見えている場合は，術者が除細動する場合もあります．

心機能が極端に低下していたり，冠状動脈の攣縮が起こって刺激伝導系が障害されたりした場合には，突然，心室細動に移行することがありますが，速やかに除細動する必要があり，最悪の場合には前述のように体外循環への速やかな移行と心筋保護が必要になる場合もあります．大動脈遮断解除から体外循環離脱期の不整脈については，後述します．

3．体外循環による低体温時に，Osborn's wave（オズボーン波）を見たことがありますか？

少し余談になりますが，みなさんは，Osborn's wave という心電図変化をご存知ですか？　一般的には，低体温下でみられる心電図異常です[4,5]．心臓血管手術中に，体外循環によって超低体温（20℃）へと冷却していく過程でみられることがありますが，低体温の影響であり，特に治療は必要ありません．実際の心臓血管手術中に，体外循環による冷却過程で観察された Osborn's wave を示します（**図2**）．体温の低下に伴って Osborn's wave は大きくなり，QRS が幅広くなり，ついには心室細動へと移行しています．**図2**のような典型的な波形は，常にみられるとはかぎりませんが，興味深い心電図変化ですので，実際にご覧になったことがない場合には，次回から体外循環による冷却中に注意してみてください．

> **Q** 大動脈遮断解除～体外循環離脱にかけて，心電図のどのような点に注意したらよいでしょうか？

「大動脈遮断解除後，心室細動を除細動した後に，すぐに自己心拍が回復し，多少の ST-T 変化や房室ブロックがみられたもののやがて改善し，少量のカテコラミンに対する反応性も良く，心拍数も安定しており，体外循環離脱した後も循環動態は良好，止血も順調で手術は終了へ向かう」というのが誰もが願うあらすじかと思いますが，実際には理想どおりにいかないことも多いのです．しかし，そのようなときこそ，麻酔科医が，術者や体外循環を担当する臨床工学技士との間でコミュニケーションをよくとりながら患者

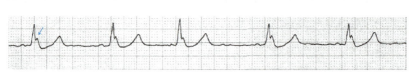
13:12　鼓膜温 29.6℃, 膀胱温 33.5℃, 心拍数 53

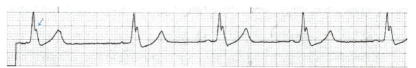
13:13　鼓膜温 29.4℃, 膀胱温 33.1℃, 心拍数 46

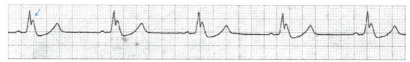
13:14　鼓膜温 29.3℃, 膀胱温 33.0℃, 心拍数 46

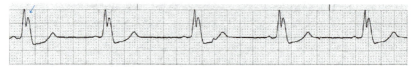
13:16　鼓膜温 29.0℃, 膀胱温 32.4℃, 心拍数 45

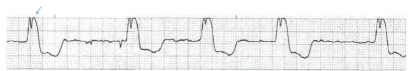
13:20　鼓膜温 28.1℃, 膀胱温 31.5℃, 心拍数 37

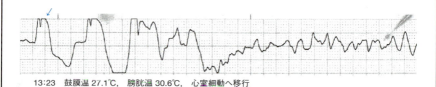
13:23　鼓膜温 27.1℃, 膀胱温 30.6℃, 心室細動へ移行

図2　Osborn's wave（体外循環中の低体温）

体外循環による低体温下で, Osborn's wave（矢印）は次第に大きくなり, QRSが幅広くなり, ついには心室細動へと移行している. 　　　　　（浜松医療センター）

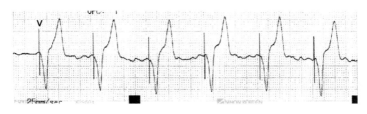

a 心室(v)ペーシング波形（心房細動あり）

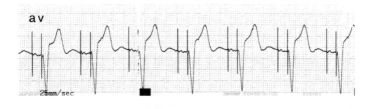

b 心房(a)・心室(v)ペーシング波形

図3 心室ペーシング，心房・心室ペーシング波形　　　（浜松医療センター）

の状態をできるだけ良い方向へと導くためのチーム医療をしていく良い機会だと思います．

　まず，大動脈遮断解除直後に問題となるのは，心室細動を除細動した後も自己心拍がなかなか回復してこないことです．原因として遮断解除直後であることや高カリウム血症，低体温などが考えられますので，電解質異常やアシドーシスを補正しながら，復温を待ちます．たとえ自己心拍が回復しても高度な徐脈が続くことがあります．このような場合は，心室ペーシングを行い，カテコラミンを調節しながら自己心拍の回復を待ち，時々ペーシングの刺激回数を下げて自己心拍が回復しているかどうかを確認します．心室ペーシング波形と心房・心室ペーシング波形を図に示します（**図3**）．この過程で心室細動を生ずることもあり，その場合はただちに除細動する必要があります．また，房室ブロックや房室解離が続いたり，P波の位置が変化したりすることもありますが，大動脈遮断解除後の再灌流傷害から回復するにした

がって，次第に改善してくることもあります．自己心拍が回復し，ある程度の心拍数，例えば90前後を維持していても，落ち着くまでは補助ペーシングを行うこともあります．また，心房・心室ペーシングを行っている施設もあります．心電図異常は，酸塩基平衡や電解質の異常が原因となることもあるので，大動脈遮断解除から体外循環離脱前までにアシドーシスの治療や電解質の補正を継続していく必要があります．

次に，自己心拍が回復した後も，いろいろな不整脈に悩まされることがあります．特に体外循環離脱後は，カテコラミンやホスホジエステラーゼⅢ阻害薬などの投与により心臓の被刺激性が亢進していることもあり，不整脈が発生しやすい状態にあります．抗不整脈薬としては，キシロカインが一般的ですが，術前から不整脈がある場合は，術前からの抗不整脈治療の経過などから症例ごとに周術期の抗不整脈薬を選択することが多いので，施設・症例ごとに検討されるのがよいでしょう．また，心臓血管手術後の心房細動は30～50％と発生頻度が高く，周術期の脳梗塞の危険因子にもなることから，注意が必要です[6,7]．

2. 体温モニタリング

Q 心臓血管手術のとき，体温はどこでモニタリングしますか？

A 心臓血管手術では，深部温（core temperature）を鼓膜温，鼻咽頭温，食道温，膀胱温，直腸温などでモニタリングします．深部温のモニタリングは体外循環中の冷却・復温操作に不可欠であり，そのモニタリング方法もヘパリンなどの抗凝固薬による出血などの合併症をよく考慮したうえで選択していくことが大切です．また，温度センサー付きの肺動脈カテーテルでは血液温をモニタリングできます．

鼓膜温は，温度センサーが付いた特殊なプローブを外耳部分に挿入します．ヘパリンなどの抗凝固薬の影響で，時々外耳に少量の出血がみられることがあり，ほとんどは外耳道表面からの微小な出血ですが，挿入する深さに

は注意が必要です．鼻咽頭温，食道温，直腸温は，温度センサーのプローブを各測定場所に挿入します．鼻咽頭温を測定するときや食道温のプローブを鼻腔から挿入したときは，やはりヘパリン使用中に鼻腔や咽頭からの出血が起こることがあります．鼻腔出血はいったん起こると止まりにくく，大変厄介です．食道温をモニタリングする際には，TEEのプローブの操作により，食道温のプローブの位置がずれることもあります．直腸温のモニタリングの際には，心臓血管手術に限らず，プローブが直腸から抜けてしまうことがあり，注意が必要です．膀胱温は，温度センサー付きの膀胱カテーテルを使用することによって測定しますが，尿量が少ないときは直腸温に近く，多いときには肺動脈温に近くなり，尿量により差を生ずることがありますので注意が必要です[8]．

心臓血管手術では，特に体外循環を使用する場合には，出血の合併症がなく，測定中に支障が起こらない深部温のモニタリング方法を選択する必要があります．このような観点から，心臓血管手術中には直腸温と膀胱温を主にモニタリングし，臨床工学技士が体外循環の送血温とともにデジタル記録しています．

Q 体外循環を用いる心臓血管手術では，深部温はどのように変化しますか？

体外循環中は，重要臓器の保護，特に脳保護のために深部温を人工心肺によって冷却し，低体温を維持します．体外循環によって体温を冷却または復温するときには，患者の大静脈系から人工心肺へと脱血された血液が冷却または復温されて，患者の大動脈系へと送血されます．ですから，体外循環中は，人工心肺からの送血温が最も早く変化し，膀胱温の変化よりも早いので，送血温と膀胱温には較差が出てきます．

実際に，我々が経験した症例における体外循環の送血温と深部温の変化をみてみましょう．まず，体外循環を用いる冠状動脈バイパスグラフト手術や弁疾患手術における体温の変化についてです．**図4a**に冠状動脈バイパスグラフト手術，**図4b**に大動脈弁置換術における体外循環中の温度変化を示し

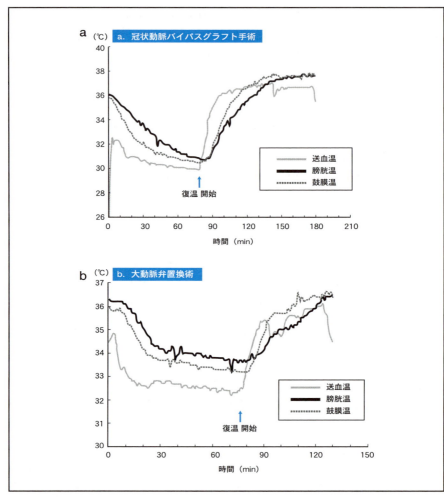

図4 体外循環中の温度変化
　a：冠状動脈バイパスグラフト手術
　b：大動脈弁置換術
　体外循環開始〜終了までの，軽度低体温における送血温，膀胱温，鼓膜温の変化を示す．（浜松医療センター）

ます．以前は，中等度低体温（25〜30℃）で開心術が行われていた時代もありましたが，最近では軽度低体温（30〜35℃）で体外循環を維持する施設が多いと思います．

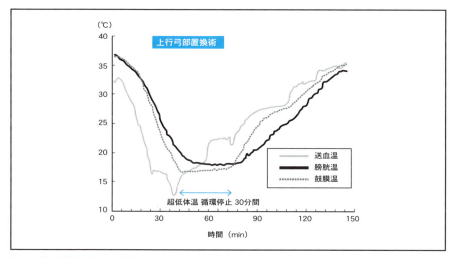

図5 体外循環中の温度変化:上行弓部置換術(浜松医療センター)
体外循環開始~終了までの,超低体温,循環停止症例における送血温,膀胱温,鼓膜温の変化を示す.

　胸部大動脈瘤や複雑な先天性心疾患などの手術を,超低体温下の循環停止(体外循環を一時的に停止すること)で行う場合は,脳・脊髄保護,重要臓器の保護のため深部温を20℃前後まで冷却する必要があります.図5に,実際の胸部大動脈瘤の手術における体外循環中の温度変化を示します.体外循環中,特に超低体温下の循環停止における脳内酸素飽和度のモニタリングは重要です.図6に,当院での慢性胸部大動脈解離の症例で,上行大動脈置換術を超低体温,循環停止,逆行性脳灌流により施行した症例における脳内酸素飽和度モニター(TOS-96™,トステック社,東京)の変化を示します.TOS-96™の脳内酸素飽和度の正常値は55~75%程度とされています[9].

 体外循環離脱時には,どのくらいまで深部温が回復していればよいですか?

体外循環離脱時までに,深部温が36.5~37℃に復温していることは,手術後の低体温に伴う末梢循環不全,代謝性アシドーシス,血液凝固障害など

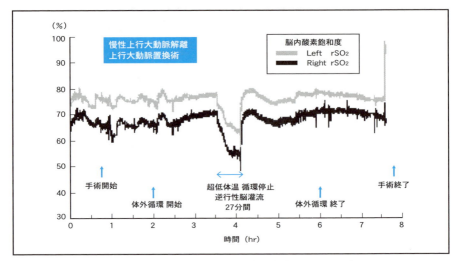

図6 脳内酸素飽和度の変化：上行大動脈置換術（浜松医療センター）
超低体温，循環停止，逆行性脳灌流を施行した症例における脳内酸素飽和度モニター（TOS-96™，トステック社，東京）の手術開始～終了までの変化を示す（TOS-96™の脳内酸素飽和度の正常値：55～75％程度）．

を防ぐために大切なことです．我々は主に，直腸温と膀胱温の両方を考慮しながら，適切に復温しているかどうかを判断しています．一方，復温を待つために体外循環時間が延長することは，止血や臓器保護の観点から好ましいことではありません．このように，復温状況と体外循環離脱のタイミングは微妙なところがあります．時には，必ずしも完全な復温を待たずに離脱することもありますが，そのような場合は，術後の低体温を防ぐために加温装置などの手段を考えましょう．また，過度な復温は脳保護に対して良くないので，送血温が38℃を超えないように，復温が早過ぎないように注意します．

また，体外循環中の低体温下では，麻酔薬や筋弛緩薬の必要量は減少しますが，復温するにつれて必要量も回復してきます．深部温が復温して代謝が回復してくる時期は，麻酔深度が浅くなり術中覚醒のリスクがありますので，体外循環離脱に向けて麻酔薬や筋弛緩薬を追加投与します．以前は循環動態をみながら経験的に麻酔薬の追加投与をしていましたが，完全静脈麻酔で全身麻酔を維持することが多い心臓血管手術中は，Bi-spectral index™

（BIS，アスペクト社，米国）脳波モニターなどを使用して術中覚醒を防ぐことが大切です．

　以上，心電図モニタリング，体温モニタリングについて，若手医師が臨床現場でもつであろうと思われる疑問に答える形でまとめましたが，Mg^{2+}やβ遮断薬による心房細動の治療，周術期の心筋梗塞・脳梗塞，低体温と腎障害，低体温と麻酔薬代謝，血液凝固管理など，まだまだ奥深い分野がありますので，興味をお持ちになる糸口にでもなれば幸甚です．

［文　献］

1) Kaplan JA, King SB 3rd：The precordial electrocardiographic lead（V5）in patients who have coronary-artery disease. Anesthesiology 45：570-574, 1976
2) London MJ, Hollenberg M, Wong MG et al：Intraoperative myocardial ischemia：localization by continuous 12-lead electrocardiography. Anesthesiology 69：232-241, 1988
3) Kikura M, Bateman BT, Tanaka KA：Perioperative ischemic stroke in non-cardiovascular surgery patients. J Anesth 24：733-738, 2010
4) Krantz MJ, Lowery CM：Images in clinical medicine. Giant Osborn waves in hypothermia. N Engl J Med 352：184, 2005
5) Saadlla H：Images in clinical medicine. Electrocardiographic changes in extreme hypothermia. N Engl J Med 351：e4, 2004
6) Selim M：Perioperative stroke. N Engl J Med 356：706-713, 2007
7) 及川文雄，木倉睦人，板垣大雅 他：心臓・胸部大動脈手術1004症例における術後脳梗塞の発生リスクと術前合併症に関する考察．"日本麻酔科学会第54回学術集会"札幌，2007
8) Horrow JC, Rosenberg H：Does urinary catheter temperature reflect core temperature during cardiac surgery? Anesthesiology 69：986-989, 1988
9) Kikura M, Oikawa F, Yamamoto K et al：Myocardial infarction and cerebrovascular accident following non-cardiac surgery：differences in postoperative temporal distribution and risk factors. J Thromb Haemost 6：742-748, 2008

II. モニタリング

Q7 経食道心エコー（TEE）【基本原理とアーチファクト】

回答：中濃厚生病院 麻酔科・集中治療部　赤松　繁（あかまつ　しげる）

✂ *point*

- 心エコー法の各モードと基本原理を理解する．
- 心臓の形態と動きを断層心エコーで，血流情報をドプラ法で評価する．
- 原理を基にアーチファクトを理解し，アーチファクトと異常所見を区別する．
- 経食道心エコー（TEE）で異常のごとく見える正常構造物（normal misinterpreted structures）を知り，アーチファクトを識別する．
- 3-D エコーを理解する．

Q 経食道心エコー（transesophageal echocardiography：TEE）は，現在では麻酔科医にとって重要な手技になってきているようで施行したいのですが，心エコーにはMモード法，Bモード法やカラードプラ法といった用語，モードがあります．各モード，用語と基本原理を理解したいのですが……．

A 現在では経食道心エコーは，ACC/AHA の非心臓手術患者管理ガイドライン[1]においても評価される方法となっています．この超音波診断法は，原理的に反射超音波の強さを画像にする方法と，反射超音波の周波数変化を画像にする方法の 2 種類に大きく分けることができます．前者はMモード

法，Bモード法で，後者がドプラ法です．

1．Mモード法

Mモード法は，Aモード（距離軸上に反射エコーを振幅変化として表したもの）の反射エコーを輝度変調表示し，縦軸を探触子からの距離，横軸を時間の曲線として表示したものです．心内組織の運動曲線であり各組織の運動様式，運動速度などの情報を得ることができます．現在は断層心エコー上にカーソルを設定し一つの直線上のMモードエコーを描出します．心臓・大血管の各部位の計測に優れた方法です[2]．

2．Bモード法

Bモード法はエコー振幅に応じた明るさの強弱を表示する方法で，この輝度表示を基にして超音波ビームを走査して二次元断層像を描出するのが断層心エコー法（Two-Dimensional Echocardiography：2-Dエコー）で，通常Bモード法とよびます．心臓の形態と動きの観察，評価に役立ち，通常，最初に描出する画像です．経胸壁心エコーの標準的断面は，傍胸骨左室長軸断面，短軸断面，心尖部四腔断面などです[3]．経食道心エコーの標準断面は，経食道四腔断面（ME four chamber），経食道長軸断面（ME LAX），経胃短軸断面（TG mid SAX）などですが，現在ではマルチプレーン探触子による基本断面が提唱されています[4]．1999年に提唱されたASE/SCAのTEEガイドラインではマルチプレーンの基本20断面が示されましたが，2013年の改訂版では2-Dの28断面に加えて3-D画像についても記載されています．左室壁運動，弁の形態と動き，心囊液貯留などの評価はBモードで行います．

> **Q** ドプラ法にもカラードプラ法やパルスドプラ法などの用語がありますが，何が違うのですか？

超音波ドプラ法とはドプラ効果を利用し，超音波の周波数の変化から血流速度を演算し映像表示する方法で，一般にパルスドプラ法，連続波ドプラ法，カラードプラ法を用います．

送信周波数を fe，受信周波数を fr，血流速度を V，媒体の音速を C，超音波ビームの血流に対する入射角を θ とすれば，ドプラ偏位周波数 fd は

$$fd = fr - fe = 2V \cdot \cos\theta \cdot fe/C$$

となります．したがって，血流速度Vは

$$V = C \cdot fd/(2\cos\theta \cdot fe)$$

となりfdに比例し超音波ビームの入射角に依存した値となります．ドプラ心エコー法は，このドプラ偏位周波数から血流速度を演算し映像表示する方法で[5]，いずれの方法で演算された血流速度とも前述したように超音波ビームの入射角に依存した速度です．

パルスドプラ法と連続波ドプラ法は血流速度の測定に有用な方法です．断層心エコー（Bモード）上で，血流速度を測定したい部位となる点（パルスドプラ法）または方向となる線（連続波ドプラ法）を定めて流速測定を行い，横軸の時間に対して縦軸に速度をドプラスペクトログラムとして表示します．また，カラードプラ法は，断層心エコー図上のカラー表示領域（フローエリア）に血流情報をカラー表示します．

1．パルスドプラ法

パルスドプラ法では探触子から一定の繰返し周波数で短いパルス状の超音波を送信した後，次のパルス送信までの間を利用して後方散乱信号を受信します．目的とする深度までの距離に応じた超音波伝播時間だけ遅らせた時間ゲートをかけて，その部位のみの散乱信号を処理します．血流によるドプラ偏位周波数を高速フーリエ変換により実時間で周波数分析することにより血流速度を求め，時間を横軸に流速を縦軸に表示します．パルスドプラ法では，一定の広がりをもつ空間領域（サンプルボリューム）中での散乱超音波の情報を処理するため距離分解能を有しますが，パルス繰返し周波数（PRF）により規定される最大検出速度が存在します．このため，高速血流の測定には限界がありますが，任意の点における血流速度が測定できるため，血流量の測定に応用されます．左室拡張能の評価には，パルスドプラ法によって得られる左室流入血流速波形や肺静脈血流速波形の分析を行います[6,7]．

2．連続波ドプラ法

連続波ドプラ法では超音波の送信を連続的に行い，超音波ビーム上から

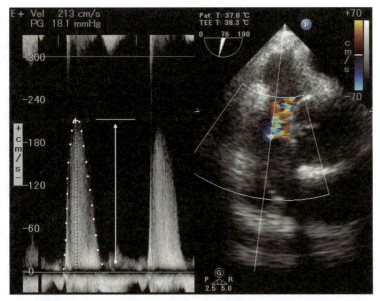

図1 連続波ドプラ法で捉えた三尖弁逆流血流
連続波ドプラ法で三尖弁逆流血流（TR）を捉え，エンベロープを描出して流速を測定する．TRの最高流速は 2.13 m/sec であり，右室圧は右房圧（中心静脈圧）＋18.1 mmHg と推定される．

戻ってくる散乱信号をすべて受信しドプラ偏位周波数を取り出します．したがって，パルスドプラ法と比べ血球により後方散乱後受信される超音波強度は大きく取り得るという長所をもちますが，受信波が超音波ビーム上のどの深度からの散乱によるものか判別がつかず，距離分解能をもちません．しかしパルスドプラ法と異なり最大検出速度に制限がないため，高速血流の流速測定に優れています．心腔内異常血流は高速血流である場合が多く，距離分解能がなくても最も速い流速を異常血流の流速と同定することが可能であり，連続波ドプラ法は圧較差の計測など心機能評価に用いられます．具体的には，三尖弁逆流シグナルからの右室圧の推定（図1），僧帽弁狭窄症における左室流入血流からの左房・左室圧較差の推定に用います．

3．カラードプラ法

Bモード法とともに臨床的に頻用される方法で，断層心エコー上にフローエリアを設定し，血流の速度と方向をカラー表示します．探触子から発振さ

図2 カラードプラ法で描出される僧帽弁逆流シグナル
僧帽弁逆流血流は高速乱流血流のため，カラードプラ法でモザイクパターンのカラーで描出される．四腔断面 (ME four chamber) で，左房 (LA) 内に僧帽弁逆流シグナル (MR) が，右房 (RA) 内に三尖弁逆流シグナル (TR) が検出されている．

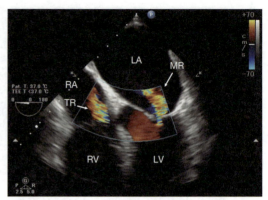

れる超音波ビーム方向に対する相対的流速を，近づく血流を暖色系，遠ざかる血流を寒色系の色で流速に相応する色調に表示しますが，PISA (proximal isovelocity surface area) 法を用いる場合などには baseline shift を行うことによって表示カラーを変えることができます．

　カラードプラ法は原理的にはパルスドプラ法と同様で，ドプラ信号を検出して血流速度の方向，平均速度とその分散などを演算し，断層心エコー上にそれらの諸量をリアルタイムにカラー表示します．しかし，血流速度の演算は断層図のフローエリア全体にわたるパルスドプラ血流計測が必要であるために，リアルタイム性を優先した高速デジタル変換処理を行います．これによってカラーシグナルは断層心エコーの画像に併せて表示されます．しかし，フローエリアを広く設定するとサンプル部位が多くなるため演算処理に時間を要しフレームレートが減少します．目的とする部位に適切なサイズのフローエリアを設定しましょう．

　カラードプラ法は心腔内異常血流の検出に優れ心疾患の診断に広く用いられるとともに，パルスドプラ法や連続波ドプラ法での血流速度の計測時のガイドとしても用いられます．心腔内の弁逆流血流や弁狭窄血流といった異常血流は高速乱流血流のため，モザイクパターンのカラーで表示されます（図2）．これは，カラードプラ法の基本原理はパルスドプラ法であるため，PRFにより規定される最大検出速度が存在し，これを超える流速はカラー表示最大流速を超えて折り返し現象（aliasing）を起こすためです．PRFを変える

ことによってカラー表示を変化させることができますが，一般的にはPRF 2kHz，最大流速60 cm/secに設定されています．

これらの各方法を用いた心エコーによる循環モニタリングが現在では施行でき[8]，周術期管理において有用な手段となっています．

Q アーチファクトについて教えてください

 経食道心エコーでは，超音波の音響学的特性によって本来存在しない信号（構造物）が人工的に付加（描出）されるアーチファクトと，異常構造物のように描出される正常構造物がみられます．適切な解釈を行うためには知識と注意が必要になります．

知っておくべき代表的なアーチファクトには以下のようなものがあります．

1．多重反射

超音波が強反射体と探触子の間で反射を繰返す現象で，一般に構造物よりも深い位置に出現します．しかし，多重反射信号がrange ambiguityを生じ浅い位置に現れることもあります．

2．鏡面現象

強反射体に反射した超音波が別の反射エコー源として反射され，鏡に反射されたようにほぼ同じ大きさの信号として捉えられる現象です．

3．サイドローブ

電子走査型の原理であるphased array systemはメインローブとともにサイドローブを生じます．このため，サイドローブ上の強反射体が結像することがあり，虚像がサイドローブとして映し出されます（図3）．

4．音響陰影

強反射体によって超音波がほとんど反射されたり減衰が著しく，その後方のエコーが脱落する現象を音響陰影とよびます．

5．range ambiguity

最大計測深度よりも深い位置に反射源があると，反射信号が本来の受信時間内でなく次のパルス波の受信時間に戻ってくるため，真の位置から最大計

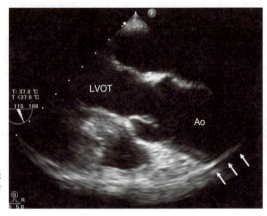

図3 サイドローブ
肺動脈カテーテルの虚像（矢印）が上行大動脈（Ao）に結像している．

測深度だけ浅い位置からのエコーとして結像することになります．

6．折り返し現象

パルスドプラ法，カラードプラ法で最大検出速度を超える流速が逆方向からの信号に折り返して表示されることをいいます．高速血流では折り返しが何度も繰返されます．この現象は，アーチファクトというよりもパルスドプラ法の原理に従う表示です．

 心室，心房内に肉柱状や策状の構造物などが描出され，所見か否か判断に苦慮することがあります．異常構造物のごとく見える正常構造物（normal misinterpreted structures）にはどのようなものがあるのですか？

 経食道心エコーでは，以下の構造物が「これは何だ」と異常のように見えることがあり，Pitfalls になります[9]．

1．Left Atrial Appendage Pitfalls

　a）櫛状筋（Pectinate muscles）

左心耳と右房にみられるひだ状構造物です．心房壁に平行に層状の比較的厚い構造を示します（図4）．左心耳は血栓形成の多い部位ですので鑑別が重要です．

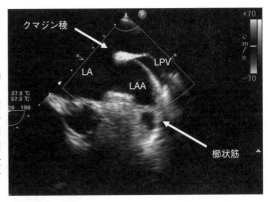

図4 櫛状筋(Pectinate muscles)とクマジン稜(Coumadin ridge)
左心耳(LAA)にひだ状構造物である櫛状筋が,左上肺静脈(LPV)と左心耳の間に筋性構造物のクマジン稜が描出されている.これらは経食道心エコーでみられる正常構造物である.

b) クマジン稜(Coumadin ridge)

左上肺静脈と左心耳の間にある筋性の構造物です(図4).マルチプレーン探触子が登場する以前には血栓を疑われ抗凝固薬が投与される例があり,Coumadin ridge または Coumadin crest と名付けられました.

2. Atrioventricular Groove Pitfalls

a) 左上大静脈遺残(Persistent left superior vena cava)

房室間溝に冠状静脈洞へ開口する拡大した腔としてみられます.一般に0.5%,先天性心疾患では3～10%の頻度でみられます.

3. Right Atrium Pitfalls

a) ユースタキ弁(静脈洞弁遺残:Eustachian valve)

下大静脈の右房開口部にある胎生期遺残の弁状構造物です.

b) 心房中隔の脂肪腫様肥厚(Lipomatous hypertrophy of atrial septum)

卵円窩は周りと比べて薄いままで心房中隔が脂肪腫様に肥厚を示し,ダンベル型にみられます(図5).

c) 心房中隔瘤(Interatrial septal aneurysm)

膨隆した卵円窩付近の心房中隔が心周期で左右に大きく動くことがあります.15mm以上動くものを心房中隔瘤とよびます.卵円孔開存の合併が多いといわれています.

d) キアリネットワーク(Chiari network)

ユースタキ弁やテベシウス弁に起源し,分界稜,心房壁に付着する可動性

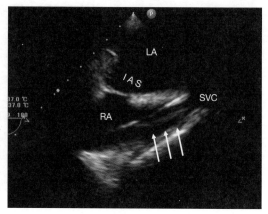

図5 分界稜 (Crista terminalis) と心房中隔の脂肪腫様肥厚
上大静脈右房開口部から肺動脈カテーテルの前方に分界稜 (矢印) がみられる. 心房中隔 (IAS) は, 薄い卵円窩の周りに脂肪腫様肥厚を示しダンベル型になっている.

のひも状線維組織で胎生期の遺残物です. 心房中隔瘤や卵円孔の開存と関係するといわれています.

　　e) 分界稜 (Crista terminalis)

　上大静脈右房開口部にみえる筋性の構造物です (**図5**). 下大静脈に向かって続くこともあり, 右房の凹凸部 (原始心房) と平滑部 (大静脈洞) の境界です.

　　f) テベシウス弁 (Thebesian valve)

　冠静脈洞出口付近に糸状の構造物がみられます.

4. Aortic Pitfalls

　　a) 無名静脈 (Innominate vein)

　大動脈弓の下方に描出されますので, 横断面では大動脈解離と区別しないといけません.

5. Extracardiac Pitfalls

　　a) 心膜横洞 (Transverse sinus of pericardium)

　左房と大血管 (大動脈と肺動脈主幹部) の間に見えるエコーフリースペースです. 心嚢液が貯留してくると顕著になってきます.

　　b) 心膜斜洞 (Oblique sinus of pericardium)

　左房後側壁と左上肺静脈により形成されます.

6. そのほかの Pitfalls
　a）肉柱，策状物（Trabeculae, Bands）
　心室内には筋性の肉柱と索状物がみられます．
　b）モデレータバンド（Moderator band）
　右室腔を二分するように見える，心室中隔から右室前壁へつながる筋性の肉柱を指します．伝導路の右脚が通っています．
　c）Lambl's excrescence
　高齢者にみられる，大動脈弁の閉鎖部位に見えるひも状構造物です．
　d）Nodule of Arantius
　高齢者にみられる，大動脈弁の接合部中央が肥厚して結節のようにみえる構造を指します．
　e）仮性腱索（False tendons）
　心尖部付近で，乳頭筋と心室壁を結ぶ策状物を指します．

＊　　＊　　＊

　心エコーの基本原理を理解して，原理に基づくアーチファクトと経食道心エコーにおける正常構造物の知識を基に，適切な診断と評価を行います．画像の描出は麻酔科学レクチャー1：49-56，2009，心機能評価，各論はQ8～10を参照してください．

Q　最近普及しつつある3-Dエコーについても知りたいのですが，3-Dエコーにもいろんなモードがあるようですが？

A これまでのエコーは，超音波が探触子から扇状の平面に発振され（セクタースキャン），送受信平面上の二次元の情報の画像であり，Two-Dimensional Echocardiography（2-Dエコー）とよばれてきました．ドプラ法も，この二次元のセクタースキャン上の情報です．このため心臓の三次元的な情報はなく，心臓の立体構造の把握は2-Dエコーの情報を頭の中で再構築して評価する必要がありました．
　Three-Dimensional Echocardiography（3-Dエコー）では，超音波を三次

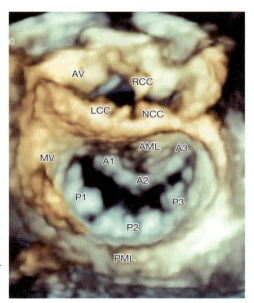

図6 大動脈弁と僧帽弁の左房側からみた3-D画像
AV：大動脈弁，RCC：右冠尖，LCC：左冠尖，NCC：無冠尖，MV：僧帽弁，AML：前尖，PML：後尖，P1：Anterolateral Scallop，P2：Middle Scallop，P3：Posteromedial Scallop，A1，A2，A3：P1，P2，P3と接合する前尖部位．

元的に発振し心臓の立体的情報を把握できるようになってきています．

1．3-Dエコーの探触子

3-Dエコーの探触子は，超音波素子を縦・横に配列したマトリックス探触子です．探触子の素子数は，2-Dエコーの探触子の素子数とは比較にならないほど多く，3,000素子を超えるようになっています．超音波をピラミッド状に発振して三次元的スキャンを行い，3-D画像を描出します（**図6**）．情報量も格段に多くなり，3-Dエコーには，リアルタイム3-D，フルボリューム，マルチプレーンなどのモードがあります．

2．リアルタイム3-D（Live 3-D）モード

三次元に送受信した超音波シグナルからリアルタイムに三次元画像を描出します．2-D画像に立体的な奥行きのある画像が描出されます．しかし，実時間性を考慮すると情報処理量には限界があり，広い範囲の画像描出は困難となります．このため僧帽弁などの局所を評価する場合は，目的とする部位にROI（関心領域）を設定するズーム機能を用いてリアルタイム映像を描出します．

● フュージョン・イメージングとハーモニックイメージング

　従来の超音波探触子は固定の発振周波数で送受信して画像を構築していました．超音波には低発振周波数であれば透過性は向上するが解像度は低下する，高発振周波数であれば透過性は低下するが解像度は向上するという物理的特徴があります．現在のワイドバンド・トランスデューサでは広帯域の発振周波数（2〜7 MHz）で超音波を送受信することによって，近位部では解像度を優先し遠位部では透過性を優先して画像を描出しています．これをフリークエンシー・フュージョン・イメージングとよびます．

　近年実用化されたハーモニックイメージングでは，送信を基本周波数で行い，受信は基本周波数の2倍の高周波数（セカンド・ハーモニクス：基本周波数が 2.5 MHz の場合は 5.0 MHz）で行います．セカンド・ハーモニクスではノイズが減少しSN比が向上しより鮮明な画像を構築することができます．フリークエンシー・フュージョン・イメージングとハーモニックイメージングを組合わせることによって断層心エコーの画質は著しく向上しました．

TOPICS

《経食道探触子の挿入法》

　経食道心エコーは麻酔・手術中のモニターとして重要視されるようになってきましたが，経食道探触子の挿入に伴う合併症も報告されています[10]．最近の経食道探触子挿入の安全性を比較した研究では，喉頭鏡を用いた挿入法のほうが盲目的挿入法と比較して口腔咽頭粘膜損傷，嚥下痛の発生頻度は有意に低く，また挿入しやすいと報告されています．全身麻酔下では，安全性を考えると喉頭鏡や McGRATH™ を用いた挿入法が推奨されます．

3．フルボリュームモード

4心拍分以上の三次元に送受信した超音波シグナルを合成して表示する方法です．リアルタイム表示にはなりませんが，心臓全体の構造や動きを理解しやすく，解剖学的異常や心機能評価に役立ちます．3-D データから 2-D 画像を切り出して描出することなども可能です．しかし，本モードは心拍同期でデータを合成して画像を構築するため不整脈が起こった場合などではデータの心拍同期が崩れ，画像に途切れがあるモーションアーチファクトが生じます．

4．マルチプレーンモード

3-D データから複数の 2-D 画像を同時に描出するモードです．最も一般的なバイプレーンモードでは，直交する 2 スキャン面の 2-D 画像を同時に表示します．

［文　　献］

1) Fleisher LA, Fleischmann KE, Auerbach AD el al：2014 ACC/AHA Guideline on perioperative cardiovascular evaluation and management of patients undergoing noncardiac surgery. A report of the American College of Cardiology/American Heart Association Task Force on Practice Guidelines. Circulation 130：e278-e333, 2014
2) Feigenbaum H：Instrumentation. In "Echocardiography" ed. Feigenbaum H. Lea & Febiger, Philadelphia, pp1-50, 1981
3) Schiller NB, Shah PM, Crawford M et al：Recommendations for quantitation of the left ventricle by two-dimensional echocardiography. J Am Soc Echocardiogr 2：358-367, 1989
4) Hahn RT, Abraham T, Adams MS et al：Guidelines for performing a comprehensive transesophageal echocardiographic examination：Recommendations from the American Society of Echocariography and the Society of Cardiovascular Anesthesiologists. J Am Soc Echocardiogr 26：921-964, 2013
5) Saini VD, Nanda NC, Maulik D：Principles of Doppler ultrasound implementation. In "Doppler Echocardiography" ed. Nanda NC. Igaku-Shoin, New York, pp31-41, 1985
6) Nishimura RA, Abel MD, Hatle LK et al：Relation of pulmonary vein to mitral flow velocities by tranesophageal Doppler echocardiography：effect of different loading conditions. Circulation 81：1488-1497, 1990
7) Akamatsu S, Terazawa E, Kagawa K et al：Transesophageal Doppler

echocardiographic assessment of pulmonary venous flow pattern in subjects without cardiovascular disease. Int J Cardiac Imag 9:195-200, 1993
8) 赤松　繁：心エコー図モニタリング．ICU と CCU 25:639-649, 2001
9) Salomon G, Shore-Lesserson L：Incidental nonpathologic findings on transesophageal echocardiography. In "Fundamental Applications of Transesophageal Echocardiography" eds. Reeves ST, Shanewise JS. Lippincott Williams & Wilkins, Philadelphia, 2005
10) Na SW, Kim CS, Kim JY et al：Rigid laryngoscope-assisted insertion of transesophageal echocardiography probe reduces oropharyngeal mucosal injury in anesthetized patients. Anesthesiology 110:38-40, 2009

II. モニタリング

Q8 経食道心エコー（TEE）【心機能評価】

回答：北里大学医学部麻酔科学　岡本浩嗣（おかもとひろつぐ）

point
- 収縮能と拡張能に分けて考える．
- 収縮能には，全体の機能評価である駆出率と，局所の壁運動評価がある．
- 拡張能は，ドプラ法を用いた方法が基本である．
- 拡張能評価は，偽正常化の可能性を加味し，総合評価が必要である．
- 右室の経食道心エコー（TEE）による厳密な機能評価は難しい．

Q 経食道心エコー（TEE）による心機能評価について教えてください

A TEEによる心機能評価は，大きく収縮能の評価と拡張能の評価に分けられます．

部位別では，左室の機能評価が主であり，右室の厳密な機能評価は難しいのが現状です．

収縮能の評価について教えてください

1. 左室の収縮能評価

　左室全体としての収縮能は，TEEで駆出率（LVEF）として評価することができます．すなわち，収縮および拡張末期容量から求めた一回拍出量の拡張末期容量に対する割合です．その求め方には，二次元（2-D）Mモード法を基礎とした古典的なTeicholtz法も可能ですが，最近のほとんどのTEE装置はmodified Simpson法によるLVEFの測定が可能となっています．**図1**は，off-pump CABG手術においてTEEで測定されたLVEFの変化の例を示したものです．スタビライザーによる左室の圧迫の最中は，LVEFが40%台に低下し，左室拡張末期容量（LVEDV）も60 mLを割り込んでいますが，スタビライザーを外した後にはLVEFも50%台に回復し，同時にLVEDVも70 mLを超えるところまで回復している所見が得られています．

　左室の局所壁運動機能評価も，TEEで行うことができます．左室を**図2**のように17セグメントに分け，それぞれの壁運動を評価することで，その壁領域を支配する冠動脈の灌流状態を評価することができます．その際，壁の動きだけではなく，壁の厚みの変化を考慮することが重要です．最近のTEEでは3-D機能が搭載されており，**図3**のように運動の悪い領域のパフォーマンスが線形表示されます．また線形表示だけではなく，**図4**に示すように壁運動機能のbull's eye表示が可能になっており，CABG前後における左室局所壁運動の改善を明瞭に示すことができます．

　さらに，**図5**に示すように小単位の心筋組織の運動評価方法として，ストレインおよびストレインレート（心筋の歪曲率）法がありますが，TEEで検出可能であり，特に心筋症などの虚血以外の心筋組織機能評価法として期待されています．

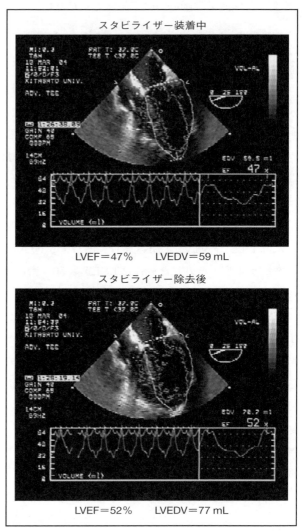

図1 off-pump CABG 中の左室収縮能

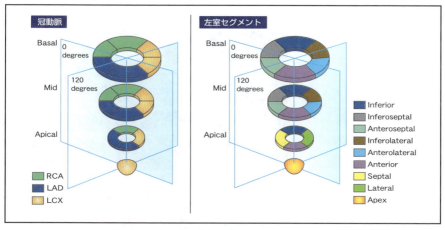

図2 責任冠動脈とその支配領域とセグメント

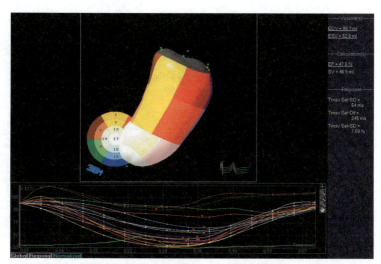

図3 3-DTEEでCABG術前の壁運動,心室容量を診断
　　LVEF=47%と低下,中隔領域(セグメント2,3,8,9)の壁運動が悪い.

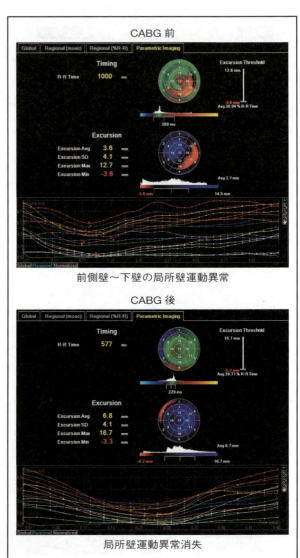

図4 局所壁運動異常の bull's eye 表示

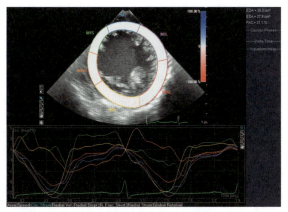

図5　左室心筋ストレインの計測

2．右室の収縮・拡張能評価

　左室に比べて，TEEによる右室機能評価は未だ完全とはいえません．右心室の複雑な形態や低圧系のため速度情報が得られにくいことや，壁が薄く正常でも奇異性運動がみられることが，その評価をさらに困難にしています．TEEを使用して右室収縮能を類推することは可能であり，自由壁や心室中隔右室側の動きや長軸方向の三尖弁輪移動速度が用いられます．図6のように，右室拡張能の指標として右室流入波の描出や収縮・拡張どちらの機能にも影響されますが，肝静脈波形の描出もTEEで行うことが可能です．

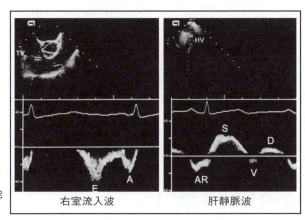

図6　TEEによる右室機能の評価

Q 左室拡張能の評価について教えてください

A 左室の拡張能も，TEE で評価することができます．特に，拡張能の悪化は心筋虚血早期に収縮能の悪化に先駆けて出現するため，臨床的にも重要です．TEE を利用することにより，図 7 に示すようにドプラ法を用いた基本的な拡張能評価である左室流入波や，左房の肺静脈流入波の解析が可能です．これらの指標だけでは，左室拡張能が悪化しても改善しているように見てとれる，いわゆる偽正常化の問題が生じるため，さらに図 8 に示したような組織ドプラーを利用した僧帽弁輪運動速度を用いた拡張能評価や，図 9 に示すようなカラー M モード法を利用した左室流入波の伝播速度を用いた拡張能評価を，TEE で行うことでより正確な評価が可能となっています．上述した手法を駆使して，図 10 に示すような拡張能の総合評価を行うことが望ましいといえます．

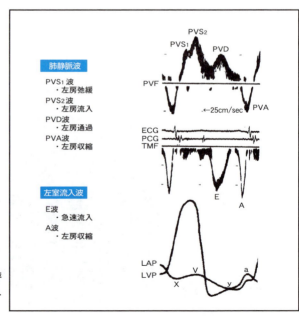

図 7 　TEE による拡張能評価-肺静脈と左室流入波

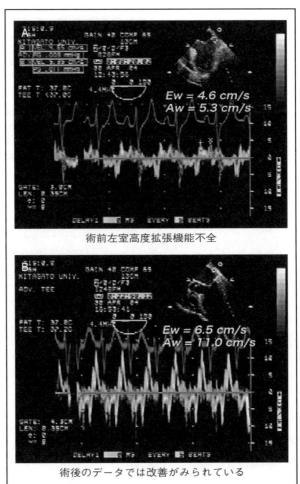

図8 僧帽弁輪運動速度からみた拡張機能の改善

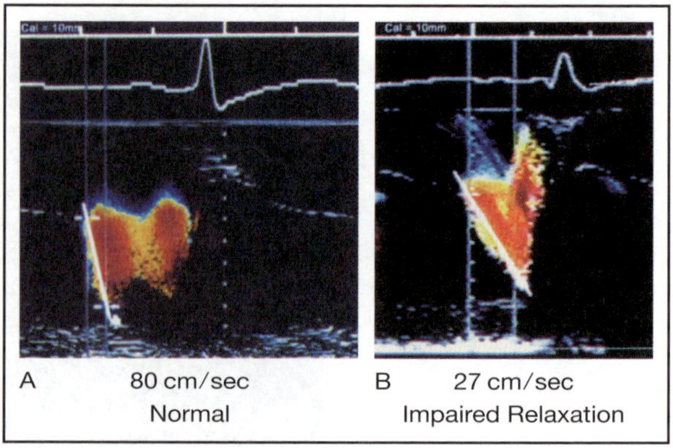

図9 TEEによる左室流入血流伝播速度（FPV：flow propagation velocity）の測定

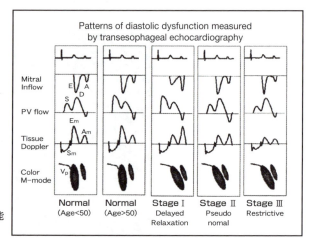

図10 TEEによる拡張能の総合評価

[文　献]
1) 岡本浩嗣, 外須美夫 編：経食道心エコー, 改訂新版. 羊土社, 2011
2) 武田純三 監：周術期経食道心エコー実践法. 真興交易医書出版部, 2005

II. モニタリング

Q9 経食道心エコー（TEE）【形態評価】

回答：杏林大学医学部麻酔科学教室　山田達也（やまだたつや）

 point
- 経食道心エコー（TEE）で得られる画像の特徴について理解する．
- 経食道心エコーの基本画像が描出できるようになる．
- 経食道心エコーによる心臓の形態評価について理解する．
- 経食道心エコーの術中応用を実践するよう努める．

 経食道心エコー（TEE）の長所と短所，さらに適応について教えてください

TEEの長所は，プローブが左房のすぐ後ろに位置して，心臓との間に障害物がないため高画質の画像が得られることで，その位置関係から背部にある左房や僧帽弁の観察に適しています．また，手術操作を妨げることなく，手術の流れに合わせて必要な画像を描出することで，手術の進行に重要な情報をリアルタイムで提供することが可能です．一方，欠点としては，半侵襲的でプローブの操作による食道や胃粘膜の損傷の危険があることで，プローブ操作の範囲に制限があります．さらに気管によるブラインドゾーンが存在し，位置関係から心尖部や右室の評価には不適なことが挙げられます．TEE

表1 TEE の適応

TEE が有用な疾患	TEE で評価しにくい疾患,部位
1．僧帽弁疾患	1．冠動脈狭窄
2．大動脈弁疾患	2．大動脈弁位人工弁の開放角
3．大動脈疾患	3．上行大動脈遠位部病変
4．人工弁機能不全	4．上大静脈遠位部病変
5．感染性心内膜炎	5．巨大左房の肺静脈
6．心腔内血栓	6．蛇行した下行大動脈
7．心臓腫瘍	7．左肺動脈
8．心房中隔欠損,卵円孔開存	8．左室心尖部

(文献1を参照して作成)

の適応(**表1**)も,これらの特徴を考えると理解しやすいと思います.

Q 心臓手術でよく用いる基本中の基本の画像を教えてください

　TEE の基本画像としては ASE/SCA の基本20画像[2]がありました.さらに2013年には ASE/SCA の新しい基本断面28画像[3]と,11画像からなる基本画像(**図1**)[4]が出されています.20断面ないし28断面の基本画像を自在に描出することは初心者には難しいと思います.とりあえず,TEE で11画像が出せるように頑張ってみましょう.TEE に習熟するのに最も大事なことは,実際にプローブを持って機械に触れる機会をもつことです.熟練者に直接指導してもらうのが近道ですが,最近は TEE に関する成書も多く出版されていますので参考にしてください.

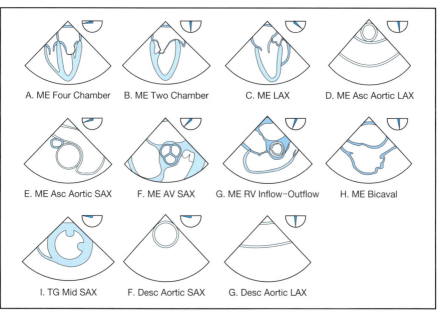

図1 TEEの基本11画像
ASE/SCAの推薦の基本11断面を示す．
（文献4より引用）

 心臓の形態評価によるTEEの術中応用を教えてください

TEEによる評価には，形態学的評価と機能的評価があります．形態学評価では，断層法により心腔の大きさや心機能，壁運動の評価を行い，異常構造物の検出も行います．形態評価によるTEEの術中応用を，**表2**に示します．

表2 形態評価によるTEEの術中応用

1. 心機能評価
2. 心筋虚血の評価
3. 大動脈の動脈硬化病変の評価
4. 体外循環の補佐的役割
5. 心腔内遺残空気
6. 新しい異常所見の検出

TEEによる心機能評価について教えてください

左室の収縮機能は，一般的には駆出率で評価されることが多いですが，術中は基本画像のTG mid SAXで乳頭筋レベルの左室短軸像を描出して，面積駆出率（fractional area change：FAC）を用いて評価することが勧められています[5]．面積駆出率は駆出率とよく相関するとされているだけでなく，駆出率を求めるための左室容積はmodified Simpson法やarea-length法などにより比較的正確に計測ができますが，時間がかかるため術中応用には限界があります．乳頭筋レベルの左室短軸像の左室面積で代用したほうが実際的です．

左室の前負荷の最も直接的な指標は，左室拡張末期容積です．この指標は，臨床でよく用いられる肺動脈楔入圧や中心静脈圧などよりもより直接的で，左室の前負荷の正確な指標として用いることができます．また体外循環後は心室や心房の機能が体外循環前と大きく異なり，圧・容量関係も変化するため，肺動脈楔入圧や中心静脈圧では左室の前負荷を正しく評価することが難しくなります．実際には，前述のように左室拡張末期容積は左室拡張末期面積で代用します．麻酔導入直後の大きさを基準として出血時の容量負荷の指標にしたり，体外循環離脱時の前負荷の指標とすることが行われています．

 TEEによる心筋虚血の評価について教えてください

心筋虚血のモニターとしては，心電図がよく用いられています．心電図のST変化は虚血の診断に有用ですが，感受性や特異性の面で問題があります．TEEによる壁運動異常は，心電図変化より早期に出現するとされていますので，心筋虚血の早期発見に有用です[6]．また壁運動異常の責任冠動脈の推定が可能ですので，新しく出現した心筋虚血の原因を究明することが可能となります．周術期の心筋虚血の原因を，表3に挙げます．例えば，僧帽弁置換術後に体外循環前にみられなかった壁運動異常が左室の側壁に出現した

表3　周術期の心筋虚血の原因

1. 冠灌流圧の低下：低血圧
2. 冠動脈の機械的閉塞
    1) 空気塞栓
    2) 動脈塞栓：左房内血栓，感染性心内膜炎
    3) 大動脈解離：解離の伸展や偽腔送血
    4) 僧帽弁置換術，形成術：左回旋枝の損傷
    5) 大動脈弁置換術：冠動脈開口部の閉塞，損傷
    6) ドレーンによる冠動脈グラフトの圧迫
    7) 心膜，胸骨閉鎖時のグラフト屈曲
    8) メイズ手術：冷凍凝固による回旋枝の損傷
3. 体外循環の影響
    1) 長い体外循環
    2) 不十分な心筋保護
4. 冠動脈攣縮

場合は，弁を埋込むときに左回旋枝を損傷した可能性もあります．

TEEによる壁運動異常評価は，心電図変化より確かな心筋虚血の診断基準として使用できると考えられますが，壁運動異常は心筋虚血以外に，①左脚ブロック，②右心ペーシング，③前負荷，後負荷異常，④肺高血圧（右心不全），⑤拡張型心筋症，肥大型心筋症，サルコイドーシスなどの病的心室などの場合にもみられることがありますので，注意が必要です．

Q　大動脈の動脈硬化病変の評価は，どのように行えばよいでしょうか？

大動脈の動脈硬化性病変の評価では，Katzの分類[7]がよく用いられます（**表4**）．上行大動脈は，送血カニュラやルートカニュラの挿入や大動脈遮断

表4　Katzの分類

Grade I	正常から軽度の内膜肥厚
Grade II	高度の内膜肥厚
Grade III	5 mm以下のアテローマ
Grade IV	5 mm以上のアテローマ
Grade V	可動性のアテローマ

などが行われる場所です．上行大動脈に動脈硬化性病変が存在すると，これらの操作に伴い脳塞栓症などをひき起こす危険性があります．大動脈弓部の病変も，送血管からのジェット血流により粥腫を飛ばす可能性が指摘されています．また，下行大動脈も大腿動脈送血の場合やIABP挿入時に問題となります．体外循環前にスクリーニングとして評価しておくことが重要です．

Q 体外循環におけるTEEの補佐的役割について教えてください

A 人工心肺は生体の心肺機能を代行し，心臓血管外科手術を支える生命維持装置です．送血カニュラは体外循環装置から動脈血を患者に送り込む送血回路の一部で，多くの場合，上行大動脈に挿入されます．カニュラ自体はTEEで観察することが難しいのですが，前述のように大動脈の動脈硬化性病変の評価を行うことが重要です．脱血カニュラ挿入に際しては，2本脱血を行う際に下大静脈カニュラが肝静脈に迷入しないようにTEEを用いて正しい場所に誘導することが大事です[8]．

心内操作を行うために心臓を停止させますが，大動脈弁閉鎖不全が存在すると大動脈基部から順行性に注入した心停止液が大動脈弁を介して左室に流れ込むため，心筋が十分に灌流されないことがあります．術前に大動脈弁閉鎖不全がない症例でも大動脈遮断後に逆流を認めることもありますので，初回のルートカニュラからの心停止液注入時には大動脈弁がしっかり閉じていることを確認します．

術中の各種カテーテルやカニュラ挿入時のガイドとしても，TEEは有用です．肺動脈カテーテル[9]，IABPバルーンカテーテル[10]，PCPSカニュラなどを術中に挿入する場合に，術野の妨げにならずにカテーテル位置の同定やガイドを行うことができます．ただ，慣れないうちは透視装置を併用して行い，慣れてきたらTEEだけの誘導を行うようにするのも良いと思います．

> 心腔内遺残空気の評価は，どのように行えばよいのでしょうか？

体外循環離脱時には，心腔内に空気が観察されます．左心系の空気は大動脈や左房を切開，開放したり，カニュラを挿入する際に心腔内に入り込んだものです．空気は心腔内の高い部位に集まり，貯留型の塊となります（**図2**）．この塊がまとまって飛んだ場合には，症候性の空気塞栓症をひき起こします．よくみられるのは冠動脈の空気塞栓症で，右冠動脈に空気が入りやすく，ST変化や壁運動異常，洞停止，房室ブロックなどを合併します．右冠動脈領域の心筋内に高輝度エコー陰影がみられることもあります．この場合は，体外循環の灌流圧を高めに維持することで，10分くらいで空気が心筋から除去されて壁運動異常は改善します．脳動脈に大量の空気が流入した場合は，重篤な脳塞栓の危険があります．

心腔内遺残空気による合併症を防ぐには，ベントチューブやルートカニュ

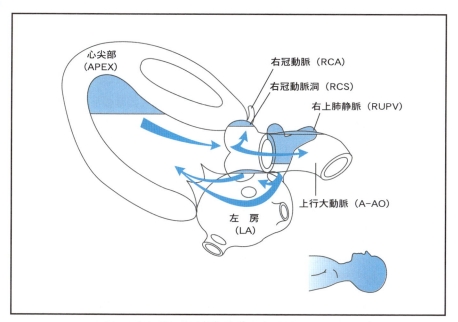

図2　左心系の空気の貯留場所（文献11より引用）

ラでできるだけ空気を吸引，除去することが重要で，TEEで空気を検索して誘導することが大切です．

Q TEEによる新しい異常所見の検出について教えてください

A 新しい異常所見は，術前の診断では得られなかった新しい情報や，術前診断と大きく異なる所見が認められた場合などで，それにより術式が変更になることもあります．例えば解離性大動脈では，解離の進展に伴い病態が刻々と変化しますので，TEEにより術中はリアルタイムに形態および血行動態の情報を全員で共有できるようにすることが大事です．術前診断にあまりとらわれずに，心臓全体を決まった手順でスクリーニングする習慣をつけると良いと思います．

また，病的ではなく，正常構造物（normal variant）とよばれるものが見つかることもあります．比較的よくみられるものに，分界稜やユースタキ弁などがあって，これらが右房にみられることがあります．櫛状筋やクマジン稜が左房にみられたり，右室の肉柱，特にモデレータバンドは有名です．大動脈弁にLambl's excrescenceやnodule of Arantiusを認めることもあります．病的な意義を認めないものがほとんどですが，例えばユースタキ弁は下大静脈にカニュレーションする際にぶつかって，挿入困難の原因になることがあります．TEEであらかじめ確認できれば，挿入困難の原因として術者にアドバイスすることも可能です．

[文　献]
1) 石塚尚子：経食道心エコー検査の適応．"心エコー検査のピットフォール"羽田勝征 編．中外医学社，pp26-33, 2005
2) Shanewise JS, Cheung AT, Aronson S et al：ASE/SCA guidelines for performing a comprehensive intraoperative multiplane transesophageal echocardiography examination：recommendations of the American Society of Echocardiography Council for Intraoperative Echocardiography and the Society of Cardiovascular Anesthesiologists Task Force for Cretification in Perioperative Tansesophageal Echocardiography. Anesth

Analg 89：870-884, 1999
3) Hahn RT, Abraham T, Adams MS et al：Guidelines for performing a comprehensive transesophageal echocardiographic examination：recommendations from the American Society of Echocardiography and the Society of Cardiovascular Anesthesiologists. J Am Soc Echocardiogr 26：921-964, 2013
4) Reeves ST, Finley AC, Skubas NJ et al：Basic perioperative transesophageal echocardiography examination：a consensus statement of the American Society of Echocardiography and the Society of Cardiovascular Anesthesiologists. J Am Soc Echocardiogr 26：443-456, 2013
5) Urbanowicz JH, Shaaban MJ, Cohen NH et al：Comparison of transesophageal echocardiographic and scintigraphic estimates of left ventricular end-diastolic volume index and ejection fraction in patients following coronary artery bypass grafting. Anesthesiology 72：607-612, 1990
6) Perrino AC Jr, McCloskey G：Detection of intraoperative myocardial ischemia. Int Anesthesiol Clin 34：37-56, 1996
7) Katz ES, Tunick PA, Rusinek H et al：Protruding aortic atheromas predict stroke in elderly patients undergoing cardiopulmonary bypass：experience with intraoperative transesophageal echocardiography. J Am Coll Cardiol 20：70-77, 1992
8) Kirkeby-Garstad I, Tromsdal A, Sellevoid OF et al：Guiding surgical cannulation of the inferior vena cava with transesophageal echocardiography. Anesth Analg 96：1288-1293, 2003
9) Safwat AM：Difficult floatation of a pulmonary artery catheter：echocardiographic diagnosis. J Clin Anesth 13：239-240, 2001
10) Shanewise JS, Sadel S：Intraoperative transesophageal echocardiography to assess the insertion and positioning of the intraaortic balloon pump. Anesth Analg 79：577-580, 1994
11) 渡橋和政：心腔内遺残空気．"経食道心エコー法マニュアル．改訂第3版" 渡橋和政 編．南江堂，pp269-281, 2005

Ⅱ. モニタリング

Q10 経食道心エコー（TEE）【先天性心疾患】

回答：東京女子医科大学麻酔科　黒川　智, 野村　実

point

- 極細径のプローブを使用することで，新生児においてもモニタリング可能である．
- 合併症発生率は成人の約 10 倍と高く，プローブ選択や愛護的な操作に配慮する必要がある．
- 術前診断の確認や遺残病変の検出に有用で，経食道心エコー（TEE）所見に基づく方針変更や追加手術も稀ではない．

　小児では，何歳あるいは体重何 kg から使用できるのですか？

　細径のプローブであれば新生児から使用できます．プローブサイズはメーカーにより異なりますが，概ねシャフト径は小児バイプレーン/小児マルチプレーンプローブでは 7 mm，成人マルチプレーンプローブでは 9 mm 程度です．Hitachi 社製の細径シングルプレーンプローブは径 4 mm で体重 2 kg 以上に使用できます．最新の Philips 社製のミニマルチプレーンプローブはシャフト径 5.2 mm に加えて先端部の大幅な小型化にも成功し，体重 2.5 kg 以上に使用可能とされています．いずれにしても，プローブ先端部の形状お

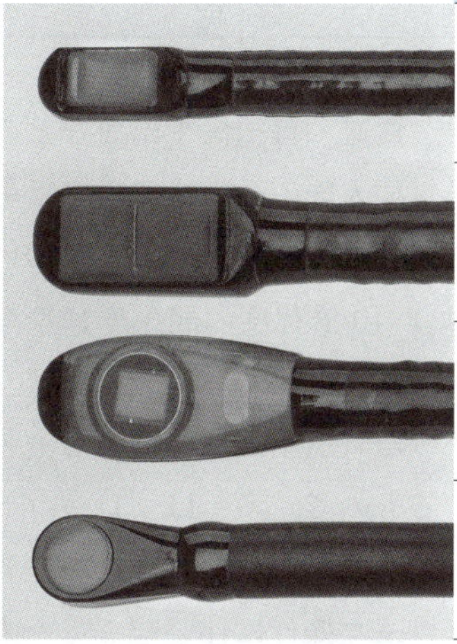

製造元	探触子	適応体重
Hitachi	single	≧2.0 kg
Hitachi	biplane	≧3.0 kg
Hitachi	multiplane	≧6.0 kg
Philips	mini-multiplane	≧2.5 kg

図1　プローブ各種と使用可能な患児体重
　　各種プローブと使用可能な患児体重を示す．新生児用シングルプレーンでは体重2〜3 kg，小児用バイプレーンでは3〜5 kg，小児用マルチプレーンでは6〜8 kg，成人用マルチプレーンでは15〜20 kgの児に適用した場合，合併症発生率がより高くなると考えられる．プローブ挿入・操作は十分なモニタリング下に行い，抵抗を感じた場合などにはサイズの小さいプローブに変更する．

よびサイズはメーカーごとに若干異なり，挿入可能な患児の体格はシャフト径よりむしろ先端部のサイズに依存するので，使用するプローブの特徴を把握することが重要です．

　筆者らはHitachi社製プローブを使用していますが，各プローブ先端の形状と筆者らの施設で挿入可能と考えている患児体重を図1に示します．

　プローブの選択に際しては，単に患児体格のみでなく，何をどんなviewで観察するのか考慮し，必要性とプローブサイズ・患者体格ミスマッチの危険性とのバランスに配慮しなければなりません．

> **Q** 小児では何に気をつけて使用すればよいですか？ 合併症にはどんなものがありますか？

A 合併症の頻度，内訳を**表1**に示します[1~4]．食道・胃損傷や出血などの重篤な合併症の報告は極めて稀ですが，プローブ挿入後の合併症発生率は約3%であり，覚醒下の苦痛による検査続行不能を除外した場合の成人における合併症発生率約0.3%[5~7]と比較すると，およそ10倍程度の発生率になると考えられます．

主要なものは気道内圧上昇や換気量低下といった気道圧迫に由来するものと血圧変動などの血管および心腔圧迫に由来するもので，多くはプローブサイズ・体格ミスマッチに起因するものと考えられます．また，気管挿管チューブの事故抜管や気管支への進入などはプローブ操作に伴い起こったものと考えられ，プローブの選択のみならず，常に愛護的な操作を心がけることが必要です．

チアノーゼ性心疾患など側副血行路の発達した児では出血，血管輪や総肺静脈還流異常症，フォンタン手術後などでは血管圧迫による血行動態変動の危険に特に注意が必要です．

術後には嚥下障害の危険があります[8]が，小児では訴えがないために気付きにくく，術後看護を行う者に嚥下障害発生の危険とともに注意深い観察を喚起する必要があると考えられます．

表1　合併症発生率と内訳

報告者	発生率	主な合併症内訳
Stevenson JG et al[1]	3.2% (52/1,650)	プローブ挿入不可 13，気道閉塞 14，挿管チューブ位置異常 3，事故抜管 8，血管圧迫 10
Sheil ML et al[2]	10.5% (21/200)	一過性血管圧迫 4，高度血管圧迫 1，軽度換気障害 4，高度気道閉塞 6，事故抜管 1，プローブ挿入不可 4，一過性咽頭出血 1
Mavroudis C et al[3]	0.9% (8/914)	食道穿孔 1，気道閉塞・循環抑制 7
Sutherland GR et al[4]	1.4% (6/418)	上室性不整脈 3，軽度食道出血 1，PH crisis 1

心臓手術ではプローブを挿入した後，まず何を評価したらよいのですか？

 麻酔導入後から人工心肺導入までの時期には，大まかな心機能評価と術前診断の確認をします．心室充満の程度と壁運動，中心静脈圧など充満圧との関係，容量負荷やカテコラミン使用時にはその反応を観察することで，人工心肺後の循環管理方針の決定にも役立てることができます．

　この時期に約2%[9]あるいは7%[2]のケースに術前未診断の病変が新たに検出されるという報告があります．卵円孔開存，動脈管開存など手術方針に大きな影響を及ぼさないケースがほとんどですが，稀に二室性修復を断念し，単心室循環として機能的根治術へと治療方針を変更せざるを得なくなる場合もあります．時間的な制約もあるので，あらかじめ術前診断をよく理解したうえで，術後評価に必要な事項の評価とともに大まかな術前診断の確認を短時間のうちに済ませます．

小児の心臓手術後の遺残異常にはどんなものがありますか？ TEEで評価できますか？

遺残異常の発生率，内訳を表2に示します[2,3,10〜12]．遺残異常は概ね10％程度に検出され，内訳では遺残心室間短絡，右室流出路狭窄遺残が最も多く，他に弁逆流などが検出されます．いくつかの遺残病変を取り上げて，TEEの役割について簡単に記します．TEEは有用なツールですが万全ではありませんので，TEEで評価できること，評価には不向きなことを十分に理解したうえで臨床に役立てることが大切です．

1．遺残短絡

　心房中隔欠損閉鎖後，心室中隔欠損閉鎖後，動脈管結紮後やフォンタン手術で心房内に新たな経路を作製した後などに認めることがあります．遺残短絡血流はカラードプラ法で比較的容易に検出できますが，短絡量の推定は困難です．遺残短絡が再修復の適応か否かを判断することが重要ですが，この

表2 遺残異常検出率と内訳

報告者	検出率	主な遺残異常内訳
Muhiudeen IA et al[10]	7.2% (8/111)	DORV 1（RVOTO），SAS 1（LVOTO），TOF 2（RVOTO 1, ASD 1）
Stevenson JG et al[11]	7.4% (17/230)	VSD 5（additional VSD 3, leakage 2），SAS 9（residue 6, MR 2, acquired VSD 1），Jatene 1（LV dysfunction/MR），AS 1（residue），DORV 1（RVOTO）
Sheil ML et al[2]	5.3% (10/189)	residual VSD 3, LVOTO 1, tamponade 2, coronary anastomosis revision 1, LVAD 1, ASD 1, revision of LPA stenosis 1
Galli KK et al[12]	12.6% (60/474)	residual ASD/VSD 12, VOTO 10, valvular regurgitation 11/valvular stenosis 4, ventricular dysfunction 6, baffle leakage 1, venous pathway obstruction 1, PVR 1, multifactorial 13
Mavroudis C et al[3]	9.3% (85/914)	VSD, RVOTO, valvular regurgitation

うち最も検出頻度の高い心室中隔閉鎖後の遺残短絡では，短絡血流ジェットのサイズが判断基準になる可能性を示唆した報告があります．ジェット幅が4 mm 以上であれば再修復の適応，3 mm では血行動態と合わせて評価，2 mm 以下では自然閉鎖を期待できるため経過観察を行うとする報告[13]や，2 mm 未満は自然閉鎖するが 2 mm 以上は自然閉鎖が期待できないとする報告[14]です．筆者らはジェット幅が 2～4 mm の場合には，右房・肺動脈から血液をサンプリングして，O_2 step up や肺体血流比を測定して再修復の適応を考慮するようにしています．ジェット幅 2 mm 未満は経過観察，4 mm 以上もしくは 2～4 mm かつ肺体血流比 > 1.5 は再修復の適応と考えます．

2．動脈経路遺残狭窄

左心系，右心系ともに起こり得ますが，特に経路再建に伴う右室流出路狭窄や肺動脈狭窄を観察することが多く，TEE では狭窄の部位，メカニズム，重症度を評価します．重症度評価は狭窄部血流プロフィールから圧較差を求めて行いますが，筆者らの経験では必ずしも正確ではないので，穿刺により圧測定を行って重症度を判断することが望ましいと考えています．狭窄の箇所は時に複数箇所に及ぶことがあり，病態や術式を考慮したうえで注意深い

評価が必要となります．また，狭窄には心周期を通して径の変わらないものと，"ダイナミック"と表現される拡張期に内腔の拡がるものがあり，後者ではたとえ重度な狭窄であっても，再修復なしに狭窄が自然に解除されるものが多く存在することが知られている[15]ため，再修復の適応を考慮するうえでは重要なポイントになります．

3．静脈経路遺残狭窄

静脈の経路変更に伴い起こり得ます．フォンタン手術における経路内の狭窄や総肺静脈還流異常症修復術後の総肺静脈腔と左房吻合部などの狭窄が挙げられます．術式を理解したうえで血流を追うように観察することで比較的容易に検出でき，血流プロフィールから持続性の血流パターンの存在や圧較差を確認して重症度を評価します．

4．弁逆流/弁狭窄

弁形成，弁輪形成後に遺残逆流や狭窄が検出されます．小児では共通房室弁など弁形態自体が異常あるいは未熟な弁が手術の対象となること，成長を考慮した術式が必要とされるため全周性の弁輪形成や人工弁輪縫着ができないことが特徴として挙げられます．このため遺残逆流の発生率は高く，完全型房室中隔欠損症根治術後の房室弁逆流は術後に重症度が進行するケースが多いことが知られています[16]．逆流のメカニズムに着目することが重要ですが，再修復の適応を考慮する際には重症度，メカニズム，弁形態のほかに，病態生理や心機能などをふまえて総合的に判断する必要があり，成人に比べて明確な基準がありません．

一方，遺残狭窄が検出されることは稀ですが，重症度や再修復の適応に関してやはり明確な診断基準はありません．

代表的な心臓手術でのTEE評価の要点を教えてください

前述したいくつかの遺残病変の評価を含む術式として，心室中隔欠損閉

表3 代表的術式と術中TEE評価の要点

術式	人工心肺前	人工心肺後
心室中隔欠損症閉鎖術	1. 部位診断/サイズ評価 手術アプローチ決定に関与 2. 関連する病変の検索 流出路では、大動脈右冠尖逸脱とそれに伴う大動脈弁逆流.傍膜様部では三尖弁中隔尖のポーチ形成とそれに起因して起こりうる左室右房交通症や、大動脈弁無冠尖逸脱と大動脈弁逆流 3. 肺高血圧症 心室中隔形態、右室サイズと壁肥厚を観察し、三尖弁逆流から右室圧推定	1. リークの検出と評価 再修復の適応を考慮 2. 大動脈弁機能 大動脈弁尖逸脱を伴ったVSD術後に評価 3. 肺動脈弁狭窄/逆流 肺動脈弁経由で閉鎖した場合 4. 三尖弁逆流/狭窄 三尖弁経由で閉鎖した場合 5. 肺高血圧症 人工心肺前同様に評価
ファロー四徴症根治術	1. 右室流出路/肺動脈狭窄評価 狭窄の部位や形態を評価し、人工心肺後評価の参考にする 2. 左室機能評価 左室サイズに注目して評価	1. 遺残心室中隔欠損 右室圧は高いままの時期に評価するので、過小評価に注意 2. 遺残右室流出路/肺動脈狭窄 部位とメカニズムを評価 3. 右室機能 右室切開、遺残右室流出路狭窄や肺動脈弁逆流の影響で低下 4. 左室機能 狭小左室に注意
TCPC	1. 房室弁逆流 弁手術適応の考慮 2. 心室機能	1. フォンタン回路内狭窄の検索 下大静脈-肺動脈ルート内、これと交差する肺静脈内、肺静脈-房室弁に至る心房内、心室流出路を評価 2. 房室弁逆流 3. 心室機能

鎖術、ファロー四徴症根治術、現在行われているフォンタン手術の主流であるTCPC（total cavo-pulmonary connection）を取り上げて、TEE評価の要点を表3に示します。

小児においても成人同様に，血行動態の安定化に TEE が役立ちますか？

 成人同様に壁運動や心室充満を評価する指標になりますが，前負荷の指標としては充満圧のように定量的ではありません．乳頭筋同士が収縮末期に接するような明らかなハイポボレミア，ほぼ正常，心室が膨満しているように見えるといった大雑把な評価にとどまりますが，充満圧と同時に評価するとその心室にとっての至適な充満圧をよく理解できます．また小児では肺循環に手術が及ぶことが多く，右室機能の評価に重点を置く機会が多いという特徴があります．

　TEE 所見を基に 7%[17] あるいは 19%[9] に術中心血管作動薬の選択や変更，血管内容量負荷を行ったとする報告がありますが，筆者らの経験では全例で薬剤の調節や容量負荷を行う際には必ず TEE 所見を参考にしています．

小児における TEE 評価は誰にでも簡単にできますか？

ASE（米国心エコー図学会）のガイドラインに則ったトレーニングをしていない者が一人で麻酔管理と TEE 評価を担当した場合と，トレーニングを積んだ者が TEE 評価のみを担当した場合を比較した研究[18]では，評価すべき項目を見落とすことなくすべてきちんと観察している，問題のある所見を見落としているといった観点ですべて後者が勝っており，小児心臓手術において TEE 評価を活かすうえで，きちんとしたトレーニングを受けた者が TEE 評価を担うことの重要性が示唆されています．

　我が国では上記ガイドラインに従うようなトレーニングを行う体制は十分に整っていませんが，成人症例での TEE 評価を十分に経験して，評価に必要な view の選択や描出が問題なくできること，対象となる疾患の病態生理や術式を十分に理解していることが，小児における TEE 評価を行う前提条件になると考えます．小児心臓外科医や小児循環器科医と数多く議論することも，周術期に TEE で評価するポイントを理解する助けになります．

[文　献]

1) Stevenson JG : Incidence of complications in pediatric transesophageal echocardiography : experience in 1650 cases. J Am Soc Echocardiogr 12 : 527-532, 1999
2) Sheil ML, Baines DB : Intraoperative transesophageal echocardiography for paediatric cardiac surgery-an audit of 200 cases. Anaesth Intensive Care 27 : 591-595, 1999
3) Mavroudis C, Kohr LM, Backer CL et al : Intraoperative transesophageal echocardiography for congenital heart surgery. Cardiol Young 11 (suppl 1) : 300, 2001
4) Sutherland GR, Stümper OF : Transesophageal echocardiography in congenital heart disease. Acta Paediatr Suppl 410 : 15-22, 1995
5) Kallmeyer IJ, Collard CD, Fox JA et al : The safety of intraoperative transesophageal echocardiography : A case series of 7200 cardiac surgical patients. Anesth Analg 92 : 1126-1130, 2001
6) Daniel WG, Erbel R, Kasper W et al : Safety of transesophageal echocardiography : a multicenter survey of 10,419 examinations. Circulation 83 : 817-821, 1991
7) Piercy M, McNicol L, Dinh DT et al : Major complications related to the use of transesophageal echocardiography in cardiac surgery. J Cardiothorac Vasc Anesth 23 : 62-65, 2009
8) Kohr LM, Dargan M, Hague A et al : The incidence of dysphagia in pediatric patients after open heart procedures with transesophageal echocardiography. Ann Thorac Surg 76 : 1450-1456, 2003
9) Bettex DA, Schmidlin D, Bernath M et al : Intraoperative echocardiography in pediatric congenital cardiac surgery : A two-center observational study. Anesth Analg 97 : 1275-1282, 2003
10) Muhiudeen IA, Silverman NH, Anderson RH : Transesophageal transgastric echocardiography in infants and children : the subcostal view equivalent. J Am Soc Echocardiogr 8 : 231-244, 1995
11) Stevenson JG, Sorensen GK, Gartman DM et al : Transesophageal echocardiography during repair of congenital cardiac defects : identification of residual problems necessitating reoperation. J Am Soc Echocardiogr 6 : 356-365, 1993
12) Galli KK, Gaynor JW, DeCampli WM et al : The impact of intraoperative transesophageal echocardiography on reinstitution of cardiopulmonary bypass following surgery for congenital heart disease. Cardiol Young 11 (suppl1) : 76, 2001
13) Yang SG, Novello R, Nicolson S et al : Evaluation of ventricular septal defect repair using intraoperative transesophageal echocardiography : Frequency and significance of residual defects in infants and children.

Echocardiography 17 : 681-684, 2000
14) Dodge-Khatami A, Knirsh W, Tomaske M et al : Spontaneous closure of small residual ventricular septal defects after surgical repair. Ann Thorac Surg 83 : 902-905, 2007
15) Kaushal SK, Radhakrishanan S, Dagar KS et al : Significant intraoperative right ventricular outflow gradients after repair for tetralogy of fallot : To revise or not to revise? Ann Thorac Surg 68 : 1705-1713, 1999
16) Kim HK, Kim W, Hwang SW et al : Predictive value of intraoperative transesophageal echocardiography in complete atrioventricular septal defect. Ann Thorac Surg 80 : 56-59, 2005
17) Sloth E, Pedersen J, Olsen KH et al : Transesophageal echocardiographic monitoring during paediatric cardiac surgery : obtainable information and feasibility in 532 children. Paediatric Anesthesia 11 : 657-662, 2001
18) Stevenson JG : Adherence to physician training guidelines for pediatric transesophageal echocardiography affects the outcome of patients undergoing repair of congenital cardiac defects. J Am Soc Echocardiogr 12 : 165-172, 1999

Ⅱ. モニタリング

Q11 凝固能モニタリング

回答： 公立岩瀬病院 麻酔科 清水　要, 仙台医療センター 麻酔科 川村隆枝

point

- activated clotting (coagulation) time は，最も簡便な血液凝固機能の測定法である．
- 体外循環を用いた心臓外科手術では ACT の目標値は 350〜400 秒以上である．
- ACT 以外の凝固線溶系の検査方法には，トロンボエラストグラフと活性型 TEG などがある．
- プロタミンは，ヘパリンによる第Ⅱa因子の抑制だけを中和し，第Xa因子の抑制は中和しない．
- 術前の出血，凝固機能のモニタリングとしては，①血小板数，②プロトロンビン時間（PT），③活性化部分トロンボプラスチン時間（APTT），④フィブリノゲン，⑤FDP が有用で，頻用されている．

　ACT って何ですか？

activated clotting (coagulation) time の略で，最も簡便な血液凝固機能の測定法です．日本語では活性凝固時間といいます．ACT は，全血にセライトやカオリンを加えることにより凝固能を活性化させ，血液の粘性の変化に

よって測定します．ヘパリンの抗凝固作用や，プロタミンのヘパリンに対する拮抗作用の評価に使用します．正常値は 100～120 秒です．

具体的には，全血 2 mL を採取し，セライトなどの入った専用のスピッツに採取した血液を入れ，そのスピッツを攪拌し，速やかに ACT 測定器へ差し込み，同時に ACT 測定器のスタートボタンを押します．挿入したスピッツは回転し始め，測定が終了するとアラームが鳴り，値がモニターに表示されます．測定者の慣れ，不慣れが測定値に若干影響されます．ACT は精度がやや悪く，体外循環中に使用されるヘパリン濃度で繰返し検査した場合，10％程度の値のばらつきが出ます[1]．

 心臓血管手術時の ACT の目標値はいくつですか？

 術式によって，目標値は異なります．体外循環を用いた心臓外科手術で

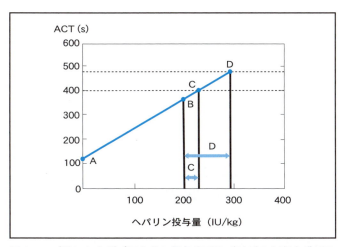

図1 ヘパリンおよびプロタミン投与のアルゴリズムを表すグラフ
点 A は，ヘパリン投与前の ACT 値，点 B は，ヘパリン 200 IU/kg 投与時の ACT 値をそれぞれ示す．点 A–B の傾きから，ACT を 400 秒（点 C），480 秒（点 D）に延長させるためのそれぞれの追加投与量（C, D）が計算できる．（文献 2 より引用）

は，ACTの目標値は350〜400秒以上です．それ以外の心臓外科手術や血管手術では200〜250秒以上です．通常，体外循環に対する初期投与量は300単位/kgの未分画ヘパリンが使用され，その中和には，未分画ヘパリン100単位あたり1.0〜1.3 mgのプロタミンが用いられます．Bullらのヘパリンおよびプロタミン投与のアルゴリズムを参考にしたらよいでしょう（図1）[2]．実際には，60分ごとにACTを測定し，200秒以下の場合は，初期投与量の半量を追加します．

プロタミンでACTが正常値に戻らないとき，どうしたらよいですか？

ACTは，ヘパリンだけでなく，血液希釈，低体温，血小板減少，抗線溶薬（アプロチニン）などでも延長します．また，体外循環が長くなると，血小板凝集能低下が起こりますが，この血小板凝集能の低下でもACTは延長します．

ヘパリンを分解する酵素であるヘパリナーゼで分解した後のACT（H-ACT）を用いて，ACTの延長がヘパリンによるものか，ヘパリン以外によるものかを判定できます．

通常量のプロタミンでACTが正常化しない場合に不用意にプロタミンを増量すると，プロタミンによる血小板機能不全などの合併症のリスクが高まります．少量ずつプロタミンを追加投与し，ACTとH-ACTとの差がなくなった時点で，プロタミンの量は適正であると判断できます．その時点でまだACTが延長している場合には，ヘパリン以外の要因を考慮します．

HITでヘパリンが使用できないときは，何を使用したらよいですか？またそのときの簡便な凝固機能検査は，何ですか？

HITとは，heparin-induced thrombocytopenia（ヘパリン誘発性血小板減少症）の略で，ヘパリンを投与される患者の5％以上で起こり，ヘパリン投与後の血小板数の減少がその特徴です．Ⅰ型とⅡ型があり，Ⅰ型はヘパリン投与後2〜3日後に発症し，血小板数の減少は10〜20％程度であり，ヘパ

リンの継続も可能で，自然に回復します．一方，Ⅱ型はヘパリン投与後5〜10日後に発症し，ヘパリン依存型の抗体（抗ヘパリン-血小板第4因子複合体抗体）が出現し，血小板数も50％程度減少します．ヘパリンの中止にて回復し，代替薬による抗凝固が必要になります．Ⅱ型の約20％に血栓症が発症し，死亡率は約40％といわれています．臨床的には，血小板数の減少や動静脈血栓症の発症が認められます．また，体外循環症例では，回路内凝固が起こり凝血により体外循環が不能となります．HITの診断には，血小板凝集能やHIT抗体検査が行われます．代替薬として，我が国で現在使用できる薬剤（抗トロンビン薬）には，アルガトロバン（ノバスタン®，スロンノン®），メシル酸ナファモスタット（フサン®）がありますが，メシル酸ナファモスタットについては，亢進した凝固状態を単独では抑制できないことも多く，現在のところHIT Ⅱ型に対する治療薬として承認されていません．ワルファリンが，プロテインCによる抗凝固を抑制すると考えられるため，急性期のワルファリン投与は，原則禁忌です．慢性期になり，血小板数が回復してくると，ワルファリンを使用できます．亜急性期HIT患者に対する大血管手術を術当日までのワルファリンと，アルガトロバンの周術期持続投与で麻酔管理した際，ACTの推移が臨床的抗凝固レベルと比較的よく合致していたとの報告があります[3]．一方，急性期にHIT患者のoff-pump CABGの術中にACTが380以上となったにもかかわらず，抗凝固が不十分だった症例が報告されています[4]．このように，HIT患者での心臓血管外科手術時の凝固のモニターについては，今後，まだ検討の余地があります．

> **Q** 低分子ヘパリンは，プロタミンで拮抗できますか？

  プロタミンは第Ⅱa因子の抑制だけを中和し，第Xa因子の抑制が残ってしまいます．

　APTTやACTは，第Xa因子の抑制に対する感度が悪いので，厳密には，抗第Xa因子活性の検査が必要になります．そのほかに，ACTの試験管内にXaを加えてACTを測定するXa-ACT法などが試みられていますが，一般

的ではありません．また，最近では，低分子ヘパリンの血中濃度とソノクロット®の clot rate（凝固速度）が指標になるとの報告があります．

 ACT 以外の凝固線溶系の検査方法には，どんなものがありますか？

 トロンボエラストグラフ（TEG）と活性型 TEG（ソノクロット®）などがあります．

　いずれもの検査も，凝固活性剤の入ったキュベット内に血液を加え，血液粘性度の変化を経時的に記録します．血液凝固のどの過程に異常が起こっているかを，ある程度予測することができます．TEG と比較して，ソノクロット®は測定時間が短いですが，それでも 1 時間程度の時間を要します．ソノクロット®の利点は，ACT 測定が可能であり，短時間で血餅形成速度と血小板機能の評価ができることです．ソノクロット®のグラフ（signature）を図 2 に示します．clot rate は，フィブリン形成の速さを示します．血小板機能が高いと，time to peak は短くなります．一方，凝固機能の変化については，TEG のほうが変化がより大きく，捕えやすいと考えられます．TEG の各種パラメーターと代表的なグラフを，図 3 に示します．

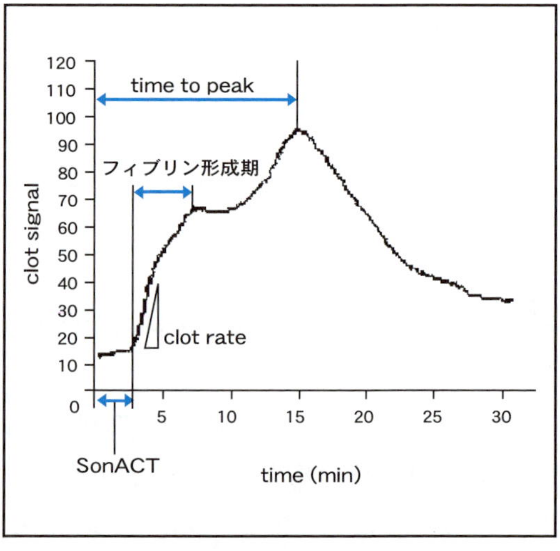

図 2　ソノクロット®のグラフ（signature）
　　　このグラフから，SonACT（ACT）のほかに，フィブリン形成の速さを表す clot rate（凝固速度）や，血小板機能を評価できる time to peak がわかる．（文献 5 より引用）

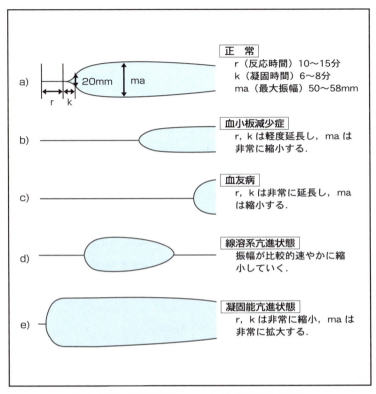

図3 TEGの各種パラメーターと代表的なグラフ

　ソノクロット®は，凝固活性剤（セライト/ガラス粒）を選択することにより，ヘパリンのほか，低分子ヘパリン，抗血小板療法（血小板擬集抑制剤など），抗トロンビン療法，代用血漿投与後の血液希釈による凝固能低下や，線溶亢進の判定，ウリナスタチン製剤などの線溶抑制が判断できるなど，薬剤のモニタリングも可能です．

 抗線溶療法のACTへの影響は？

　線溶阻害薬としては，アプロチニン（トラジロール®），トラネキサム酸（トランサミン®），イプシロンアミノカプロン酸（イプシロンG，イプシロン

S注®）があります．アプロチニンは，牛の肺から抽出された天然のプロテアーゼ阻害薬です．他の2剤は合成阻害薬で，プラスミンおよびプラスミノーゲンのリジン結合部位をブロックすることにより，抗線溶作用を発揮します．

アプロチニンは，内因系凝固時間を延長する作用がありますので，ヘパリンを通常より減らして用いたとしても，目標値の400秒を超えることがあります．それは，セライト凝固時間が，アプロチニンによって有意に延長するためです．したがって，アプロチニンを使用している場合には，セライトACTを測定し，750秒以上を目標にするか，アプロチニンの影響を受けにくいカオリンACTで400秒を目標にヘパリンを投与すべきだと考えられます．

また，抗凝固薬として，メシル酸ナファモスタットを用いる場合には，カオリンがメシル酸ナファモスタットに吸着してしまい，測定に影響するため，セライトによるACTを用いるか，ガラス粒を用いたACTを選択します．

TOPICS

《抗線溶療法 と 抗炎症作用》

心臓外科手術で，アプロチニンを投与した患者では，抗炎症サイトカインであるインターロイキン10濃度の増加がみられます[6]．また，アプロチニンは，ステロイド（メチルプレドニゾロン）との比較でも，同等の抗炎症効果を示すと報告されています[7]．一方，合成線溶阻害薬の使用では，これらの抗炎症作用がないといわれていましたが，Greilichら[8]の臨床研究において，心臓外科手術中の白血球と血小板の接着が，プラセボ群と比較してイプシロンアミノカプロン酸投与群で，有意に減少することが示されており，合成線溶阻害薬にも接着因子発現を阻害する効果があることが示唆されています[9]．

Q 術前凝固能の検査の種類と，抗血小板薬中止の時期について教えてください

A 一般的に，術前の出血，凝固機能のモニタリングとして用いられるのは，①血小板数，②プロトロンビン時間（PT），③活性化部分トロンボプラスチン時間（APTT），④フィブリノゲン，⑤FDPが有用で，頻用されています．

代表的な薬剤とその術前中止時期については下記のとおりですが，病態により中止しないほうが良い場合もあります．その場合，硬膜外麻酔は禁忌となります．

- パナルジン®（チクロピジン）7日前
- プレタール®（シロスタゾール）3日前
- ペルサンチン®（ジピリダモール）2日前
- プロレナール®（リマプロストアルファデクス）1日前
- アンプラーグ®（塩酸サルポグレラート）1日前
- エパデールカプセル®（イコサペント酸エチル）5日前

多剤併用の場合は，抗血小板作用が遷延することがあるので，最低限必要な薬剤を残して，早期に休薬することが望ましいです．具体的には，アスピリンとADP受容体拮抗薬（パナルジン®）との併用は，抗血小板作用が遷延することがあるので，可能であればADP受容体拮抗薬を10日前に休薬し，アスピリンのみを継続とするのが良いと思われます．

メモ

● NOACs について

近年発売された抗トロンビン薬や第X因子阻害薬の総称として，新（新規）経口抗凝固薬：new（novel）oral anticoagulants とよばれてきましたが，最近は非ビタミンK阻害経口凝固薬：non-vitamin K antagonist oral anticoagulants と称されます．代表的なものには，ダビガトラン，アピキサバン，リバーロキサバン，エドキサバンなどがあります．

Q NOACsの中和と中止時期について教えてください．

A NOACsの拮抗薬はなく，中和薬としてはidarucizumabやandexanetなどの報告などがあります．また，NOACsの効果は，個体間差があり，薬物相互作用や腎機能の影響を受けます．NOACsの抗凝固効果をモニターする方法として，希釈トロンビン時間（Hemoclot®）や選択的抗Xa分析などが挙げられます[10]．止血対策としてはFFPやPCCs（プロトロンビン複合体濃縮物：prothrombin complex concentrates）などの補充療法があります．

術前中止時期の目安は以下のとおりです[11]．

・トロンビン直接阻害薬

　　ダビガトラン　Ccr 50 mL/min 以上：1〜2日
　　　　　　　　　Ccr 30〜49 mL/min：2〜4日
　　　　（必要に応じて中止12時間後からヘパリン置換）

・合成Xa阻害薬

　　アピキサバン：1〜2日前
　　リバーロキサバン：1日前
　　　　（両方とも必要に応じてヘパリン置換）

[文　献]

1) Gravlee GP, Case LD, Angerd KV et al：Variability of the activated coagulation time. Anesth Analg 67：469-472, 1988
2) Bull BS, Huse WM, Brauer FS et al：Heparin therapy during extracorporeal circulation. Ⅱ. The use of a dose-response curve to individualize heparin and protamine dosage. J Thorac Cardiovasc Surg 69：685-689, 1975
3) 駒井美砂，安村里絵，高山　渉：ヘパリン起因性血小板減少症患者の大血管手術周術期抗凝固管理．日本臨床麻酔科学会誌 28：951-955, 2008
4) Cannon MA, Butterworth J, Riley RD et al：Failure of argatroban anticoagulation during off-pump coronary artery bypass surgery. Ann Thorac Surg 77：711-713, 2004
5) 紅露伸司：トロンボエラストグラフ（TEG）と活性型TEG（ソノクロット）．救急・集中治療 20：586-590, 2008
6) Hill GE, Diego RP, Stammers AH et al：Aprotinin enhances the endoge-

nous release of interleukin-10 after cardiac operations. Ann Thorac Surg 65：66-69, 1998
7) Hill GE, Tailor JA, Robbins RA：Differing effects of aprotinin and ε-aminocaproic acid on cytokine-induced inducible nitric oxide synthase expression. Ann Thorac Surg 63：74-77, 1997
8) Greilich PE, Brouse CF, Rinder CS et al：Effects of[epsilon]-aminocaproic acid and aprotinin on leukocyte-platelet adhesion in patients undergoing cardiac surgery. Anesthesiology 100：225-233, 2004
9) Hill GE, Alonso A, Spuezem JR et al：Aprotinin and methylprednisolone equally blunt cardiopulmonary bypass-induced inflammation in humans. J Thorac Cardiovasc Surg 110：1658-1662, 1995
10) Samama CM, Levy JH：Bleeding and the new anticoagulants strategies and concerns. Anesthesiology 122：236-237, 2015
11) 日本循環器学会，日本心臓病学会，日本心電学会，日本不整脈学会：心房細動治療（薬物）ガイドライン（2013年改訂版）．

Ⅱ. モニタリング

Q12 中枢神経のモニタリング（BIS, NIRS, MEP, SSEP）

回答：大阪大学大学院医学系研究科
　　　麻酔・集中治療医学講座　萩平　哲（はぎひら さとし）

point

- 低体温による脳波変化は，麻酔薬による脳波変化とは本質的に異なるものであることを理解しておく必要がある．
- 近赤外脳モニターは脳の酸素代謝をみるには有用と考えられているが，現時点では確立されたモニターとはいえない．
- 脊髄虚血のモニタリングには，MEP（motor evoked potential）やSSEP（somatosensory evoked potential）が用いられるが，これを行う際には麻酔方法や筋弛緩薬の使用に注意が必要であることに留意する．

Q 低体温人工心肺（CPB）中にBISモニターは有用でしょうか？

A まず，低体温により脳波がどのように変化するかを知っておく必要があるでしょう．残念ながら，大多数の研究者は脳波波形の変化を観察せず，BIS値などの脳波パラメータの変化だけを追いかけているため，参考となる文献はほとんどありません．Mathewら[1]は，1℃体温が下がるごとにBIS値は1.12下がるとしていますが，そもそもBISモニターは特定の麻酔薬による脳波変化と鎮静度の関係を基に鎮静度を推定していますから，低体温による脳

波変化などは考慮されていません．つまり，BIS値が適切に鎮静度を示す保証はありません．現実問題として体温（特に脳の温度）が34〜35℃を下回る状況では，覚醒したり，記憶が残ったりする可能性は非常に低いと考えられますので，この温度以下ではBIS値を気にする意味は少ないでしょう．CPB開始以前や，CPB離脱前後で体温が35℃以上になっている状況ではBIS値は意味をもつようになりますから，術中覚醒を回避するためにも，体温が高い間は術中覚醒防止のためにBIS値（脳波波形）をみておくとよいでしょう．CPB中は，鎮静のモニターというよりも，むしろ脳の状態のモニターとして活用すべきでしょう．

確かに，低体温になればすべてのイオンチャンネルの応答速度は低下する（化学反応の速度は温度に比例する）ため，脳波の周波数も全体的に低下します．つまり徐波化します．このためBIS値は低下傾向を示しますし，SEF95なども低下します．BIS値は，麻酔薬の濃度を上昇させても30〜40くらいの値で一時とどまるという現象が生じることが知られていますが，低体温時にも同様の現象が生じます．結果としてBIS値が30〜40くらいになると，そこからしばらくは体温が低下してもBIS値は変化しなくなります．また，体温が25℃やそれ以下まで低下した場合には，脳波は深麻酔時に認められるようなburst and suppressionパターンや，平坦脳波となります．注意すべき点は，常温時に認められるburst and suppressionパターンと異なって，burst波までが周波数の遅い幅の広がった波形になることです．図1は，常温時のburstパターンと低体温時のburstパターンを示したものです．振幅の差は個人差や麻酔薬の違いによると思われますが，波の横幅（周波数）の違いは温度によるものです．このような波形がみられるようになると，BIS値は非常に低い値を示します．アーチファクトの混入がなければ，平坦脳波となったところで0になります．

また循環停止を行った場合には，それまで脳波波形が平坦でなくても，停止後数秒で平坦化します．再灌流後には多くの場合，徐々に波形が出現するようになりますが，場合によっては回復が遅いこともあります．ただ，この回復の速度がどの程度神経学的予後を示すのか，現在のところ不明です．

脳波モニターを使用していると，術中に生じた脳出血や脳梗塞を検出でき

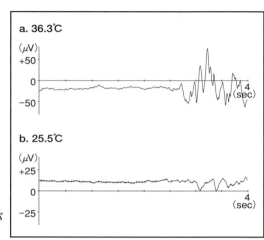

図1 常温時と低体温時の burst パターンの違い

る場合もあります．循環（もしくは CPB による灌流）に問題がないにもかかわらず，脳波が平坦化したような場合には これらの病変が生じた可能性があります．もちろん，BIS モニターでは前頭導出の脳波しか観察していませんから，すべてを検出できるわけではありませんが，変化が生じた場合にはほかの徴候にも注意する必要があります．瞳孔の左右不同などが同時に生じた場合には，術後に落ち着き次第，頭部の CT スキャンを施行すべきだと考えられます．実際に脳波から脳障害を疑い，術後に CT スキャンで脳出血が判明した症例の経験もあります．

メモ

● BIS は万能ではない

BIS 値は御神託ではありません．BIS モニターは脳波データベースから算出された係数を使用しているため，BIS モニターが適切に鎮静度を推定できるための条件が存在することを忘れてはいけません．

 CPB 中の脳虚血のモニターには，何が良いでしょうか？

 脳の酸素化状態を判断する方法としては，脳波モニターや近赤外分光法

を用いた局所酸素飽和度モニターが挙げられます[2]．低酸素状態が進行した場合，脳細胞の電気活動は脳細胞が組織的なダメージを受けるより早く抑制されるので，脳波モニターを脳虚血のモニターとして用いることが可能です．ただし，脳波モニターを脳虚血のモニターとして用いるにはいくつかの問題点があります．BISモニターが麻酔薬の効果を判定するモニターとして用いられているように，脳波は麻酔薬の濃度（厳密には効果部位濃度）によって変化しますから，脳波変化から脳虚血を捉えるためには，麻酔薬濃度を一定に保つ必要があります．また，BISモニターなどの麻酔薬の効果判定を行うモニターを流用している場合には，通常左右いずれかの前頭導出の脳波のみを用いていますから，この部位の脳波に関与する領域の虚血しか検出できないことになります．脳波モニターで脳虚血を判定するには，ほぼ全脳をカバーするために最低でも左右8チャンネル程度の多チャンネルの脳波をモニターしておく必要があると考えられます．もちろん血管操作などによる虚血を想定し，特定の領域のみにエリアを絞ってモニターを行うのであれば，さらに少ないチャンネル数でカバーできるでしょう．また，ある程度虚血が進行しなければ脳波には大きな影響は生じませんので，脳波では虚血の程度を定量的にモニターすることは困難です．

一方，NIRO™やINVOS™などの近赤外分光法を用いたモニターでは，脳の局所的な酸素飽和度を半定量的に示すことができます[3,4]．これらのモニターは，近赤外光や赤外光が良好な組織透過性をもっている性質を利用して，脳内のヘモグロビンやチトクロームなどの酸化型と還元型の吸光度を算出しています．

NIRO™は，頭皮から数cm以内の部位の酸化ヘモグロビン量と，還元ヘモグロビン量の比率から脳内の酸素受給バランスを評価するものです．実際のところ脳内血液の70～80％は静脈血ですので，このモニターで測定されるのは主に静脈血の酸素飽和度ということになります．現在のところ，このモニターで算出される酸素飽和度の許容下限値に関して，適切な指標はありません．このために明確な管理方針が立てられないことが，根本的な問題になっています．このモニターは前額部にプローブを装着して使用するため，主に前大脳動脈領域の酸素化状態をみることになります．

INVOS™は，1つのプローブに1個の発光部と2個の受光部を備えています．発光部から受光部までの距離が長いほど光は深部を通過するため，2つの差分を取ることで深い組織の情報のみを取り出せるようになっています．NIRO™もINVOS™も，左右の前額部に2つのプローブを装着すれば左右の比較をすることもできます．INVOS™に関しては，使用によって脳神経障害などの術後合併症を減少させることができたとする報告[5]もあります．ただし，このモニターも絶対値の評価が困難ですので，実際にどこまで有用なのか疑問もあります．いずれのモニターも頭皮血流の影響を受けることが知られていますので，この点に関しても注意が必要です．

　現時点ではどのモニターも信頼性が高いとはいえませんので，図2に示すように複数のモニターを使用することになると思われます．図2は弓部大動脈瘤の術中のものです．額が狭いと，複数のプローブの装着が困難な場合もあります．

　さてINVOS™もNIRO™もヘモグロビンの絶対値を計測できないのですが，間もなく市場に登場するtNIRS-1（浜松ホトニクス）は時間分解分光（time resolved spectroscopy：TRS）法という解析法を用いており，酸化/還元ヘモグロビンの絶対濃度を計測できるようになっています．この新しいモニターによって脳酸素飽和度の安全限界などが明らかにされるようになることが期待されます．

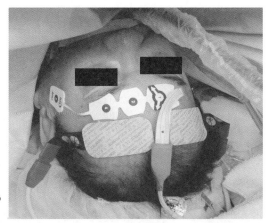

図2　BISとINVOS™のプローブの同時装着

> **Q** 胸部下行大動脈瘤や胸腹部大動脈瘤の手術では脊髄虚血が問題となりますが，どのようなモニターを行えばよいでしょうか？

  脊髄虚血のモニタリングには，感覚神経や運動神経の伝導を調べる誘発電位がよく用いられます[6,7]．感覚神経では SSEP（somatosensory evoked potential）が，運動神経では MEP（motor evoked potential）が利用されます．

　SSEP や MEP は揮発性麻酔薬の影響を受けるため，これらをモニターとして用いる際の麻酔法は TIVA（プロポフォール ＋ フェンタニルもしくはレミフェンタニル）や NLA 変法（ジアゼパムもしくはミダゾラム ＋ フェンタニルもしくはレミフェンタニル）を選択することになります．プロポフォールも高濃度では MEP を抑制しますので，TCI ポンプを用いて適切に調節するのが良いでしょう．なお，TCI ポンプを使用していても部分体外循環時には脳での濃度が上昇してしまう場合もあることが報告[8]されていますので，BIS モニターなどで監視しておく必要があります．ケタミンは誘発電位に影響しないことが知られていますので，低用量で併用投与してもよいかもしれませんが，筆者は使用していませんので，使用法に関しては解説しません．また MEP は筋弛緩薬の影響も受けるので，気管挿管時以外は使用しないか，もしくは低用量を持続投与するかで管理する必要があります．筋弛緩薬の濃度によって MEP が変化するためです．TOF などでモニターして，筋弛緩薬の効果が適切なレベルで一定に維持できれば MEP の変化は脊髄機能の変化と判断できるため，筋弛緩薬の使用自体が否定されるわけではありません．ただ，オピオイドが適量で使用されていれば体動が生じる可能性は非常に低いので，モニタリングのためには筋弛緩薬の追加投与を行わない方法が推奨されます．SSEP は，体温低下とともに潜時は延長し，振幅も小さくなり 20℃以下では平坦化してしまいますから，超低体温時には使用できません．SSEP も MEP も 28〜30℃ 程度の体温であれば十分な振幅があるようですから，通常の体外循環時であれば十分にモニターとしての機能を果たすと考えられます．

　解剖学的には SSEP でモニターされる固有知覚の感覚路は脊髄の背側を走行し，MEP でモニターされる運動路は脊髄の腹側を走行します．大動脈瘤手術で虚血をきたしやすいのは前脊髄動脈に支配される腹側であるため，大動

脈瘤手術における脊髄虚血のモニターとしては，SSEPよりもMEPのほうが優れていると考えるのが自然です．実際のところ，SSEPでは偽陰性が多いという報告もあり，MEPを使用している施設も多いと思われます．

　まとめますと，SSEPもMEPも麻酔薬や体温など種々の要因の影響を受けますので，これらを脊髄虚血のモニターとして用いる際には，これらの要因に注意しながら使用する必要があります．モニターの価値としてはMEPのほうが高いと考えられますが，MEPを行うときには筋弛緩薬の使用に注意が必要であることを忘れないようにしなければなりません．

[文　　献]

1) Mathew JP, Weatherwax KJ, East CJ et al：Bispectral analysis during cardiopulmonary bypass：the effect of hypothermia on the hypnotic state. J Clin Anesth 13：301-305, 2001
2) 西川俊昭：脳灌流指標：局所酸飽和度（NIRS, INVOS^{TM}）．麻酔 58：866-871, 2009
3) Samra SK, Dy EA, Welch K et al：Evaluation of a cerebral oximeter as a monitor of cerebral ischemia during carotid endarterectomy. Anesthesiology 93：964-970, 2000
4) Watzman HM, Kurth CD, Montenegro LM et al：Arterial and venous contributions to near-infrared cerebral oximetry. Anesthesiology 93：947-953, 2000
5) Yao FSF, Tseng CCA, Ho CYA et al：Cerebral oxygen desaturation is associated with early postoperative neurophysiological dysfunction in patients undergoing cardiac surgery. J Cardiothorac Vasc Anesth 18：552-558, 2004
6) Weigang E, Hartert M, von Samson P et al：Thoracoabdominal aortic aneurysm repair：interplay of spinal cord protecting modalities. Eur J Vasc Endvasc Surg 30：624-631, 2005
7) Weigang E, Hartert M, Siegenthaler MP et al：Neurophysiological monitoring during thoracoabdominal aortic endovascular stent graft implantation. Eur J Cardiothorac Surg 29：392-396, 2006
8) Kakinohana M, Nakamura S, Fuchigami T et al：Influence of the descending thoracic aortic cross clamping on Bispectral Index value and plasma propofol concentration in humans. Anesthesiology 104：939-943, 2006

III 麻酔薬・薬剤

Ⅲ. 麻酔薬・薬剤

Q13 吸入麻酔薬

回答：徳島大学大学院医歯薬学研究部 麻酔・疼痛治療医学分野 堤　保夫，角田奈美，田中克哉

point
- 吸入麻酔薬は，心機能の抑制は少ないが，濃度依存性に動脈圧の低下をひき起こす．
- 心不全患者では，心抑制の程度が増大されることがあるため注意が必要．
- 心臓手術の麻酔は，吸入麻酔薬を使用するのが好ましい．
- 吸入麻酔薬には臓器保護作用がある．

Q 吸入麻酔薬の循環器系への影響はどのようなものがありますか？

A 吸入麻酔薬は，濃度依存性に動脈圧の低下をひき起こします．イソフルラン・セボフルラン・デスフルランによる動脈圧低下は左室後負荷の減少により生じ，全身の血管抵抗は大きく減少します[1]（図1）．また，イソフルランは心拍数を増加させる作用があり，セボフルランは深麻酔時のみ心拍数を増加させ，デスフルランは濃度依存性に心拍数を増加させることが報告されています[1]（図2）．これらは，交感神経刺激作用によるものとされています．一方，心筋収縮能の低下作用は少ないため，心拍出量は保たれることが示されています[1]（図2）．

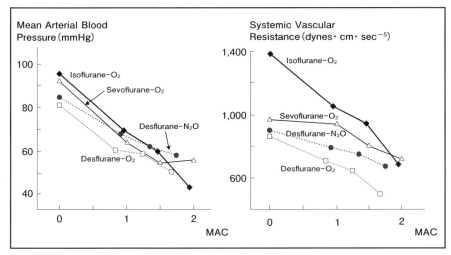

図1 イソフルラン，セボフルラン，デスフルランの平均動脈圧（左）と収縮期血管抵抗（右）
（文献1より引用）

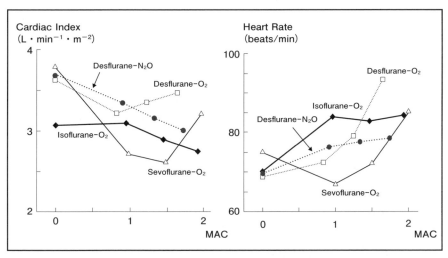

図2 イソフルラン，セボフルラン，デスフルランの心係数（左）と心拍数（右）
（文献1より引用）

1990年代，イソフルランは冠動脈盗血現象（冠動脈拡張作用により冠動脈狭窄部への血流がさらに減少する現象）を有するので，虚血性心疾患患者の麻酔には適さないとされていました．しかし，冠灌流量が保たれていればイ

ソフルランでは冠動脈盗血現象は起こさないといわれています．逆に現在ではイソフルランやセボフルランなどの吸入麻酔薬は，後述するように心筋虚血再灌流障害に対して保護効果があることが報告されています．

> 心筋を感作させ，アドレナリンによる不整脈を誘発させる作用は，吸入麻酔薬によって上昇します．以前のハロタン麻酔下においては，しばしば問題となりましたが，イソフルラン，セボフルラン，デスフルランではその閾値が高いため，臨床使用濃度では心室性期外収縮の発生にほとんど影響しないと考えられています．

Q 心不全患者に対する吸入麻酔薬の使用はどうでしょうか？

A 近年，高齢者の手術が増えており，心不全や虚血性心疾患など心血管合併症を有する患者が増えてきています．心機能の正常な患者では，先に述べたように，吸入麻酔薬による心筋収縮抑制が臨床的に問題になることはありません．しかし，心不全患者では心抑制の程度が増大される可能性があり，使用する場合には注意が必要です．心不全患者では，末梢血管抵抗や自律神経活動の変調も合併している可能性が高く，全身および肺血管系の循環動態や自律神経系にも影響を与えます．ただし，これは吸入麻酔薬に限らず，鎮静薬，麻薬性鎮痛薬なども同じであり，血行動態を抑制する作用があり心不全を増悪させる可能性があります．そのため，カテコラミンなど必要であれば薬剤を使用し，慎重に麻酔することが重要です．

TOPICS

　術後の認知機能障害（postoperative cognitive dysfunction：POCD）の危険因子として，術前の認知症，高齢，麻酔薬の使用，長時間手術など多くの因子が指摘されています．人工心肺を用いた冠動脈バイパス術における，デスフルランとプロポフォールのPOCDに対する影響を比較した論文があります．182人の冠動脈バイパス術を受ける患者を対象にしたランダム化比較試験（randomized controlled trial：RCT）で，術後早期の認知機能障害（術後3～7日）の発生率が，デスフルランはプロポフォールより有意に低かったと報告しています（デスフルラン49.4%，プロポフォール67.5%，p＝0.018）[2]．同様に，人工心肺を使った心臓手術においてセボフルランとプロポフォール麻酔を比較した128人のRCTにおいても，セボフルランがプロポフォールに比べ認知機能に優れたことが示されています[3]．

Q 心臓麻酔は吸入麻酔薬と静脈麻酔薬のどちらの使用が良いでしょうか？

A 心臓麻酔でイソフルラン・セボフルラン・デスフルラン，静脈麻酔薬を比較して患者生存に及ぼす影響が研究されてきましたが，いずれの麻酔薬がより好ましいかは議論の残るところです．しかしながら，最近の報告によるとUhligら[4]は1989～2014年に報告された68件のRCTについてメタアナリシスを行い，吸入麻酔薬（イソフルラン・セボフルラン・デスフルラン）と全静脈麻酔（total intravenous anesthesia：TIVA）で死亡率や合併症について比較検討を行っています．非心臓手術の場合，吸入麻酔薬とTIVAを用いた麻酔で死亡率に有意差は認められませんでしたが，心臓手術では，吸入麻酔薬の使用はTIVAと比較し死亡率の減少と関係していることが示されています（図3）．また同様に，合併症においても非心臓手術の場合，両者に有意差は認められませんでしたが，心臓手術においては，呼吸器合併症の減少，そ

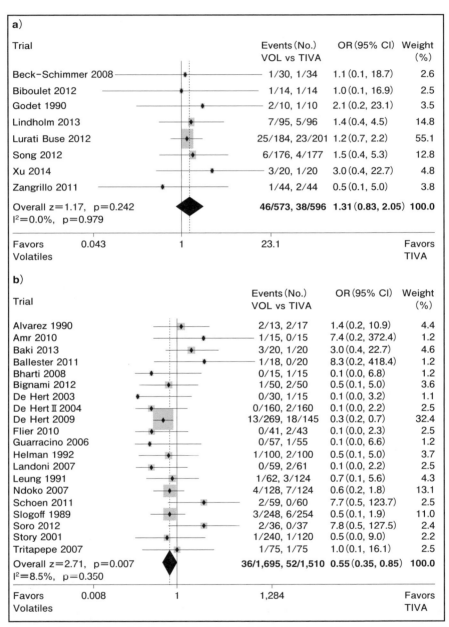

図3 a) 非心臓手術の死亡率:吸入麻酔薬と全静脈麻酔のオッズ比1.31,95%信頼区間 (0.83〜2.05) p=0.242 であり,有意差がない.
b) 心臓手術の死亡率:吸入麻酔薬と全静脈麻酔のオッズ比0.55,95%信頼区間 (0.35〜0.85) p=0.007 であり,吸入麻酔薬が優れている. (文献4を参照し作成)

の他の合併症（心臓イベント，心筋梗塞発生，急性腎障害，肝障害，感染など）の減少が認められています．この理由として，吸入麻酔薬による心保護作用が影響している可能性が考えられます（下記，および『Q18　心臓手術中の心筋保護』参照）．上記のことから，吸入麻酔薬を使用した麻酔が推奨されています．

 吸入麻酔薬による心保護作用とは何ですか？

吸入麻酔薬は前投与することで虚血耐性を生じ，心筋梗塞サイズの縮小効果があるといわれています（プレコンディショニング作用）[5]．同様に，長期間の虚血後，再灌流早期に投与することによっても心保護作用を示すといわれており，これはポストコンディショニングとよばれています[6]．20年以上が経過し，数多くの研究が進められてきました．そのメカニズムの全容は明らかになっていませんが，特に高血糖がこの作用を減弱させることが知られており注意が必要です[7]．

臨床においても各種吸入麻酔薬の心保護作用が研究されています．冠動脈バイパス術において多く研究されており，イソフルラン・セボフルラン・デスフルランともに心筋トロポニン値をプロポフォールと比較して有意に減少させることが報告されています．しかしながら，両者に有意差がなかった，という報告も数多くあり今後も検討の必要な分野といえます[8]．

また，吸入麻酔薬は心臓に対するプレコンディショニングのみならず，脳，肝臓，腎臓などに対してもプレコンディショニング作用を有することが知られています[9]．

 心臓手術において吸入麻酔薬はどのように使用したらよいでしょうか？

心機能の低下した患者では心抑制の程度が増大される可能性があり，使用する場合には注意が必要です．実際には，循環動態の変動が大きい麻酔導入時は麻薬性鎮痛薬フェンタニルと鎮静薬ミダゾラムで行い，麻酔維持に吸

入麻酔薬がよく使用されます．麻酔管理は鎮痛，鎮静，筋弛緩をそれぞれの薬物で担うバランス麻酔で行うことが多く，フェンタニルやレミフェンタニルの使用で術中の鎮痛を十分に行っているため，吸入麻酔薬は鎮静作用と心保護作用を期待して 0.5〜1.0 MAC 程度で維持しています．

  人工心肺中は吸入麻酔薬をどのようにしたらよいでしょうか？

人工心肺中は人工呼吸を停止させていますので，吸入麻酔薬を投与することができないため，静脈麻酔薬での麻酔維持に切り替えています．人工心肺が終了したら，人工呼吸を再開するため，吸入麻酔薬の使用が可能となり，適宜投与しています．

人工心肺回路への酸素ガス供給ラインに装着した気化器で吸入麻酔薬を投与する方法がありますが，離脱時に吸入麻酔薬の作用が残る懸念があるため，現在ではあまり使用していません．

  小児心臓麻酔は吸入麻酔薬の使用が良いでしょうか？

小児心臓麻酔の多くは先天性心疾患患者であり，それぞれに血行動態が異なり，術式も多岐にわたっています．イソフルランやデスフルランは緩徐導入には気道刺激性があり不適切ですが，セボフルランは緩徐導入に適しています．

Bettex ら[10]は人工心肺を使用した小児心臓外科手術において，セボフルランの心保護作用を TIVA と比較した RCT を行っています．60 人を対象にチアノーゼの有無で分け，セボフルランと TIVA（6ヵ月未満はミダゾラム，6ヵ月以上はプロポフォール）で麻酔を行い，術後のトロポニン I/T 値，周術期の心機能，短期予後，炎症反応を検討しました．6ヵ月未満のチアノーゼのない小児でセボフルランがミダゾラムより有意に術後のトロポニン T 値が低かったほかは，有意差を認めなかったと報告しています．しかし小規

模の研究であり，その他の報告も少なく，今後検討が必要な分野といえます．

近年，吸入麻酔薬が，発達段階にある脳に対し神経変性と学習障害をきたすと報告されています．しかし，先天性心疾患の場合，原因となる疾患は生命に関わり，新生児期に手術が行われることも多いです．そのため，ヒトの脳神経系発達期への麻酔薬の有害性について証明されていない現段階では，安全とされる麻酔を行うことが良いと考えられます．

TOPICS

発達脳に対する麻酔薬による神経毒性の報告は，2003年にJevtovic-Todorovicら[11]によって発表されました．そのなかで，生後7日のラットに対し，イソフルラン，亜酸化窒素の曝露が広範な脳神経系にアポトーシスをひき起こし，学習障害や行動異常の認知機能障害が認められることを報告しました．それ以来，多くの研究が行われており，年々明らかになりつつあります．しかしながら，ヒトを用いた研究が難しいこともあり，動物実験では可能性が示唆されているものの，直接ヒトにも当てはまるかは研究段階です．最近，ヒトによるGAS（General Anaesthesia compared to Spinal anaesthesia）trialとよばれるRCTが報告されました[12]．鼠径ヘルニアの手術をセボフルランもしくは意識下局所麻酔で行い神経発達を調べています．主要評価項目は5歳時点での評価ですが，副次評価項目として2歳時点での評価が論文として発表されています．結論として，1時間以内のセボフルランによる全身麻酔が，2歳時点での神経発達のリスクを増加させるといったエビデンスは認められなかった，としています．2010年アメリカ食品医薬品局（FDA）とIARS（International Anesthesia Research Society）は官民事業としてSmartTots（http://smarttots.org/）を組織し，小児期の麻酔の安全性について調査する団体を立ち上げ，各国の麻酔・小児・脳神経関連学会とともに声明文を発表しています[13]．そこでは，麻酔と手術のリスク・ベネフィットを考えたうえで家族と医師らが，麻酔を必要とする手術の時期を話し合うことが推奨されています．

[文　献]

1) Eger EI II, Eisenkraft JB, Weiskopf RB : Circulatory effects of inhaled anesthetics. "The Pharmacology of Inhaled Anesthetics" Springer, New York, pp96-97, 2002
2) Royse CF, Andrews DT, Newman SN et al : The influence of propofol or desflurane on postoperative cognitive dysfunction in patients undergoing coronary artery bypass surgery. Anaesthesia 66 : 455-464, 2011
3) Schoen J, Husemann L, Tiemeyer C et al : Cognitive function after sevoflurane- vs propofol-based anaesthesia for on-pump cardiac surgery : a randomized controlled trial. Br J Anaesth 106 : 840-850, 2011
4) Uhlig C, Bluth T, Schwarz K et al : Effects of volatile anesthetics on mortality and postoperative pulmonary and other complications in patients undergoing surgery : a systematics review and meta-analysis. Anesthesiology 24 : 1230-1245, 2016
5) Kersten JR, Schmeling TJ, Pagel PS et al : Isoflurane mimics ischemic preconditioning via activation of K_{ATP} channels : reduction of myocardial infarct size with an acute memory phase. Anesthesiology 87 : 361-370, 1997
6) Chiari PC, Bienengraeber MW, Pagel PS et al : Isoflurane protects against myocardial infarction during early reperfusion by activation of phosphatidylinositol-3-kinase signaling transduction : evidence for anesthetic-induced postconditioning in rabbits. Anesthesiology 102 : 102-109, 2005
7) Tanaka K, Kehl F, Gu W et al : Isoflurane-induced preconditioning is attenuated by diabetes. Am J Physiol Heart Circ Physiol 282 : H2018-H2023, 2002
8) Kunst G, Klein AA : Peri-operative anaesthetic myocardial preconditioning and protection-cellular mechanisms and clinical relevance in cardiac anaesthesia. Anaesthesia 70 : 467-482, 2015
9) Wu L, Zhao H, Wang T et al : Cellular signaling pathways and molecular mechanisms involving inhalational anesthetics-induced organoprotection. J Anesth 28 : 740-758, 2014
10) Bettex DA, Wanner PM, Bosshart M et al : Role of sevoflurane in organ protection during cardiac surgery in children : a randomized controlled trial. Interact Cardiovasc Thorac Surg 20 : 157-165, 2015
11) Jevtovic-Todorovic V, Hartman RE, Izumi Y et al : Early exposure to common anesthetic agents causes widespread neurodegeneration in the developing rat brain and persistent learning deficits. J Neurosci 23 : 876-882, 2003
12) Davidson AJ, Disma N, de Graaff JC et al : Neurodevelopmental outcome at 2 years of age after general anaesthesia and awake-regional anaesthesia in infancy (GAS) : an international multicenter, randomized controlled trial. Lancet 387 : 239-250, 2016
13) http://smarttots.org/wp-content/uploads/2015/10/ConsensusStatementV910.5.2015.pdf

Ⅲ．麻酔薬・薬剤

Q14 静脈麻酔薬

回答：広島大学病院麻酔科　近藤隆志，広島大学大学院麻酔蘇生学　濱田　宏，河本昌志

point

- プロポフォールは，心機能低下症例や高齢者では慎重に少量から投与を開始したほうがよい．
- 人工心肺（CPB）開始とともにプロポフォールの血中濃度は一時的に低下するが，CPB 中は薬理活性のある蛋白非結合分画濃度はむしろ上昇する．
- ミダゾラムは循環動態への影響が比較的小さく，プロポフォールにはない健忘作用がある．
- ケタミンには交感神経刺激による血圧や心拍数の上昇作用があるため，心機能低下症例などで使用を考慮してもよい．

Q 心臓血管麻酔で静脈麻酔薬を使用する際には，どういった点に注意すればよいでしょうか？

A 心臓外科手術を受ける患者は，様々な循環器系合併症を有しているため，各種静脈麻酔薬の循環動態に与える影響（表1）を知っておくことが重要となります[1]．

　非バルビツレート系静脈麻酔薬のうち，我が国で使用される頻度の高い薬剤はプロポフォールですが，プロポフォールは血管拡張作用を主とする血圧

表1　非バルビツレート系鎮静薬による麻酔導入時の血行力学的変化（%）

	ジアゼパム	ドロペリドール	エトミデート	ケタミン	ロラゼパム	ミダゾラム	プロポフォール
心拍数	−9±13	変化なし	−5±10	0〜59	変化なし	−14±12	−10±10
平均血圧	0〜19	0〜10	0〜17	0±40	−7〜20	−12〜26	−10〜40
体血管抵抗	−22±13	−5〜15	−10±14	0±33	−10〜35	0〜20	−15〜25
肺動脈圧	0〜10	変化なし	−9±8	+44±47	—	変化なし	0〜10
肺血管抵抗	0〜19	変化なし	−18±6	0±33	変化なし	変化なし	0〜10
肺動脈閉塞圧	変化なし	+25±50	変化なし	変化なし		0〜25	変化なし
右房圧	変化なし	変化なし	変化なし	+15±33	変化なし	変化なし	0〜10
心係数	変化なし	変化なし	−20±14	0±42	0±16	0〜25	−10〜30
一回拍出量	0〜8	0〜10	0〜20	0〜21	変化なし	0〜18	−10〜25
左室一回仕事係数	0〜36	変化なし	0〜33	0±27	—	−28〜42	−10〜20
dP/dt	変化なし	—	0〜18	変化なし	—	0〜12	減少

（文献1より引用）

低下を生じるため，特に低心機能患者の麻酔導入時には注意が必要です．ミダゾラムは，わずかな血圧低下作用と心拍数上昇作用はあるものの，循環動態への影響は比較的小さいとされています．また，チオペンタールなどのバルビツレート系静脈麻酔薬は，陰性変力作用や血管拡張作用による循環抑制を生じることが知られています．

　静脈麻酔薬とオピオイドを併用する際には，両者の間に相加作用（additivity）や相乗作用（synergy）といった相互作用が認められることが報告されています[2]．そのため，静脈麻酔薬の循環抑制作用が問題となる場合，併用するオピオイドの投与量を増やすことで，静脈麻酔薬を減量することが可能となります．ただし，両者の投与量のバランスによっては，思わぬ循環変動を生じることがあるため，症例ごとに最適なバランスとなるよう調整していく必要があります．

　循環動態への影響以外に考慮すべき点として，context-sensitive half-time（CSHT）という概念が知られています（図1，メモ）．静脈麻酔薬の持続投

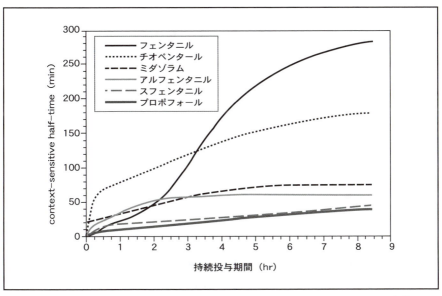

図1 各静脈麻酔薬の持続投与期間に対する context-sensitive half-time の変化
(文献3を参照して作成)

与により麻酔維持および術後の鎮静を行う場合，CSHTが短い薬剤を使用するほうが，早期の人工呼吸離脱という点からは有利であるといえます．

以上のことを総合的に考慮したうえで，使用する薬剤の種類および投与量を決定すると良いでしょう．

メモ

● **context-sensitive half-time**

　ある薬物を一定の血漿濃度を維持するように持続静注投与している際に，投与を中止してから血漿濃度が50％に低下するのに必要な時間をcontext-sensitive half-time（CSHT）とよびます．図1に示した薬剤のうち，チオペンタールやフェンタニルは持続投与時間が長くなるほどCSHTが延長するため，長期投与する場合は効果の遷延に注意が必要です．これらと比較すると，プロポフォールやミダゾラムは長時間投与してもCSHTがあまり変化せず，術後の鎮静にも適しています．図には示していませんが，ケタミンのCSHTはプロポフォールとほぼ同程度とされています．

Q プロポフォールを target control infusion (TCI) で投与する場合，目標血中濃度はどのくらいに設定すればよいでしょうか？

A プロポフォールの添付文書には「TCI を用いて麻酔導入する場合には，目標血中濃度を 3.0 μg/mL で開始し，高齢者や ASA 3 および 4 の患者においては，より低い目標血中濃度で開始する」と書いてあります．心臓外科症例の多くは高齢者，あるいは心機能が低下した患者ですから，3.0 μg/mL より少なめに設定したほうが安全であると考えられます．Ouattara ら[4]は心臓外科症例を 65 歳以上の高齢者とそれ以下の若年者に分けて，術中のプロポフォール効果部位濃度を比較検討しています．同程度の麻酔深度で比較した場合，術中の各時点において高齢者のほうが有意に効果部位濃度は低いとの結果から，心臓麻酔では高齢者の場合，目標血中濃度を下げるべきであると結論づけています．

　山本ら[5]は心臓麻酔の導入時に TCI の目標血中濃度を 1.5 μg/mL と 2.0 μg/mL の 2 群に分けて，血行動態などから至適目標血中濃度を検討したところ，1.5 μg/mL でも安定した麻酔深度と血行動態が得られたため，導入時は 1.5 μg/mL の設定で開始して，患者の心機能や年齢，血行動態の変化，Bispectral index score (BIS) などから，必要に応じて設定を調節すべきだと結論づけ

メモ

心臓麻酔と術中覚醒

　全身麻酔中に予期せず意識が回復し，その間の記憶が術後に想起される状態を，術中覚醒 (anesthesia awareness) とよびます．外傷後ストレス障害を残す可能性があり，静脈麻酔を主体とした全身麻酔が積極的に行われるようになった現在，特に注目されるようになってきました．発生頻度は概ね 0.1〜0.2 ％といわれていますが[6]，心臓外科では以前から通常の手術より高い頻度で発生することが報告されています[7]．原因として，人工心肺による薬物動態の変化や，循環維持のため循環抑制作用のある麻酔薬を減量するなど，心臓麻酔の特殊性が考えられます．しかし一方，ミダゾラムを併用することで心臓外科手術における術中覚醒の発生率を減らすことができ，ほかの手術と同程度の発生率であったとの報告もあります[8]．

ています．我々の施設では，レミフェンタニル0.3〜0.5 µg/kg/min とプロポフォール1〜2 µg/mL で麻酔導入を行い，脳波モニターを参考にプロポフォール1 µg/mL 前後で維持しています．TCI によく用いられている Diprifusor には年齢の要素は考慮されていないため，高齢者では特に過量とならないよう投与量の設定には注意が必要ですが，術中覚醒（**メモ**）の問題もあるため，脳波モニターを使用して適正な範囲の鎮静を維持するよう心がけなければいけません．

 人工心肺（CPB）中はプロポフォールをどのように投与すればよいですか？

CPB 開始直後は，血液希釈の影響で一過性に血中濃度が低下するといわれています[9,10]（**図2**）．しかし，CPB 開始30分後には，充填液が血管内と細胞外液の間で再分布するため，CPB 前値に回復すると考えられています[9]．また CPB 中は血漿蛋白も希釈されるため，実際にプロポフォールが薬理作用を発揮する蛋白非結合分画濃度が上昇することになります．さらに CPB 中に使用するヘパリンは，リポプロテイン・リパーゼを活性化することで血漿蛋白と薬物の結合を阻害する作用をもっているため，同様に蛋白非結合分画濃度を上昇させると考えられます．一方，プロポフォールは主に肝で

図2 常温人工心肺中のプロポフォール血中濃度の推移

常温人工心肺（CPB）下に冠動脈バイパス術を施行された6症例を対象に，プロポフォールの動脈血中濃度の推移を示した．プロポフォールは麻酔導入後，循環動態が安定した時期から 2.0 mg/kg/hr で定量持続投与している．CPB 開始直後に一過性の有意な血中濃度の低下を認めるが，すぐ前値に回復している．
（文献10を参照して作成）

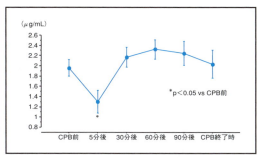

Q14. 静脈麻酔薬

代謝されますが，CPB 中は低体温の影響や血行動態の変化によりクリアランスが低下して，血中濃度は徐々に上昇傾向を示すと考えられています[11]．特に低体温においては，プロポフォールの必要量が有意に低下することが示されています[12]．これらの報告を総合して考えると，CPB 開始とともに一時的に血中濃度は低下するものの，CPB 中は特に薬理活性のある蛋白非結合分画濃度はむしろ上昇傾向にあるため，投与量は少し抑えてもよいとも思われますが，どのくらいの投与量が適切なのか明確な結論を示した報告は見あたりません．CPB 開始とともにこのような薬物動態の変化が生じることを念頭に，脳波モニターの変化に注意を払う必要はあると思いますが，我々は CPB 前と同じ投与量で継続すればよいと考え，プロポフォール TCI の設定は CPB 前後で特に変更していません．

ただし，高度低体温での体外循環中や脳分離体外循環で体循環を停止している場合は，プロポフォールの代謝が著しく低下しており，効果部位濃度が上昇していると考えられるため，注意が必要です．我々は脳波モニターの数値や burst suppression の有無を参考にして適宜減量していますが，至適投与量に関する明確なエビデンスは示されていないため，今後の研究が待たれます．

Q ミダゾラムを心臓麻酔で使う場合には，どのように投与すればよいですか？

A ミダゾラムの添付文書には「0.15～0.3 mg/kg により麻酔導入を行い，必要に応じて追加投与する」と書かれていますが，オピオイドと併用する場合は先述した相互作用により投与量を減らすことが可能となります．ミダゾラムは循環抑制作用が比較的小さい一方で，バルビツール酸やプロポフォールにはない健忘作用があります．また，CSHT が平均的な心臓麻酔時間においては 60～80 分とほぼ横ばいであることから，プロポフォールには及ばないものの，早期の人工呼吸離脱に関しても比較的有利であると考えられます．

投与方法としては，併用するオピオイドの種類や量にもよりますが，血圧低下に注意しながら少量ずつボーラス投与で麻酔導入に使用する，あるいは

術中持続投与で使用することも可能でしょう．また，健忘作用を期待して少量のミダゾラムをプロポフォールと併用してもよいでしょう．我々の施設では，低心機能症例に対してレミフェンタニル 0.3〜0.5 μg/kg/min とミダゾラム 0.05〜0.1 mg/kg で麻酔導入を行い，導入後にプロポフォールを少量から開始するようにしています．

Q ケタミンはどのような症例に，どのくらい投与すればよいのでしょうか？

ケタミンは，交感神経刺激により心拍数や血圧を上昇させる作用があります．したがって，心機能の低下した症例や先天性心疾患，心タンポナーデなどの症例に使用されることがありますが，心筋酸素消費量が増加するため心筋虚血を有する症例には注意して投与する必要があります．導入量としては通常 1〜2 mg/kg を単回静注しますが，心筋に対して直接には抑制作用を示すため，血圧に注意して慎重に投与する必要があります．プロポフォールの循環抑制作用に拮抗することにより循環が安定することを期待して，ケタミンを 0.5〜1.5 mg/kg/hr の速度で併用持続投与する方法もあります[13]．また，ケタミンを導入時に 0.5 mg/kg 単回投与することにより，心臓外科術後の炎症反応を抑え，認知機能障害を抑制する効果があることが報告されています[14,15]．興味深い結果であり，今後の研究次第では心臓麻酔におけるケタミンの使用について再評価されることになるかもしれません．

［文　献］

1) Vuyk J, Sitsen E, Reekers M et al：Intravenous anesthetics. In "Miller's Anesthesia" eds. Miller RD, Cohen NH, Eriksson LI et al. Churchill Livingstone, Philadelphia, pp821-863, 2015
2) Hendrickx JF, Eger EI 2nd, Sonner JM et al：Is synergy the rule? A review of anesthetic interactions producing hypnosis and immobility. Anesth Analg 107：494-506, 2008
3) Hughes MA, Glass PSA, Jacobs JR：Context-sensitive half-time in multicompartment pharmacokinetic models for intravenous anesthetic drugs. Anesthesiology 76：334-341, 1992

4) Ouattara A, Boccara G, Lemaire S et al：Target-controlled infusion of propofol and remifentanil in cardiac anaesthesia：influence of age on predicted effect-site concentrations. Br J Anaesth 90：617-622, 2003
5) 山本俊介, 後藤孝治, 安田則久 他：標的濃度調節持続静注（TCI）を利用したプロポフォール低目標血中濃度設定による心臓麻酔導入の検討. 麻酔 57：691-695, 2008
6) Sebel PS, Bowdle TA, Ghoneim MM et al：The incidence of awareness during anesthesia：a multicenter United States study. Anesth Analg 99：833-839, 2004
7) Tempe DK, Siddiquie RA：Awareness during cardiac surgery. J Cardiothorac Vasc Anesth 13：214-219, 1999
8) Dawson PJ, Bjorksten AR, Blake DW et al：The effects of cardiopulmonary bypass on total and unbound plasma concentrations of propofol and midazolam. J Cardiothorac Vasc Anesth 11：556-561, 1997
9) Hammaren E, Yli-Hankala A, Rosenberg PH et al：Cardiopulmonary bypass-induced changes in plasma concentrations of propofol and in auditory evoked potentials. Br J Anaesth 77：360-364, 1996
10) 濱田 宏, 中川五男, 上杉文彦 他：人工心肺中のプロポフォール血中濃度―動脈血と内頸静脈球部血の比較―. 麻酔 50：724-730, 2001
11) Mets B：The pharmacokinetics of anesthetic drugs and adjuvants during cardiopulmonary bypass. Acta Anaesthesiol Scand 44：261-273, 2000
12) Mathew PJ, Puri GD, Dhaliwal RS：Propofol requirement titrated to bispectral index：a comparison between hypothermic and normothermic cardiopulmonary bypass. Perfusion 24：27-32, 2009
13) 宮田裕史, 藤村泰三：プロポフォール, フェンタニル, ケタミンを用いた MIDCAB の麻酔管理. 臨床麻酔 22：1568-1570, 1998
14) Bartoc C, Frumento RJ, Jalbout M et al：A randomized, double-blind, placebo-controlled study assessing the anti-inflammatory effects of ketamine in cardiac surgical patients. J Cardiothorac Vasc Anesth 20：217-222, 2006
15) Hudetz JA, Iqbal Z, Gandhi D et al：Ketamine attenuates post-operative cognitive dysfunction after cardiac surgery. Acta Anaesthesiol Scand 53：864-872, 2009

Ⅲ. 麻酔薬・薬剤

Q15 麻　　薬

回答： かわぐち心臓呼吸器病院，
大和成和病院麻酔科　池崎弘之（いけざきひろゆき）

point

- 麻薬が心臓麻酔に使われる理由は，循環系への影響が少ないからであるが，それでもやはり麻薬は麻酔薬であり，抑制的にはたらくと考えておこう．
- 麻薬を心臓麻酔に使用する際，特に人工心肺使用例での術中覚醒には注意が必要である．
- レミフェンタニルは超短時間作用性の麻薬であり，心臓手術終盤に他の鎮痛薬を併用することにより，より円滑な術後管理へとつなぐことができる．

Q 心臓麻酔における麻薬の位置づけについて教えてください

A 1960年後半にモルヒネが心臓麻酔に使用されるまでは，吸入麻酔による循環抑制，催不整脈作用などが心臓麻酔をより困難にしていました．この時代には血圧の保持，不整脈予防など，いわば"血行動態にゴマをすりながら麻酔する"ことが，心臓麻酔の最大の目標であったといえます．心臓麻酔における麻薬の台頭は，1970年代初頭の大量モルヒネに始まったといえます．しかし大量のモルヒネを使用した場合でも，血圧の低下，もしくは痛み

刺激に対する過剰な反応，大量輸液が必要になるなど，十分に安全な麻酔法とはいえませんでした．その後，大量フェンタニル（海外ではスフェンタニル，アルフェンタニルも使用）がより循環動態を安定させると報告され[1]，モルヒネに代わり使用されるようになりました．この頃よりバランス麻酔という概念が提唱され，中等量，少量のフェンタニルが吸入麻酔薬，鎮静薬，硬膜外麻酔とともに使用されるようになりました．また，βブロッカーが周術期に積極的に使用され始め，"いかに心臓をおとなしく，手なずけるか"が心臓麻酔の主体の一つになってきたのも，この頃です．さらに1990年後半より提唱された，Fast-Trackとよばれる術後人工呼吸をより早く終了させ，早期ICU退室をめざす概念も後押しし，大量の麻薬を使用する時代は終焉を迎えたと考えられます（表1, 2）．日本でも，2007年より超短時間作用性のレミフェンタニルが臨床使用可能になり，各施設で使用されるに至っています．ひとくちに言えば，麻薬が好んで心臓手術の麻酔もしくは心疾患患者の麻酔に使用される理由は，心血管系の抑制が少なく安定するという特徴からです．この稿では，現在臨床で使用されているモルヒネ，フェンタニル，レ

表1　心臓麻酔法の変遷

1．吸入麻酔：1960〜1970年代
　・吸入麻酔は心機能を抑制するため，循環動態の安定が求められた

2．大量モルヒネ，フェンタニル麻酔：1970年代
　・大量の麻薬によりストレス反応，炎症反応を抑制する（モルヒネ1〜2 mg/kg，フェンタニル100 μg/kgほど）
　・周術期の血行動態の安定，心筋虚血の抑制

3．少量フェンタニル，バランス麻酔（フェンタニル〜20 μg/kgほど）：1980年代
　・少量フェンタニルでも周術期の心筋虚血の抑制，安全な管理が示唆された

4．Fast-Track, Ultra Fast-Track 麻酔：1990年代
　・早期の術後人工呼吸の離脱をはかる
　・吸入麻酔薬の心筋保護作用
　・硬膜外麻酔の併用
　・レミフェンタニルの使用

表2 心臓麻酔における麻薬使用量の変化

- 外科的侵襲ブロックのために：
  モルヒネ　1～2 mg/kg
  大量フェンタニル　50～100 μg/kg
- 早期抜管（Fast Track）のために：
  フェンタニル　5～10 μg/kg
- Ultra Fast-Track のために：
  フェンタニル　3～5 μg/kg
- Remifentanil の登場：
  レミフェンタニル　0.2～0.3 μg/kg/min

ミフェンタニルについて，解説をしていきます．

Q 麻薬の一般的な心・血管系に対する薬理作用を教えてください

 麻薬が血行動態を安定させるといっても，一般的に麻薬類は心筋の収縮力に対し抑制的にはたらくと考えてよいでしょう．心筋に対してモルヒネやレミフェンタニルを投与しても，その収縮力が変化しなかったという報告もあります[2,3]が，これらは麻薬の心筋に対する直接的な薬理作用であって，臨床の場で心臓手術患者に対して麻薬を投与した場合には，やはり心機能（というより循環動態）を抑制すると考えてよいと思います．また，末梢血管に対しても拡張させる作用をもっています．これらの作用は血管平滑筋に対し直接的でもありますし，交感神経（α作用）のブロックを介した間接的な作用でもあります．いずれにせよ，麻薬投与による循環抑制には注意が必要となります．麻薬は，中枢神経にある麻薬リセプター（μ, δ, κ レセプターなど）のうち，μ レセプターを介して鎮痛作用をはじめとする薬理作用を発揮します．さて，近年注目されている吸入麻酔薬の心筋に対する ischemic preconditioning（IPC）作用ですが，麻薬にも IPC 作用があります[4]．麻薬の心筋に対するIPC作用は μ レセプターを介したと報告されていますが，主に δ, κ レセプターを介して行われると考えられています．またこれらは主に K_{ATP} チャンネル，活性酸素スカベンジャーを介した作用と考えられていま

す[4]．また麻薬は末梢性に炎症性サイトカインの産生，多核白血球の活性を抑制することにより心筋を保護しているようです[5]．しかしこれら麻薬の心筋保護作用に関しては，さらなる研究を待たねばならないでしょう．

それぞれの麻薬の特性について教えてください

1．モルヒネ

大量のモルヒネを心臓麻酔に使用した場合，時に高度の血管拡張や覚醒遅延，呼吸抑制をきたすことがあるため，モルヒネを主体に麻酔維持をすることは，現在一般的ではないと思われます．しかし，前投薬としてモルヒネは優れた鎮静，鎮痛作用を示し，今でも好まれて使用されています．前投薬として使用する際には，5〜10 mgを筋注します．モルヒネ使用時の注意点として，ヒスタミン遊離作用をもつことが挙げられます．ヒスタミンにより末梢血管が拡張し血圧が低下するので，灌流圧がポイントとなる冠動脈疾患，僧帽弁狭窄症，大動脈弁狭窄症などでは注意が必要です．

2．フェンタニル

フェンタニルは人工麻薬で力価がモルヒネの100倍と高く，脂溶性の極めて高いのが特徴です．静脈内投与からの作用発現時間は約4分，作用持続時間は20〜30分です．大量フェンタニル麻酔では100 μg/kgほどのフェンタニルを投与していましたが，バランス麻酔では10〜20 μ/kgほどのフェンタニルを使用します．導入時，人工心肺（CPB）開始前，CPB中，手術終了前に間欠的に適宜投与するか，持続的投与を行います．注意点として，100 μg/kgくらいのフェンタニルを使用すると催眠作用がみられますが，10〜20 μ/kgの量では催眠作用はみられませんので，プロポフォール，ベンゾジアゼピン系薬剤，吸入麻酔薬などと併用し，意識をとることが必要です．特にCPB症例では，術中覚醒に細心の注意がはらわれなければなりません．また，フェンタニルを急速に静脈内投与するとlead pipe phenomenon（鉛管現象）という全身の硬直をきたすことがあります．もし麻酔導入時に遭遇した場合には，胸壁が硬くなり用手換気不能になりますが，あわてず少量の（ベクロニ

ウム1mgくらい）もしくは全量の筋弛緩薬を投与することで，硬直は和らぎます．フェンタニルは肝代謝，腎排泄ですので，肝，腎機能低下の患者では減量が必要です．また，低心拍出量の患者でもこれらの臓器血流が低下しているため，代謝が減少するので注意が必要です．

3．レミフェンタニル

　レミフェンタニルは，日本国内では2007年より使用可能になった超短時間作用性の人工麻薬で，血中の非特異的エラスターゼで分解されます．このため肝，腎機能低下症例でも比較的安全に使用可能です．静脈内投与からの作用発現時間は約1分，作用持続時間は3〜10分です．代謝が早いため，持続的に投与します．0.5 μg/kg/min で導入開始し，0.25 μg/kg/min で麻酔を維持します．レミフェンタニルの特徴は何といっても蓄積性がないこと，その代謝速度がすこぶる速いことです．図1，2に示すように，他の麻薬類に比べて蓄積することなく長時間投与後も早くに作用が消失します．この性質を

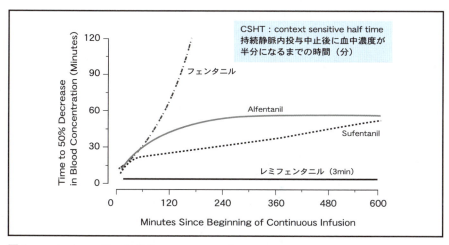

図1　context sensitive half time
　　レミフェンタニルは，長時間投与でも蓄積性がなく，速やかに血中濃度が半減する（CSHT 約3分）．
　　方法：各オピオイドを持続静脈内投与した後に血中濃度が半分になる時間を薬物動態パラメータを用いてシミュレーション解析した．
　　（Egan TD et al：Anesthesiology 79：881-892, 1993 より改変，ヤンセンファーマ資料提供）

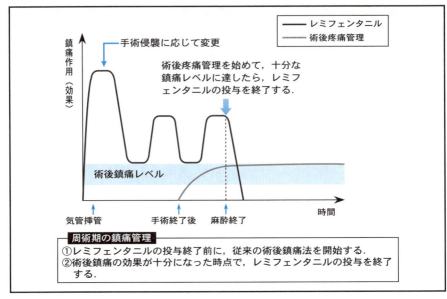

図2 周術期の疼痛管理の概念図
レミフェンタニルは,投与終了後5〜10分で鎮痛作用が消失するため,術後鎮痛を早期に開始する必要がある.
(レミフェンタニル適正使用ガイドより引用)

我々は熟知しなければなりません.レミフェンタニルが日本で発売になった直後は,麻酔科医がこの特性に慣れなかったため各施設でレミフェンタニルは術後に不穏になる,もしくは痛がるといった評判が立ちました.しかしこれはレミフェンタニルの特性であり,短所ではありません.我々の施設では,閉胸時に 0.3 mg ほどのフェンタニルを投与すること(**メモ**)によって,術直後の痛みに対処しています.レミフェンタニルを使用するうえで知っておくべき事象として,筋硬直と ふるえがあります.筋硬直は,もちろん術中であれば筋弛緩薬や吸入麻酔薬を併用することで対処可能です(**メモ**).また,手術終了時のフェンタニルの投与は,術後のふるえも発現させるようです.レミフェンタニルのもう一つの特徴に,徐脈が挙げられます.心拍出量の観点からすると,たしかに徐脈の分だけ心拍出量が低下します.しかし,術中に酸素需給バランスである $S\bar{v}O_2$ をモニターしていても,臨床的に問題となるような低値を示すことはさほど多くはありません.もちろん,明らかな心拍

出量の低下をみる場合は，カテコラミン類などの投与が必要となってきます．レミフェンタニルによる徐脈傾向は，オフポンプCABG時には冠動脈吻合しやすくなりますし，麻酔深度が容易に一定に調節できるので，血行動態の変化をみたときに その原因が痛みの変化にあるのか，痛み以外の心臓脱転などによるものかが考察しやすくなります．

メモ

●麻薬追加のタイミング

心臓麻酔を実践するうえで，手術操作に伴う血行動態の変化を知ることは重要です．皆さんも，おそらく日頃からよく経験されていると思いますが，血圧が上昇する場面は①執刀開始直後から胸骨切離，開胸器装着まで（導入後に比較的浅麻酔にしていることが多いため），②大動脈の処置をしているとき（大動脈の処置により交感神経が刺激されるため），③CPB離脱して止血処置に入るとき（創部を牽引したり，電気メスを使用したりするため），などがあります．これに対して血圧が低下する場面は，CPB終了後，開胸器を外した直後が挙げられます．開胸器の刺激は非常に強く，この刺激がなくなるため血圧は一般的に低下します．また，この際にはプロタミンも投与されていることが多く，注意が必要です．閉胸時の麻薬追加投与のタイミングは難しいといえます．

●レミフェンタニルと筋硬直

我々はレミフェンタニルを用いてすでに1,000例を超える心臓麻酔を経験していますが，2例ほど術中のレミフェンタニルによる筋硬直を経験しています．いずれもCPB中に脱血不良となり，筋弛緩薬の投与により脱血状態が回復しました．心臓麻酔において脱血不良をみた場合，その原因はいろいろですが，①大動脈解離，②脱血管の位置不良，③手術台の高さの変化（落差脱血の場合）などを考えます．我々の経験した症例は，おそらく筋弛緩が不十分で腹壁の緊張が高まり，下大静脈の脱血管が静脈壁に当たっていたと考えられます．稀ではありますが，このようなことも起こりうるわけです．

Q 人工心肺症例での麻薬使用の注意点を教えてください

A 麻薬に限ったことではありませんが，心臓麻酔を実践するうえでCPBに伴う薬理学的動態変化の理解は必要です．CPBによる薬理動態は，血液希釈，臓器血流の変化，温度変化により変化します．CPBが1.5〜2.0Lほどの非血液充填された場合，CPB開始時には血液中の蛋白濃度が減少します．これによりフリー（蛋白と結合しない）の薬の濃度が上昇しますが，薬の分布容積も増加するので，CPBが定常になると薬の濃度は分布容積の大きさ，蛋白結合率などにより影響を受けます．また，脂溶性の強い薬は人工肺に吸着されやすい性質があります．一般的に，麻薬の場合はCPB開始時にはその濃度は低下します．したがって麻薬の場合，CPB開始時の浅麻酔，覚醒には注意が必要です．特にフェンタニルはCPB回路に吸着しやすく，また肺に蓄積されるのでCPB開始時には濃度が特に低下します．その一方で，肺の血流が再開されるCPB離脱時にはフェンタニル濃度は上昇します．

* * *

以上，簡単ではありますが，心臓手術における麻薬の使用方法について述べてみました．皆さんの施設で使用する麻薬の種類，量，投与のタイミングなど，各施設によって相違があって当然でしょう．一番大切なことは，自分で実際に投与してその効果を観察し，自分の麻酔方法を確立することであると考えます．

[文　　献]
1) Stanley TH, Webster LR : Anesthetic requirements and cardiovascular effects of fentanyl-oxygen and fentanyl-diazepam-oxygen anesthesia in man. Aneth Analg 57 : 411-416, 1978
2) Strauer B : Contractile response to morphine, piritramide, meperidine and fentanyl : A comparative study of effects on the isolated ventricular myocardium. Anesthesiology 37 : 304-310, 1972
3) Ogletree ML, Sprung J, Christine S et al : Effects of remifentanil on the contractility of failing human heart muscle. J Cardiothorac Vasc Anesth 19 : 763-767, 2005
4) Headrick JP, See Hoe LE, Du Toit EF et al : Opioid receptors and cardio-protection-'opioidergic conditioning' of the heart. Br J Pharmacol 172 : 2026-2050, 2015
5) Peart JN : Opioid-induced preconditioning : Recent advances and future perspectives. Vascular Pharmacology 42 : 211-218, 2005

Ⅲ. 麻酔薬・薬剤

Q16 心臓麻酔中に使用する心血管作動薬

回答：加古川中央市民病院 麻酔科 牛尾将洋，神戸大学大学院医学研究科 外科系講座 麻酔科学分野 溝渕知司

point
- 各々の心血管作動薬について，期待する作用および生じうる副作用を理解する．
- 弁膜症はそれぞれ病態が異なるため，前負荷を十分に保ちつつ目標とする血行動態を維持するよう心血管作動薬を選択する．
- 低心拍出量症候群 low cardiac output syndrome（LCOS）では，血圧を保つだけでなく臓器灌流を保つことが重要である．
- 心筋虚血を予防するために，適切に脈拍数，血圧，冠灌流圧を維持し，心筋の酸素需給バランスを保つ．

Q 心臓麻酔中に使用する主要な心血管作動薬の種類を教えてください

A 心臓麻酔中に使用する心血管作動薬には，大きく分けて強心薬，血管収縮薬，血管拡張薬，冠血管拡張薬があります．よく用いられる薬剤として，強心薬にはアドレナリン，ノルアドレナリン，ドパミン，ドブタミン，ホスホジエステラーゼⅢ（PDEⅢ）阻害薬，血管収縮薬にはフェニレフリン，血管拡張薬にはニカルジピン，ニトロプルシド，フェントラミンがあります．また，冠血管拡張薬としてジルチアゼム，亜硝酸薬，ニコランジルが挙げら

れます．それぞれの特徴を**表1，2**に示します．

血管拡張薬のうち，ニカルジピンは手術患者で広く使用されている降圧薬です[1]．ニカルジピンは静脈よりも動脈の血管を拡張し，臨床的に問題となる心筋抑制作用は示しません．肝臓で代謝され，血漿 α，β 半減期はそれぞれ3分，14分です．一方，ニトロプルシドは血管平滑筋で硝酸塩構造がNOに変換され，細胞内のcGMPを増加させる血管拡張薬で，体血管拡張作用だけでなく，肺血管拡張作用もあります．作用持続時間が1〜2分と非常に短く，調節性に優れています（**メモ①**）．フェントラミンは，α_1，α_2，および5-ヒドロキシトリプタミン受容体の競合的拮抗薬で，主に動脈系を拡張し，静

表1 強心薬，血管収縮薬の作用について

	受容体				心拍数	動脈圧	肺動脈圧	体血管抵抗	肺血管抵抗	心拍出量
	α_1	β_1	β_2	ドパミン						
アドレナリン	+++	+++	++	−	↑	↑	↑	↑	↑	↑
ノルアドレナリン	+++	++	−	−	様々	↑	↑	↑	↑	様々
ドパミン						↑	↑			
<3 μg/kg/min	−	+	−	++						
3〜10 μg/kg/min	+	++	−	++						
>10 μg/kg/min	++	++	−	++						
ドブタミン	−	++	++	−	↑	↑	→↓	→↓	→↓	↑
ミルリノン	−	−	−	−	→↑	→↓	↓	↓	↓	↑
オルプリノン	−	−	−	−	→↑	→↓	↓	↓	↓	↑
フェニレフリン	+++	−	−	−	↓	↑	↑	↑	↑	→↓

（文献2を参照して作成）

表2 血管拡張薬，冠血管拡張薬の作用について

	動脈拡張	静脈拡張	冠血管拡張	心拍数	前負荷	体血管抵抗	肺血管抵抗
ニカルジピン	++	+	+	↑	→↓	↓	↓
ニトロプルシド	++	++	+	↑	↓	↓	↓
フェントラミン	++	+	−	↑	→	↓	↓
ジルチアゼム	++	+	++	↓	→	↓	↓
亜硝酸薬	+	++	++	↑	↓	↓	↓
ニコランジル	+	+	++	→↑	↓	↓	↓

脈系にはほとんど作用しません．1回静注後，10〜30分で作用が消失します．

ニトロプルシドにはシアンが含まれており，過量投与には注意が必要です．説明のつかない代謝性アシドーシスや混合静脈血酸素分圧の上昇を認めた場合はシアン中毒を疑います．

Q アドレナリン，ノルアドレナリン，ドパミン，ドブタミンの違いと使い分け方について教えてください

A アドレナリンは α 受容体，β 受容体ともに強力に作用し，心拍数，心拍出量，血圧を増加させます[2]が，心筋の仕事量や酸素消費量を増加させ，また乳酸アシドーシスをひき起こすことがあります[3]（メモ②）．

ノルアドレナリンは β 作用ももっていますが，α 受容体に作用して強力な血管収縮をひき起こし，重要臓器の灌流圧を維持します．心拍数や心拍出量にはあまり影響を与えずに血圧を上昇させます．

ドパミンは 1〜3 μg/kg/min の低用量では主にドパミン受容体に，3〜10 μg/kg/min の中等量で β 受容体に，10 μg/kg/min 以上の高用量では α 受容体に作用します．このようにドパミンは投与量により得られる作用が異なる点が特徴です[2]．ドパミンは心拍数，血圧，心拍出量を増加させますが，不整脈，心筋虚血などが生じやすいとも報告されています．

ドブタミンは合成カテコラミンで β 作用のみをもっています[2]．ドブタミンは β_1 受容体刺激作用により心拍数，心拍出量を増加させますが，β_2 受容体刺激により血管が拡張するため，血圧は低下することもあります．ドブタミンの心拍出量増加効果は用量依存的です．

心臓手術周術期におけるショックや低心拍出量症候群 low cardiac output syndrome（LCOS）に対して，アドレナリン，ノルアドレナリン，ドパミン，ドブタミンのいずれを使用すればよいかという疑問に答える明確なエビデンスは現在のところ存在していません．しかし，集中治療領域で生じた

ショックの治療においてドパミンとノルアドレナリンの使用を比較した大規模な無作為比較前向き研究[4]では，ドパミンの使用は不整脈発生率を増加させることが示されています．また，同研究における心原性ショック患者に限ったサブグループ解析では，ドパミンの使用はノルアドレナリンの使用と比較して死亡率を増加させることが示されました．これらのことから，心臓手術周術期のショックに対してはノルアドレナリンを使用し，心機能に応じてドブタミンを使用することがよい可能性があります．アドレナリンは，ドブタミンやノルアドレナリンを使用しても循環動態が保てない場合に使用するのがよいでしょう[5]．

メモ②

アドレナリンは cAMP の産生を増加させることで，解糖系を刺激し，Na^+/K^+-ATPase pump を活性化します[6]．このことで ATP が消費されて ADP が生成されます．ADP は解糖系を再活性化し，ピルビン酸が生成され，最終的に乳酸が増加します．

Q 弁疾患の手術時に留意すべき血管作動薬の投与方法を教えてください

A 心臓には，大動脈弁，僧帽弁，三尖弁，肺動脈弁と 4 つの弁があり，それぞれの弁の狭窄症，閉鎖不全症で目標とする血行動態が異なります[7]．

各弁膜症における目標とする血行動態を**表3**に示しています．いずれにしても前負荷の維持は重要で，適切な輸液負荷が必要となります．大動脈弁，僧帽弁の狭窄症の患者では体血管抵抗を保つために，血管収縮薬の投与が重要となります．また，十分な心拍出量を得るために洞調律を維持し，心拍数はやや少なめにコントロールします．一方，大動脈弁，僧帽弁の閉鎖不全症の患者では逆に体血管抵抗を下げる必要があり，逆流量を減弱するために心拍数をやや多めに維持します．三尖弁閉鎖不全症の患者では，肺血管抵抗を上げない管理が必要となります．具体的には，血中二酸化炭素分圧の上昇や

表3 心臓弁膜症の周術期血行動態管理の目標

	左室前負荷	心拍数	収縮力	体血管抵抗	肺血管抵抗
大動脈弁狭窄症	↑	↓（洞調律）	→	↑	→
大動脈弁閉鎖不全症	↑	↑	→	↓	→
僧帽弁狭窄症	↑	↓	→	→	↓
僧帽弁閉鎖不全症	↑, ↓	→, ↑	↑	↓	↓
	右室前負荷	心拍数	収縮力	体血管抵抗	肺血管抵抗
三尖弁狭窄症	↑	↓, →	→	↑	→
三尖弁閉鎖不全症	↑	→, ↑	→	→	→
肺動脈弁狭窄症	↑	↑	→	→	↓, →

（文献7を参照して作成）

気道内圧の上昇を避けるとともに，肺動脈圧の上昇につながる薬物の使用を避けます．強心薬が必要な場合は，ドブタミンやミルリノンなど肺血管抵抗を下げる薬物を使用します．

Q 心血管作動薬の種類によって予後や合併症が変わるか教えてください

 心臓手術周術期の強心薬使用による予後について，2015年にメタアナリシス[8]が発表されました．このなかで，日本未発売のLevosimendanはplacebo（オッズ比＝0.54）やドブタミン（オッズ比＝0.39）と比較して有意に死亡率を減少させましたが，placeboと比較してミルリノン（オッズ比＝1.07），ドブタミン（オッズ比＝1.00）は死亡率に影響を与えませんでした．他のメタアナリシスでも，心臓手術周術期において日本で使用可能な強心薬のうち死亡率を有意に改善したと示されたものはありませんでした[5,9,10]．

　合併症について，最近のメタアナリシスでミルリノンの使用は心房細動の発症率に有意な影響を与えませんでしたが，心室性不整脈を減少させることが示されました[9]．ほかに，CABG後の患者の心機能に対するミルリノンの効果を検討したメタアナリシスでは，ミルリノンはコントロール群と比べて心筋虚血（オッズ比＝0.23）や心筋梗塞（オッズ比＝0.27）を減少させること

が示されています[11]．ただし，死亡率については有意差を認めませんでした（オッズ比＝0.51）．

Q 人工心肺中の目標灌流圧はどのくらいに設定したらよいか教えてください

A 人工心肺中の灌流圧は，60〜80 mmHg であれば重要臓器の酸素供給に支障はないとされています．このことは，脳の灌流圧が 50〜150 mmHg の範囲で自動調節能により一定に保たれることを根拠に提唱されています．Siepe ら[12]は，人工心肺中の灌流圧を 80〜90 mmHg に保った群と 50〜60 mmHg に保った群で術後認知機能について検討し，灌流圧を高く保った患者群で術後せん妄や術後認知機能障害は生じにくかったと報告しています．また，Kanji ら[13]は術前の平均血圧と人工心肺中の灌流圧の差が 26 mmHg 以上であると，術後急性腎障害の発生率が 2.8 倍になることを報告しています．しかし灌流圧が高すぎると，側副血行による術野の出血量を増大させる可能性があります．また，再灌流後の虚血心筋の回復に不利に作用したり[14]，脳浮腫発生の危険性を高める可能性もあります．

このため，灌流圧が低い場合はフェニレフリンやノルアドレナリンを使用して灌流圧を上げ，灌流圧が高い場合はニカルジピンやニトログリセリン，ニトロプルシドなどを用いて灌流圧を下げて 70 mmHg 以上と少し高めに灌流圧を保つのが良いと考えられます（**メモ③**）．

> **メモ③**
>
> 脳の灌流圧は自動調節能で調整されていますが，高齢で動脈硬化や高血圧を合併した患者や糖尿病患者ではこの自動調節能が障害されている可能性があります．このため，このような患者群では灌流圧をより高く維持する必要があると考えられますが，最適な血圧がいくらかを明確に示した報告はありません．

Q 人工心肺離脱後の低心拍出量症候群（LCOS）に対してどの強心薬を選択したらよいか教えてください

A
Ding ら[15)]は，「LCOS は，電解質や血液ガスを補正後，十分な前負荷にもかかわらず収縮期血圧 90 mmHg を維持するのにカテコラミンや機械的循環補助が必要である状態，かつ臓器灌流が不十分な状態」としています．つまり血管収縮薬を用いて，見かけ上血圧が保てていても，臓器灌流が少ない状態では，放置すれば多臓器不全が進行する危険性があります．このため，前負荷，後負荷，心収縮力，心拍数，調律を適切に調節し，LCOS を改善させる必要があります．

人工心肺離脱後は体血管抵抗が異常に低下していることがあり，その場合はノルアドレナリンを用いて後負荷の調整を行います．心収縮力を上げるためにドパミンやドブタミンが用いられますが，先述したドパミンに関する知見[4)]を考慮すると，ドブタミンを使用したほうがよいかもしれません．しかし，心臓手術周術期でドパミンとドブタミンのいずれを使用すべきか検討したエビデンスは存在しません．したがって，各々の薬剤の特徴を考慮しつつ，各施設でよく用いられている慣れたものを使用するのでもよいでしょう．

PDE Ⅲ阻害薬は強心作用と血管拡張作用を併せもち，心拍数や心筋酸素消費量の増加は軽微で，不整脈も生じにくいとされます．術前から心機能が悪い症例や，肺高血圧症を合併している症例では良い適応と考えられます．

アドレナリンは非常に強力な強心薬ですが，それ自体が心筋の仕事量や酸素消費量を増加させるため，ノルアドレナリンやドパミン，ドブタミンを十分に投与しても循環動態が維持できない場合に使用するのが良いと考えます．

Q 心筋虚血の予防はできますか？ また，生じた際の治療法について教えてください

A

周術期の心筋虚血の予防およびその治療に関して最も重要なことは，心筋の酸素需給バランスを保つことです．そのために，適切な脈拍数，血圧，冠灌流圧を保つことが重要です．また，低酸素，貧血を補正して，酸素運搬

能を保つことが必要です．

　心筋虚血予防に対するニトログリセリンの使用に関して，2014年に発表された米国心臓病学会/米国心臓協会の非心臓手術における周術期心血管評価と管理に対するガイドライン[16)]ではclass Ⅲ（一般に適応とならない，あるいは禁忌である）とされており，心筋虚血予防にニトログリセリンを投与しても効果がないと明記されています．ニコランジルについては，心筋逸脱酵素の改善を示すものはありますが，心血管イベントを減少させるものは見つかりません．Caチャネル拮抗薬は心臓手術後の心筋梗塞の発生率を減少させたとするメタアナリシス[17)]はありますが，質の高い研究が少なく，広範な年代の研究が組み込まれているという問題点もあります．以上より，現状では前述したとおり，周術期の心筋虚血を予防するには冠血管拡張薬を使用するよりも，適切な脈拍数，血圧，冠灌流圧を維持して心筋の酸素需給バランスを保つことのほうが重要です．

　心筋虚血が生じた場合には，ニトログリセリンやニコランジル，ジルチアゼムの投与を考慮します．ニトログリセリンは麻酔中の患者に投与する場合は静脈還流量が減少しやすいため，血圧低下や心拍出量減少に注意しながら0.1〜0.2 μg/kg/minで開始し，約5分ごとに0.1〜0.2 μg/kg/minずつ増量して1〜2 μg/kg/minで維持します．冠攣縮に対しては20〜40 μg/kgをボーラス投与します．ニコランジルはニトログリセリンに比べて血圧の低下をひき起こしにくく，血行動態への影響は少ない薬物です．2 mg/hrで開始し，2〜6 mg/hrで調節します．ジルチアゼムは1 μg/kg/minで開始して，1〜5 μg/kg/minで調節します．

> **Q** 心臓麻酔においてPDEⅢ阻害薬はどのようなときに使用を考慮すべきか教えてください

PDEⅢ阻害薬は，カテコラミンと異なりβ受容体を介さずに，PDEⅢを阻害することによってcAMPの5'-AMPへの分解を抑制することでcAMPの濃度を増加させます[18)]．心筋に対しては$β_1$刺激薬と同じ作用を，血管に対しては$β_2$刺激薬と同じ作用を示し，心筋収縮力の増加と末梢血管の拡張を生

じます.

　PDEⅢ阻害薬をカテコラミンと比較した際の利点としては，β受容体を介さないため，カテコラミンの長期投与で認められるβ受容体のダウンレギュレーションを生じないこと，心拍数の増加や不整脈を生じにくいこと，心筋酸素消費量の増加が少ないことなどが挙げられます．このため，重症心不全，LCOSの症例が適応と考えられ，カテコラミンが長期投与されβ受容体のダウンレギュレーションが生じていると考えられる状態やβ遮断薬投与中の患者でも有効です．また，同等の変力作用を示すドブタミンと比較して肺血管抵抗をより低下させるので，肺高血圧患者に有効な場合もあります．

[文　献]

1) Hensley FA, Martin DE, Gravlee GP：A Practical Approach to Cardiac Anesthesia, 5th edition. Lippincott Williams & Wilkins, pp53-74, 2012
2) Overgaard CB, Dzavik V：Inotropes and vasopressors：review of physiology and clinical use in cardiovascular disease. Circulation 118：1047-1056, 2008
3) Bangash MN, Kong ML, Pearse RM：Use of inotropes and vasopressor agents in critically ill patients. Br J Pharmacol 165：2015-2033, 2012
4) De Backer D, Biston P, Devriendt J et al：Comparison of dopamine and norepinephrine in the treatment of shock. N Engl J Med 362：779-789, 2010
5) Gillies M, Bellomo R, Doolan L et al：Bench-to-bedside review：Inotropic drug therapy after adult cardiac surgery-- a systematic literature review. Crit Care 9：266-279, 2005
6) Garcia-Alvarez M, Marik P, Bellomo R：Sepsis-associated hyperlactatemia. Crit Care 18：503, 2014
7) Hensley FA, Martin DE, Gravlee GP：A Practical Approach to Cardiac Anesthesia, 5th edition. Lippincott Williams & Wilkins, pp319-358, 2012
8) Greco T, Calabro MG, Covello RD et al：A Bayesian network meta-analysis on the effect of inodilatory agents on mortality. Br J Anaesth 114：746-756, 2015
9) Ushio M, Egi M, Wakabayashi J et al：Impact of Milrinone Administration in Adult Cardiac Surgery Patients：Updated Meta-Analysis. J Cardiothorac Vasc Anesth：2016
10) Egi M, Bellomo R, Langenberg C et al：Selecting a vasopressor drug for vasoplegic shock after adult cardiac surgery：a systematic literature review. Ann Thorac Surg 83：715-723, 2007

11) You Z, Huang L, Cheng X et al：Effect of milrinone on cardiac functions in patients undergoing coronary artery bypass graft：a meta-analysis of randomized clinical trials. Drug Des Devel Ther 10：53-58, 2016
12) Siepe M, Pfeiffer T, Gieringer A et al：Increased systemic perfusion pressure during cardiopulmonary bypass is associated with less early postoperative cognitive dysfunction and delirium. Eur J Cardiothoracic Surg 40：200-207, 2011
13) Kanji HD, Schulze CJ, Hervas-Malo M et al：Difference between preoperative and cardiopulmonary bypass mean arterial pressure is independently associated with early cardiac surgery-associated acute kidney injury. J Cardiothorac Surg 5：71, 2010
14) Engelman RM, Levitsky S, Wyndham CR：Optimal conditions for reperfusion during cardiopulmonary bypass. Circulation 56：II 148- II 156, 1977
15) Ding W, Ji Q, Shi Y et al：Predictors of low cardiac output syndrome after isolated coronary artery bypass grafting. Int Heart J 56：144-149, 2015
16) Fleisher LA, Fleischmann KE, Auerbach AD et al：2014 ACC/AHA guideline on perioperative cardiovascular evaluation and management of patients undergoing noncardiac surgery：executive summary：a report of the American College of Cardiology/American Heart Association Task Force on Practice Guidelines. Circulation 130：2215-2245, 2014
17) Wijeysundera DN, Beattie WS, Rao V et al：Calcium antagonists reduce cardiovascular complications after cardiac surgery：a meta-analysis. J Am Coll Cardiol 41：1496-1505, 2003
18) Hensley FA, Martin DE, Gravlee GP：A Practical Approach to Cardiac Anesthesia, 5th edition. Lippincott Williams & Wilkins, pp43-45, 2012

IV 輸液・輸血・電解質

IV. 輸液・輸血・電解質

Q17 心臓手術における輸液・輸血・電解質管理

回答：富山大学大学院医学薬学研究部 麻酔科学講座 佐々木利佳，山崎光章

point

- 症例の循環動態と術式をよく把握して輸液を行う．
- 周術期を通して，カリウム・カルシウム・マグネシウムの値に注意しよう．
- 手術終了時の目標 Ht 25～30％，Hb 7～8 g/dL．ただし，ドレーン出血量や術中の止血程度をよく見極めて．
- 血小板輸血は 5 万/μL で開始，長時間の人工心肺（CPB）症例や出血傾向症例では 10 万/μL を目標に．

Q 輸液製剤は何を使用すればよいですか？

A 術中に使用する輸液製剤は，①晶質液，②膠質液，に大別できます．①晶質液は，さらに細胞外液組成と細胞内液組成に分類されます．心臓麻酔でも一般麻酔と同様に，第一選択は①晶質液の細胞外液組成のもの（酢酸，乳酸リンゲル液）が良いでしょう．全身麻酔による血管拡張作用や手術による出血など，血管内容量は減少する傾向にあるからです．最近開発された細胞外液組成の輸液製剤として，フィジオ®140〔1％ブドウ糖，マグネシウム

(Mg) 2 mEq/L 含有]，ビカーボン®（pH 緩衝剤として重炭酸，Mg 1 mEq/L 含有）などがあります．Mg は腎排泄のため，腎機能低下症例では使用を控えるべきですが，心臓麻酔において周術期の Mg 投与は利点もあるため（後述），酢酸リンゲル液との比較は今後の研究課題です．

　心臓疾患患者では様々な合併症が存在しますが，腎機能障害患者ではカリウム（K）を含まない輸液製剤を選択し，K 値の変化，輸液量に注意します．

　先天性心疾患患者は，術前より心不全のため利尿薬を使用している場合も多く，輸液量や電解質の変化により注意する必要があります．低血糖になりやすいため，開始液としては K を含まない，低濃度の糖入り製剤（ソリタ®T1 など）が良いでしょう．

Q 輸液量はどれくらい入れたらよいですか？

　心疾患患者の輸液量は，患者の心機能の程度と疾患・術式に依存します．心臓手術適応患者において，基本的に心機能の予備力は低下しています．輸液の過量・不足ともに心機能を低下させます．中心静脈圧（CVP），肺動脈圧（PA），心膜切開後は心臓の大きさ，動きを観察することが重要です．経食道心エコー（TEE）は手術開始前から左室容積や収縮機能を観察できるため，たいへん有用です．

　先天性心疾患の場合，個々の症例における血行動態によって必要な輸液量，CVP 値は異なります．術前に血行動態をよく理解することが重要です．TEE による心容積・心収縮性の観察はとても参考になります．小児の心室容積は小さいため，成人と比較すると安全域は狭くなります．輸液の過量投与は危険なため，必ず輸液ポンプを使用して投与します．

　基本的に，CPB 開始までは維持液として 2 mL/kg/hr 程度から開始します．麻酔薬の血管拡張作用や術前管理による脱水のため血圧が保てない場合は，血圧・CVP を観察しながら容量負荷します．

●OPCAB麻酔中の血圧低下を防ぐには

　off-pump CABGでは，回旋枝，右冠動脈領域吻合時に心尖部を挙上して視野を確保します（心脱転）．この術操作時に心内容積が少ないと，上大静脈の閉塞や僧帽弁領域に生じたゆがみのため僧帽弁閉鎖不全が発生し，血圧を保てなくなってしまいます．TEEをよく観察しながら，心脱転までに十分な輸液が必要です．

Q 心臓麻酔中に，特に注意する電解質はありますか？

A あります．K，カルシウム（Ca），そしてMgは，重要な役割を担っています．

■カリウム（K）

　心臓手術の周術期において，K値は大変重要です．Kは心筋の細胞膜電位を安定化し，不整脈を予防します．心筋の被刺激性が亢進している周術期において，K値を適正に保つことで，不要な不整脈の発生を予防できます．

　高K血症では伝導障害を起こすため，房室・洞房ブロックが出現し，さらにK高値になると，wide QRSから心室細動，心停止へと移行します．一方，低K血症の場合，細胞膜電位が不安定になるため上室性・心室性期外収縮を誘発します．このため，K値は4.0〜4.5 mEq/Lと狭い範囲に厳重に管理する必要があるのです．

　心電図変化や不整脈が出現した場合，電解質をチェックし速やかに治療を開始することが重要です．特にCPB離脱後は電解質バランスが変化しやすいので，頻回の血液検査が必要です（当科では30分ごとに行っています）．

1．高K血症の原因

　①K排泄低下（乏尿，K保持性利尿薬），②細胞内Kの放出（インスリン欠乏，アシドーシス，血管内溶血，横紋筋融解），③外因性K負荷，に大別できます．

表1 薬剤による作用機序と発現時間

薬剤	作用機序	作用発現時間	作用持続時間	注意点
Ca	Kの細胞膜に対する作用に拮抗	数分	20〜60分	一過性血圧上昇
炭酸水素ナトリウム	Kの細胞外から細胞内への移動促進	数分	1〜2時間	一過性 PCO_2 上昇
インスリン	Kの細胞外から細胞内への移動促進	30分	2〜4時間	低血糖

注1) Caと炭酸水素ナトリウムは混合すると沈殿をつくるため,混注はできない.
注2) Ca,炭酸水素ナトリウムともに血管外へ漏出すると組織壊死を起こすため,確実な点滴ルートから投与することが重要である.

心電図変化 テント状T波,房室ブロック,洞房ブロック→PQ時間の延長→wide QRS,→心室細動,心静止.

2. 低K血症の原因

①体外へのK喪失増大(嘔吐,下痢,多尿,利尿薬投与),②細胞外から細胞内へのK移動(インスリン投与,アルカローシス,過換気),③K摂取不足,により大別されます.

心電図変化 T波の平低下,U波が出現,QT時間延長→期外収縮→心室頻拍→心室細動.ジギタリス中毒の発生.

3. 高K血症の治療(表1)

a) 血清K>5 mEq/L

①Kの投与中止
②利尿薬の投与:フロセミド20〜40 mg静脈内投与(小児は1 mg/kg).循環血液量が低下していないことを確認してから行う.

b) 血清K>6 mEq/L

①Ca投与:グルコン酸Ca,2%塩化Ca 10〜20 mLを2〜3分かけて静脈内投与.
②炭酸水素ナトリウム(メイロン®):メイロン1〜2 mEq/kgをゆっくり静脈内投与.
③ブドウ糖-インスリン療法:レギュラー型インスリン10単位+50%糖

液 50 mL 0.2 mL/kg/hr にて投与.

④術後に血液透析

4．低 K 血症の治療

a）血清 K＜3.5 mEq/L

- 補正のための必要量

  ＝（4.5－実際の K 値）×BW×0.2（mEq）

- K 必要量の**半量**を 1 時間で中心静脈から**点滴**する（20 mEq/hr を超える場合は要注意）．
- 補正中は 30～60 分ごとに血清 K 値を測定する．
- ボーラス投与は厳禁．

■カルシウム（Ca）

血清 Ca は，①イオン型（50％），②血清蛋白結合型（40％），③クエン酸などにキレート結合した非イオン型（10％）の 3 種類の形で存在し，イオン化 Ca のみが生理的な活性をもっています．以下はイオン化 Ca について述べます．

大量輸血や CPB 離脱時では，低 Ca 血症が起こることがあります．低 Ca 血症では心筋収縮力の低下・血管拡張をもたらすため，イオン化 Ca 値が明らかに低い場合は補正が必要となります．ただし，Ca 投与により後負荷の増大，心筋酸素消費量の増加，冠動脈の攣縮，虚血後再灌流障害やジギタリス中毒を誘発する可能性があるため，慎重に投与します．

CPB 離脱後の虚血後再灌流障害は，血流再開時の急激な心筋細胞膜の変化によって発生し，細胞内 Ca 過剰，フリーラジカル発生，血管内皮障害へと進行していきます．特に再灌流早期は Ca の透過性が亢進していて，細胞内 Ca 過剰状態を惹起しやすいため，大動脈遮断解除後，心筋細胞膜の変化が消退する少なくとも 10～15 分後まで Ca 投与は控えたほうが良いようです．

1．低 Ca 血症の原因

手術室内で起こる低 Ca 血症の一般的な原因は，過換気と大量輸血です．輸血に含まれるクエン酸によって，イオン化 Ca がキレートされてしまうために，急激に血中濃度が低下することがあります．

表2 濃度に注意！ 製剤による含有量の違い

製剤名 （一般名）	2%塩化カルシウム （塩化カルシウム®）	8.5%グルコン酸カルシウム （カルチコール®）
含有量　　　　　　　　（V）	400 mg/20 mL	425 mg/5 mL
Ca として 1 mL あたりの含有量 （mEq/mL）	0.36 mEq/1 mL	0.39 mEq/1 mL

|心電図変化| QT 時間延長，重症例で房室ブロック．

2．高 Ca 血症の原因

高 Ca 血症の原因は既往疾患によることが多く，手術室内で急に発生することは Ca 過剰投与を除くと稀です．

|心電図変化| 伝導異常，PR 短縮，QT 短縮，QRS 拡大．

3．低 Ca 血症の治療（表2）
- 2%塩化 Ca 10～20 mL を緩徐に投与．
- 体外循環離脱時：小児では，1.2～1.4 mmol/L を目標に 2%塩化 Ca，グルコン酸 Ca 0.3～1 mL/kg 投与．

■マグネシウム（Mg）

血漿中の総 Mg 濃度は 0.7～1.0 mmol/L です．この約 65%（0.45～0.65 mmol/L）は活性型であるイオン化 Mg として存在し，残りは蛋白やリン酸などと結合しています．

Mg は細胞膜に存在する 300 を超える酵素や ATPase のコファクターとしてはたらきます．さらに Mg は，Ca の細胞内取り込みと細胞内での作用に必須な調節因子としてはたらくため，生理的な Ca チャネル拮抗物質として知られています．排泄は主に腎臓なため，腎機能障害患者では注意が必要です．

心臓に関しては，静止電位を決定する Na-K ATPase を活性化し，Na-Ca 交換系を介する細胞内 Ca の調節に関与しています．さらに，Mg は洞周期，洞房伝導時間，不応期を延長するため，リエントリー性心室性不整脈や異常自動能亢進による不整脈に有効です．AHA 2005[1]では，QT 延長に伴う torsade de pointes の治療に Mg 投与は有効であると述べています．

1．低 Mg 血症の原因

周術期は，輸液による希釈，ストレス反応による体外へ排泄増加により低 Mg 血症に陥りやすいといえます．さらに長期の利尿薬投与，うっ血性心不全，糖尿病，慢性アルコール中毒などの病態でも Mg 欠乏を起こします．

低 Mg 血症は薬剤抵抗性の不整脈（心室性，上室性）や，Mg 欠乏による低 K 血症を誘発することがあるため，心臓麻酔中は補正が必要です．

|心電図変化| T 波の平低下，wide-QRS，PR 間隔延長．

2．高 Mg 血症の原因

高 Mg 血症は慢性腎不全，Mg 過剰投与（妊産婦では，早産抑制のため多量に使用されていることがあります），制酸剤・下剤に含まれる Mg の長期大量投与などで生じます．

高 Mg 血症では，低血圧や房室伝導障害，心室内伝導障害，筋弛緩薬作用の増強・作用時間の延長が認められます．さらに高値では筋緊張低下，呼吸障害→昏睡，徐脈→心停止へと進みます．

|心電図変化| wide QRS, AV block, QT 延長．

3．低 Mg 血症の治療

a）不整脈治療

硫酸 Mg 1～2 g を 5% ブドウ糖 100 mL に希釈し，1～2 分かけ静脈投与．

b）補充療法

① Mg 4 mmol/hr（＝硫酸 Mg 1 g/hr）程度で心電図モニター下に持続投与．

② 必要量の 2 倍量を 1 時間程度で投与．

・細胞外液量＝BW×0.2（成人，表 3 参照）＝[A] L

・Mg 補正の必要量＝(0.5－実際の Mg 値)×[A]（mmol）

|注意| Mg は尿排泄のため，無尿時，腎不全症状への補充療法は禁忌．投与時血管痛あり．

4．高 Mg 血症の治療

Ca 投与，血液透析．

表3 体液分布（% weight）

	新生児		6ヵ月	1歳以降	成　人	高齢者
	未熟児	成熟児				
全体液量	90	80	70	65	60	50
細胞内液量	40	40	40	40	40	40
細胞外液量	50	40	30	25	20	15

●Ca，小児では積極的に補正を！
　成熟心筋では，Ca 投与が虚血後再灌流障害の原因となる可能性がありますが，幼弱心筋では Ca が心収縮に重要です．小児心臓手術における CPB 離脱時は，Ca 濃度を高く（Ca＝1.2～1.4 mmol/L）維持するために積極的に補正します．

 CPB 離脱前後で，電解質補正方法に違いはありますか？

あります．
　電解質補正の必要量は，基本的に細胞外液量に対して補正します．細胞外液量［A］は体液分布表（表3）を使用して計算できます．体液分布は年齢によって大きく変化する点が重要です．式で求めた必要量は，通常半量補正とします．
・細胞外液量＝BW×0.2（成人，表3参照）＝［A］L
　例）K 補正の必要量＝（4.5−実際の K 値）×［A］（mEq）

表4 循環血液量（mL/kg）

未熟児	新生児	3～12ヵ月	1歳以上	高齢者
100～120	90	80	70	60

　一方，CPB中の電解質補正は，体外循環回路の充填量を加味しなければなりません．そのため，便宜的に【循環血液量＋体外循環回路充填量】＝[B]を用いて補正します．循環血液量は**表4**の簡易値を使用して計算できます．体液分布と同様に，体重あたりの血液量は年齢によって大きく異なります．回路充填量は，使用する回路や体重などを基にポンピストが計算していますので，手術前に確認するとよいでしょう．

循環血液量 {BW×70（成人，表4参照）}/1,000（L）＋体外循環回路充填液量＝[B] L
　例）K補正の必要量＝（4.5－実際のK値）×[B]（mEq）

心臓手術中，輸血（赤血球濃厚液RCC）は，どのくらい使用したらよいのでしょうか？

　健康成人において，ヘモグロビン（Hb）の極限値はどのくらいでしょうか？　Hb低値による末梢組織の低酸素化やST変化は，Hb 5～6 g/dL（Ht 15～18％）以下で出現するといわれています[2]．では，実際の臨床，特に心機能に問題がある患者の心臓血管手術においてはどうでしょうか？

　至適ヘマトクリット（Ht）に関しては，様々な議論がありますが，1996年Carsonら[3]は非心臓手術1,958例の後ろ向き研究において，心血管病変をもつ患者では術前貧血（Hb<10 g/dL）により死亡率が上昇するため，輸血を決断するHb値は心血管病変をもたない患者より高めに設定すべきと報告しました．

　しかしながら，最近は低いほうが良いという報告が多くなっています．ICUに入室した重症患者838例を対象とした前向き無作為比較試験では，Hbを低めに維持する群（7～9 g/dL）のほうが高めに維持する群（10～12 g/dL）よりも死亡率が低下するため，輸血開始はHb<7 g/dL（Ht 21％）でよいと

報告しています[4]．

　なぜHtを高くしないほうがよいのでしょうか？　心臓手術後は，侵襲によるストレス反応，心肺の虚血再灌流，体外循環の影響によって炎症性サイトカインの産生が増加しています[5]．これによって全身性炎症反応症候群（systemic inflammatory response syndrome：SIRS）が惹起されます．SIRS状態下では血液凝固活性の亢進，線溶系の抑制により全身の微小循環障害が生じ，重要臓器の機能障害をひき起こします．この時期にHtを最低限に保つことで，血液粘度低下，後負荷減少による心拍出量上昇，微小循環の改善などが結果として有利にはたらくのかもしれません．

　では，虚血性心疾患患者でも同様な管理でよいのでしょうか？　後ろ向き研究ではありますが，急性冠動脈症候群患者を対象とした研究[6]，冠動脈バイパス術後患者を対象とした研究[7]では，いずれもHtを低めに保った群（Ht 24～25％，Hb 7～8 g/dL）において死亡率が低いと報告されています．一方，2015年の心臓予定手術患者を対象とした大規模RCTにおいて[8]，相反する結果が報告されました．重症感染症や心筋梗塞その他の臓器梗塞を含む虚血イベントの発症率は，制限輸血群（Hb 7.5 g/dL 未満）と寛大輸血群（Hb 9.0 g/dL 未満）の両群間で有意差は認められませんでしたが，死亡率はそれぞれ，4.2％と2.6％と制限輸血群で有意な増加を示しました．相反する結果が混在している現在，エビデンスは未だ十分ではありませんが，虚血性心疾患患者ではHb 8～9 g/dLとやや高めの値を維持することが推奨されています．

　輸血自体による影響に関しては，Murphyら[9]は心臓手術術後患者において，輸血により感染率・虚血性心合併症・死亡率すべてが増加するため，輸血回避が重要だと述べています．

　総合すると，できるだけ輸血は回避し，輸血する場合は手術終了時の目標Ht 25～30％，Hb 7～8 g/dL，虚血性心疾患患者ではHb 8～9 g/dLとやや高めが良いようです．ただし，ドレーン出血量や術中の止血程度をよく見極めること，呼吸機能低下症例，急性心筋梗塞，不安定狭心症例では混合静脈血酸素飽和度（$S\bar{v}O_2$）の値をみながら，注意深い観察が必要です．先天性心疾患患者では，疾患や術式によって目標Ht値が異なります．

輸血を回避する方法はありますか？

 術中に可能な輸血回避方法を述べます．

1．回収式自己血輸血（セルセーバー®など）

術中の出血を貯血槽に回収し，洗浄後濃縮して体内へ戻します．心臓血管外科手術では無菌的手術，非腫瘍性疾患手術が多いため良い適応です．

2．希釈式自己血輸血

術前のHt値が比較的高く，心機能も安定している場合に用います．血液採取時は循環血液量を維持するために膠質液（ボルベン®など）を輸液します．CVPや血圧変化に注意して，循環血液量の10％程度を目安に行います．この方法は，血小板や凝固因子を温存できるため，CPB離脱後の止血時にたいへん有効です．

3．血液限外濾過変法（modified ultrafiltration：MUF）

小児心臓手術では，CPB離脱後に血液濾過（MUF）を施行することによりCPB中の過剰水分を除去でき，Hb濃度の上昇，体内各組織への酸素供給増加などの効果が得られます[10]．さらに，CPB中に生じる心機能障害性のケミカルメディエーターを循環血液から除去できるため，心収縮力も増強しCPB後の循環動態がより安定します[11]．

 Hbを上昇させるために，濃厚赤血球の必要量はどれくらいですか？

 簡易式ですが，小児から成人まで使用できます．

- 濃厚赤血球　4 mL/kg＝ヘモグロビン値1 g/dL上昇
- 血小板　4 mL/kg＝血小板数30,000～40,000/mm^{3}増加
- 新鮮凍結血漿　8～12 mL/kg＝凝固活性20～30％増加

≪参　考≫

　生理的止血効果が期待される凝固因子の最少血中活性値は，正常値の20〜30％です．第V因子，第Ⅷ因子は体内半減期が短いうえに，不安定な物質なため輸血製剤中では失活していることが多いので，大量出血・大量輸血時の出血傾向では，凝固因子欠乏に留意する必要があります．

Q　血小板輸血は，いつ開始すればよいでしょうか？

　一般的には，血小板数5万/μL以上では血小板輸血が必要となることはありません．ただし，心臓血管手術のような出血が予測される手術の場合について，厚生労働省の輸血療法の実施に関する指針では，下記のように記載があります．

1．外科手術の術前状態

　血小板数が5万/μL未満の場合，手術の内容により血小板濃厚液を準備，または術前に投与するか考慮します．

2．CPB使用手術の周術期管理

　術中・術後を通じて3万/μL未満の場合は血小板輸液の適応です．硫酸プロタミンによるヘパリン中和後も出血傾向があれば，必要に応じて5万/μL程度を目処に血小板輸血開始を考慮します．

　複雑な心大血管手術で3時間以上のCPB使用例，再手術などで広範囲な癒着剥離を要する例，慢性の腎臓，肝臓疾患で出血傾向がある例では止血困難な出血（oozingなど）をきたすことがあり，血小板数を5〜10万/μLに保つよう血小板輸血を行います．

3．大量輸血時

　急速失血により24時間以内に循環血液量相当量ないし2倍以上の大量輸血が行われ，止血困難な出血状態とともに血小板減少を認める場合，血小板輸血の適応となります[12]．

　実際には，血小板製剤は使用期限が72時間と短く，常に病院内にある輸血製剤ではないため，事前に輸血センターへの手配が必要となります．新生児

でCPBを使用する手術（Jatene, Norwood）や，成人の弓部置換，再手術例など，術中に血小板減少が見込まれる場合は事前に準備しておくべきです．

メモ

●後手後手にならないために！

　輸血センターに血液を注文してから手術室に届くまで，自分の病院ではどのくらい時間がかかるか知っていますか？　各病院の性質や検査室の対応，立地などから所要時間は異なります．いつ大量出血が起きるかわかりません．日頃から輸血製剤手配にかかる時間を知っていれば，出血量や出血のペースから，いつ輸血製剤を手配すればよいか推測できます．

［文　　献］

1) Part 4：advanced life support. Circulation 112：Ⅲ-25-Ⅲ-54, 2005
2) Leung JM, Weiskopf RB, Feiner J et al：Electrocardiographic ST-segment changes during acute, severe isovolemic hemodilution in humans. Anesthesiology 93：1004-1010, 2000
3) Carson JL, Duff A, Poses RM et al：Effect of anemia and cardiovascular disease on surgical mortality and morbidity. Lancet 348：1055-1060, 1996
4) Hebert PC, Wells G, Blajchman MA et al：A multicenter randomized, controlled clinical trial of transfusion requirements in critical care. N Engl J Med 340：409-417, 1999
5) Wan S, De Smer JM, Barvain L et al：Myocardium is a major source of proinflammatory cytokines in patients undergoing cardiopulumonary bypass. J Thorac Cardiovasc Surg 112：806-811, 1996
6) Rao SV, Jollis JG, Harrington RA et al：Relationship of blood transfusion and clinical outcomes in patients with acute coronary syndromes. JAMA 292：1555-1562, 2004
7) Spiess BD, Ley C, Body SC et al：Hematocrit value on intensive care unit entry influences the frequency of Q-wave myocardial infarction after coronary artery bypass grafting. J Thorac Cardiovasc Surg 116：460-467, 1998
8) Murphy GJ, Pike K, Rogers CA et al：Liberal or restrictive transfusion after cardiac surgery. N Engl J Med 372：997-1008, 2015
9) Murphy GJ, Reeves BC, Rogers CA et al：Increased mortality, postoperative morbidity, and cost after red blood cell transfusion in patients having cardiac surgery. Circulation 116：2544-2552, 2007

10) Kameyama T, Ando F, Okamoto F et al：The effect of modified ultrafiltration in pediatric open heart surgery. Ann Thorac Cardiovasc Surg 6：19-26, 2000
11) Berdat PA, Eichenberger E, Ebell J et al：Elimination of proinflamatory cytokines in pediatric cardiac surgery：analysis of ultrafiltration method and filter type. J Thorac Cardiovasc Surg 127：1688-1696, 2004
12) 厚生労働省「輸血療法の実施に関する指針」
http://www.mhlw.go.jp/new-info/kobetu/iyaku/kenketsugo/5tekisei3b01.html#01

V

心臓麻酔における臓器保護

V. 心臓麻酔における臓器保護

Q18 心臓手術中の心筋保護

回答：田中克哉[1]，堤　保夫[1]，大下修造[2]
[1] 徳島大学大学院医歯薬学研究部 麻酔・疼痛治療医学分野
[2] 福岡徳洲会病院 麻酔科

point
- 心筋の酸素需給バランスを改善させることが重要である．
- β遮断薬は心筋酸素消費減少作用など心筋保護が期待できるが，投与しておけば常に心筋は保護されるというものではない．
- 心筋酸素需給バランスとは無関係に，虚血によるプレコンディショニングやポストコンディショニングは心筋を保護する．
- 吸入麻酔薬は，薬理学的プレコンディショニングおよびポストコンディショニング効果を発揮し，多くの臨床トライアルでも有効性が示されつつある．

Q 心筋保護ができていないと，どうなるのですか？

A 患者は，虚血再灌流傷害で生命に関わる不整脈や心筋組織の損傷をきたす可能性があります．

Q 心筋保護は，どのようにするのですか？

A 虚血前，虚血時，再灌流後の3つの時期に分けて考えるとわかりやすいです．いずれの時期も心筋の酸素バランスを保つ，つまり酸素供給が酸素需要を上回るように努めることが重要であるということは，古くからいわれています．その重要性は現在でも変わってはいません．さらに，最近では他の心筋保護のメカニズム，例えば虚血前のプレコンディショニング，再灌流後のポストコンディショニングが知られています．心臓手術中の心筋虚血時（人工心肺中）は，心筋保護液による保護が重要です．

 Q 心筋の酸素バランスを保つため，理解しておくべき生理，病態生理を教えてください

A 心筋酸素需要と供給のバランスを供給優位に保ち，心筋虚血の発生を防ぐことが周術期の心合併症を減少すると考えられます．究極の目標は，心筋の酸素需要を減少し，一方で心筋組織への酸素供給を維持あるいは増加させることです．心筋の酸素需要は，心拍数，心筋収縮力，心室の負荷状態に依存します．心筋の酸素供給は，十分な酸素を含んだ血液が心筋に行き渡るかにかかってきます．正常では心筋の血流は自動調節されていて，広い範囲の灌流圧で冠循環は一定に保たれています．しかし，冠動脈狭窄が存在する場合，自動調節は破綻し心筋の灌流は冠灌流圧に直接依存します．心筋虚血が最も起こりやすい部位は，左室心内膜下です．

 Q β遮断薬の周術期の使用は有効ですか？

A β遮断薬の周術期の使用は多くの場合，周術期の心筋虚血に対して保護的にはたらくとされています．β遮断薬は心拍数減少，心筋収縮力減少，抗不整脈作用，抗炎症作用，抗レニン・アンギオテンシン効果，などを介して

心筋酸素需要を減少させます．2014年 ACC/AHA 非心臓手術の周術期心血管評価と管理のガイドライン[1]および2014年ヨーロッパの ESC/ESA から報告された同様のガイドライン[2]の内容をまとめると，以下のとおりです．①それまでにβ遮断薬が処方されている場合は周術期も継続する，②ASA PS 3以上などのハイリスク患者では周術期の投与が好ましい，③虚血性心疾患患者や心筋虚血ではβ遮断薬の投与は好ましい，④周術期にβ遮断薬内服を開始する場合は，安全性と耐性の評価のために手術1日以上前から開始する，⑤高用量のβ遮断薬の開始は危険である，⑥低リスク患者や低リスク手術では周術期のβ遮断薬の開始は推奨しない，となっています．

また，冠動脈バイパス手術でのβ遮断薬の使用は，左室駆出率30％以上の患者では有用であると示した報告[3]があります．2011年 ACCF/AHA 冠動脈バイパス術患者のガイドライン[4]では，①術後の AF 発生予防のために，β遮断薬は禁忌でなければ少なくとも24時間前から開始して，できるだけ早期に再開するべきである，②禁忌がなければ，すべての患者で退院時にβ遮断薬を処方するべきである，③左室駆出率が30％を超える患者のβ遮断薬の術前使用は院内死亡率の低下に効果的である，④β遮断薬は周術期の心筋虚血を軽減する，⑤経口薬を服用することのできない臨床的に安定な患者のβ遮断薬静脈内投与は合理的である，⑥左室駆出率30％未満の患者で院内死亡率低下の目的で投与されたβ遮断薬の効果は不確かである，となっています．これらの結果より，β遮断薬は投与しておけば心筋は保護されるという単純なものではなく，特に心臓手術を受ける患者には心機能が相当悪化している人もいて，そのような人にβ遮断薬を使用すると，徐脈や心収縮力低下による心拍出量減少，低血圧に陥り冠血流量減少，他臓器血流減少に伴う多臓器障害をきたす可能性があり，個々のケースで慎重に判断して投与することが重要と考えます．

  周術期のβ遮断薬の有効性の評価は変遷しているのですか？

 古くは予定手術患者では，心血管虚脱の危険を避けるためβ遮断薬を術

前2週間前から中止することが一般的でした．1973年，手術患者を対象として β 遮断薬の血行動態について詳細に調査した研究[5]で，β 遮断薬は気管挿管時の血圧上昇を抑制し，心室性不整脈や心筋虚血の発生を抑制したと報告しています．その後，いくつかの無作為コントロールトライアル（RCT）が β 遮断薬の有効性を示し，1997年 American College of Medicine は，冠動脈疾患患者やその危険がある患者にはすべて術前にアテノロールを投与するべきだと提唱しました[6]．2002年 ACC/AHA のガイドラインでは，現在の研究では適正に投与された β 遮断薬は周術期の虚血を減少し，ハイリスク患者の心筋梗塞や死亡のリスクを軽減するかもしれない，と述べられています．しかしその後，早期あるいは短期間の予後改善を示せなかった RCT が出てきたり，β 遮断薬の急性投与についての RCT をまとめたメタアナリシスで心保護効果の傾向がみられるだけであると結論されるものが出てきました．2007年に報告された ACC/AHA 非心臓手術の周術期心血管評価と管理のガイドライン[7]では，β 遮断薬の周術期の使用は有効とされていますが，様々なケースでその推奨レベルが異なっているので注意が必要です．

　2008年報告された POISE trial[8]は，23 ヵ国 190 病院 8,351 人の患者からなる RCT です．メトプロロールまたはプラセボを動脈硬化または，そのリスクがあって非心臓手術を予定された患者に振り分け，手術開始2～4時間前から投与開始し，30 日間投与しました．一次アウトカムは心臓血管死，非致死的心筋梗塞，非致死的心停止，二次アウトカムは総死亡率，脳卒中，心筋梗塞，冠動脈再建，心房細動，うっ血性心不全，低血圧，徐脈でした．30 日間の結果は，メトプロロール投与群は心筋梗塞の発生，冠動脈再建の必要，心房細動の発生を有意に軽減しましたが，総死亡率（メトプロロール群 3.1% vs プラセボ群 2.3%），脳卒中（メトプロロール群 1% vs プラセボ群 0.5%），低血圧，徐脈は有意に増加していました．

　このように，周術期の β 遮断薬の有効性の解釈は時代とともに変わってきました．

Q POISE 以降に周術期のβ遮断薬に関する情報はありますか？

A POISE の結果は，β遮断薬の投与で心筋虚血は減少しましたが，脳卒中，低血圧，徐脈の頻度を有意に高め，その結果死亡率はむしろ上昇するというもので，当時，衝撃を与えました．その後，POISE に対する批判も出てきました．それは，長時間作用性β遮断薬であるメトプロロールを高用量，術前2～4時間から投与，用量の滴定なし，という条件が高頻度に脳卒中を誘発したのではないか？というものです．2014年 ACC/AHA の上述のガイドラインのメンバーは非心臓手術における周術期β遮断薬のシステマティックレビューを報告しています[9]．このレビューでは POISE も含めた RCT によるメタ解析でも，POISE を除いた RCT によるメタ解析でも結果はほぼ同じであると示しています．それを受けて，2014年に米国[1]と欧州[2]から相次いで上述の非心臓手術患者の管理のガイドラインが出ています．つまり，周術期のβ遮断薬の使用は上手に使えば周術期の心筋虚血や心イベントの発生を抑制することができますが，低血圧，徐脈，脳卒中の危険性があり，不用意に用いると死亡率を高めてしまうので，注意が必要です．

今後，周術期のβ遮断薬の至適投与方法（薬の種類，投与量，滴定の方法，患者の選択，手術の選択，投与開始時期，投与継続期間）などを明らかにする，さらに質の高いランダム化試験が必要でしょう．

Q 人工心肺（CPB）中の心筋保護について教えてください

A 心臓手術の大部分は，CPB を使用して大動脈を遮断し，心筋保護液を注入して手術を行っています．心筋保護液は，その施設によってその成分は若干異なりますが，CPB 中の基本的な原則は，心拍動を停止することと，心筋の温度を冷やすことです．どちらも心臓の酸素消費量を減少させ，ATP などのエネルギーを保存することで心筋を保護します．心筋保護液には，GIK（細胞内液組成）や St. Thomas 液（細胞外液組成）などの晶質液性心筋保護液

と，晶質液に血液を混合した血液併用心筋保護液の，大きく分けて2種類あります．

また注入方法も，冠動脈の通常の流れに対して順行性か逆行性か2つの種類があります．順行性は通常，大動脈基部にカニュレーションをして心筋保護液を注入します．高度の大動脈弁閉鎖不全が存在する症例では，心筋保護液が冠動脈に流れる前に左心室に入るので，直接冠動脈口から心筋保護液を注入することがあります．また，高度の冠動脈狭窄がある場合も同様です．逆行性心筋保護は，冠静脈洞より心筋保護液を注入します．順行性で注意を要する大動脈弁閉鎖不全症や冠動脈狭窄症の場合でも，心筋保護液が心筋に注入されやすくなります．問題点は，盲目的に挿入するので時にカニュレーションが難しいことがあること，冠静脈洞の損傷・破裂の危険性があることです．また，解剖学的な問題から右室への心筋保護液の灌流が不十分になることがあるので，注意が必要です．症例によっては，順行性と逆行性を併用することもあります．

麻酔科医にとって重要なことは，心筋保護液が心筋にきちんと行きわたっているか注意しておくことです．注入圧の確認，注入後速やかに心拍動が止まり（目視），心電図がフラットになることは必ず確認しておく必要があります．特に，順行性で灌流が不十分になる可能性のある大動脈弁閉鎖不全症や高度の冠動脈狭窄症，また圧負荷で心筋が厚くなっている大動脈弁狭窄症では心筋保護液は入りにくいことを認識して，術者や臨床工学技士らとコミュニケーションをとりながら，心筋保護液の注入の確認をすることが大事です．

> **Q** プレコンディショニング，ポストコンディショニングとは，どういうことですか？

1986年Murryら[10]は，イヌの心筋虚血再灌流モデルで40分間の心筋虚血と4日間の再灌流を施したコントロール群と，心筋虚血再灌流傷害の前に5分間の虚血再灌流を4回施した群（IPC：Ischemic Preconditioning）で心筋梗塞サイズを比較すると，IPC群のほうがコントロール群より有意に小さな値になっていました．このようにプレコンディショニングの概念は，強力

な有害ストレス刺激の前処置が，その後に来るもっと強いストレス刺激に対して細胞内耐性を増強するというものです．Murryらの報告は，短時間の虚血が有害刺激なので虚血によるプレコンディショニングとよばれ，その作用機序など多くの研究が報告されています．

虚血によるプレコンディショニングのメカニズムは未だ完全には解明されていませんが，図1[11)]に示すように，複雑なシグナル伝達経路（特にRISKとよばれるリン酸化酵素の活性）が重要な役割を果たし，図2[12)]に示すようにミトコンドリアのpermeability transition pore（PTP）の開口を抑制し，アポトーシスの抑制，ミトコンドリア機能温存で細胞を保護すると考えられています．

虚血によるプレコンディショニング刺激による保護効果は，刺激から虚血再灌流傷害までの時間によって制限され，大きく分けて早期（Early phase）と後期（Late phase）の2つに分類されます．早期は虚血刺激を与えてから1〜2時間くらいまでの間に虚血再灌流傷害がくると強力に保護効果を発揮します．しかし2時間以降に傷害が生じても，もはや心筋保護効果は出現しません．ところが，虚血刺激から24時間後〜3日までに虚血再灌流傷害が生じると，再び心筋保護効果が出現してきます．これが後期プレコンディショニングとよばれる現象です．

プレコンディショニングは虚血再灌流傷害の前に虚血刺激を与えるのに対して，ポストコンディショニングは再灌流のごく早期に30秒程度の心筋虚血再灌流を数回施すと心筋保護が得られるという現象で，その作用機序はプレコンディショニングのそれと似ています．

プレコンディショニングもポストコンディショニングも臨床では冠動脈の閉塞・解除という操作が必要なので，一般的ではありません．そこで，そのシグナル伝達経路を活性化するような薬物で同様の効果を得ることができないか？ということが研究されています．例えば，アデノシンや蛋白キナーゼを活性化するような物質は動物実験では有用性が認められていますが，様々な副作用のため臨床使用は実現していません．そんななか，吸入麻酔薬であるセボフルラン，イソフルラン，デスフルランなどは，多くの動物実験で心筋保護効果が認められ，様々な問題点（メモ）の存在にも打ち勝って臨床ト

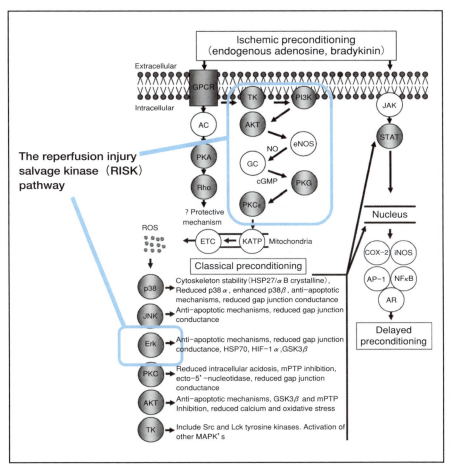

図1 虚血によるプレコンディショニングの作用機序
短時間虚血刺激で内因性のアデノシン,ブラジキニン,オピオイドが産生され,G蛋白結合性受容体に接合する.さらに The reperfusion injury salvage kinase(RISK)とよばれるリン酸化酵素を活性化し,ミトコンドリアの ATP 感受性 K^+ チャネル(K_{ATP})を活性化する.これにより reactive oxygen species(ROS)が少量発生し,RISK 経路をさらに活性化する. (文献 11 を参照して作成)

トライアルでも好成績が多く報告されています.

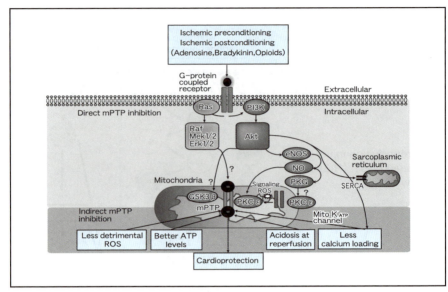

図2　ミトコンドリアの役割
虚血によるプレコンディショニング，ポストコンディショニングはRISKを活性化して，ミトコンドリアのpermeability transition pore（PTP）の開口を抑制する．
（文献12より引用）

Q 臨床トライアルで，どのような吸入麻酔薬の有用性が報告されているのですか？

　心筋のトロポニンIやトロポニンT値の減少，心機能の改善を報告しているものが多いですが，術後ICU滞在期間，入院期間の減少を示したものや，術後1年間の合併症，死亡率が減少したと報告しているものもあります．

　De Hertらは，CPBを用いた冠動脈バイパス術（CABG）を予定された患者200名をランダムにプロポフォールで麻酔する群（propofol），CPB前までセボフルランで麻酔する群（sevo pre），再灌流開始後のみセボフルランで麻酔する群（sevo post），最初から最後までセボフルランで麻酔する群（sevo all）の4群に分け，トロポニンI値，心機能，ICU滞在時間および退院までの日数について調査しました[13]．Sevo all群の周術期のトロポニンI値は，他の群より有意に低い値を示しました．また，心機能もsevo all群のみCPB

●吸入麻酔薬による心筋保護効果の臨床応用の問題点

　動物実験では吸入麻酔薬は圧倒的な心筋保護効果を示すのに，臨床研究では動物実験ほどの圧倒的な心筋保護効果を示していません．吸入麻酔薬によるプレコンディショニング[14]もポストコンディショニング[15]も，虚血による心筋保護効果と似た作用機序で心筋保護効果を発揮します．ほとんどの動物実験で，in vivo, in vitro, 摘出心など実験方法の違い，動物種の違いとは無関係に心筋保護効果が示されています．ほとんどの場合，若くて健康な動物が用いられています．しかし，糖尿病，高血糖，高齢な動物ではその心筋保護効果が減弱することが報告されています[16,17]．例えば，膵臓 β 細胞を破壊する薬剤に投与して誘発した糖尿病イヌと健常イヌを用いた実験で，糖尿病イヌでは心筋保護効果が減弱します．臨床では虚血性心疾患患者の多くは，糖尿病，高血糖，高齢を合併しています．このようなことで，臨床トライアルでは動物実験よりも強力な保護効果が示されていないのかもしれません．しかし，臨床での RCT やメタアナリシスで吸入麻酔薬による麻酔法は静脈麻酔薬による麻酔法より冠動脈バイパス術では有用であったと報告するものが多いので，臨床においても吸入麻酔薬による麻酔法の選択は心筋保護に有用であると思われます．

前後で低下することなく保たれましたが，他の 3 群では CPB 後に心機能が低下しました．さらに興味深いことに，ICU の滞在時間と入院期間が sevo all 群のみ有意に短くなっています．

　Garcia らのグループは，CPB を使用する CABG 患者に対し，大動脈遮断前に 4%セボフルランを 10 分間吸入させた群（セボフルラン群）と，酸素を 10 分間吸入させた群（プラセボ群）の長期（1 年）の心イベント発生率について，セボフルラン群のほうが術後の心イベント発生率が有意に少なかったことを報告しています（図 3）[18]．

　また De Hert らは，CPB を使用した CABG 患者 414 人を完全静脈麻酔（TIVA）群（n＝145），セボフルラン麻酔群（n＝132），デスフルラン麻酔群（n＝137）に振り分け，1 年後の死亡率を調査しました[19]．死亡率は TIVA 群 12.3%，セボフルラン群 3.3%，デスフルラン群 6.7%で，死亡率のカーブには

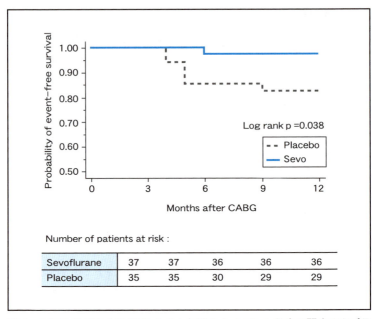

図3 CABGを受けた患者72人の1年間の心イベント発生に関するカプラン-マイヤー曲線
セボフルランのプレコンディショニングを行った群は，対照群より心イベントがなかった期間が有意に長い．　　　（文献18より引用）

有意な違いが認められました（p=0.034）．1年後の死亡率を相対的に増加させる因子は70歳以上，EuroSCORE 2以上，女性，改善させる因子は慢性的なβ遮断薬の使用，吸入麻酔薬による麻酔法の選択でした．

Landoniらは22のRCT，計1,922人の患者のメタアナリシスを行い，心筋梗塞発生のリスクは吸入麻酔24/979，TIVAが45/874，30日後の死亡率は吸入麻酔が4/977，TIVAが14/872と，有意な差をもって吸入麻酔薬が有用であると示しています[20]．

β遮断薬のところで出てきた2007年ACC/AHA非心臓手術の周術期心血管評価と管理のガイドライン[7]では15のRCTを引用し，吸入麻酔薬の使用は推奨クラスClass Ⅱa（目的を絞り込んだ試験の追加研究が必要だが，処置・治療は妥当）とされています．しかし，2014年のガイドライン[1]では，吸入麻酔薬の優位性はなくなりました．

このように多くの臨床トライアルの結果からも，吸入麻酔薬の使用は心臓手術中の心筋保護に関与する可能性が高いといえそうです．ただし，吸入麻酔薬を使用する場合，それによって誘発される低血圧，心収縮力低下など血行動態の破綻に注意しなければなりません．

亜硝酸薬は心筋保護効果がありますか？

　亜硝酸薬は前負荷を軽減し，心筋壁の張力を減少させることで心筋酸素需要を減弱し，冠動脈拡張作用で酸素供給を増加させると考えられるので，理想的な薬剤です．しかし，亜硝酸薬を麻酔や手術前から投与することで周術期の心合併症の危険性を減少させるという納得のいくエビデンスが見当たらないようです．GISSI-3 では，急性心筋梗塞 19,394 例をリシノプリル，ニトログリセリン貼付薬，対照群に分け，6 週間の死亡率を調査しました[21]．リシノプリルは対照群よりも死亡率が低下し有用であると判定されましたが，ニトログリセリンは対照群と有意差はなく，有用性は認められませんでした．この原因は，どうやら亜硝酸薬は長期連用で耐性が生じることに関係があるようです．したがって，亜硝酸薬は発作時，麻酔中では心電図の虚血性変化が出現したようなときに短時間の使用に限って，有効であるようです．

ほかに心筋保護薬として注目されている薬剤はありますか？

　動物実験レベルではたくさんありますが，臨床使用可能なものではニコランジル，スタチンが挙げられるでしょう．ニコランジルは亜硝酸薬の特徴と K_{ATP} チャネル開口薬の特徴を併せもっています．K_{ATP} チャネル開口薬の特徴をもつということは，吸入麻酔薬と同様に薬理学的プレコンディショニング効果を有する可能性があります．安定労作狭心症患者 5,126 例を対象とした IONA 試験では，ニコランジルは抗狭心症効果を有するだけでなく，心血管イベントの発生を抑制しました[22]．K_{ATP} チャネルは，心筋細胞だけでな

く血管平滑筋にも存在します．ニコランジルは血管にも作用し保護効果があるようですが，周術期の使用が心筋保護に関与するのかどうか判断できるほどの臨床データはまだありません．今後の研究の結果が期待されます．

　スタチンはコレステロールを下げる薬ですが，近年その作用以外にも様々な作用があることが知られています．スタチンは投与早期に血管内皮細胞NO合成酵素（eNOS）の蛋白発現の亢進，ひいてはNOを産生し，冠動脈の内皮依存性血管弛緩反応を改善します．eNOSを刺激してNOを産生するという特徴は，図3に示されているようにプレコンディショニングにもポストコンディショニングにも関係してくるので，心筋保護効果を有する可能性があります．いくつかの動物実験で，スタチンがプレコンディショニングに関連することが報告されています．また，スタチンは動脈硬化プラーク安定化作用や抗炎症作用など多彩な作用を有しています．2014年ACC/AHA非心臓手術の周術期心血管評価と管理のガイドライン[1]では，スタチンの使用は推奨レベルClass Iとされています．

［文　献］

1) Fleisher LA, Fleischmann KE, Auerbach AD et al：2014 ACC/AHA guideline on perioperative cardiovascular evaluation and management of patients undergoing noncardiac surgery：executive summary：a report of the American College of Cardiology/American Heart Association Task Force on Practice Guidelines. Circulation 130：2215-2245, 2014
2) Kristensen SD, Knuuti J, Saraste A et al：2014 ESC/ESA Guidelines on non-cardiac surgery：cardiovascular assessment and management：The Joint Task Force on non-cardiac surgery：cardiovascular assessment and management of the European Society of Cardiology（ESC）and the European Society of Anaesthesiology（ESA）. Eur J Anaesthesiol 10：517-573, 2014
3) Ferguson TB, Coombs LP, Peterson ED：Preoperative beta-blocker use and mortality and morbidity following CABG surgery in North America. JAMA 287：2221-2227, 2002
4) Hillis LD, Smith PK, Anderson JL et al：Special Articles：2011 ACCF/AHA Guideline for Coronary Artery Bypass Graft Surgery：executive summary：a report of the American College of Cardiology Foundation/American Heart Association Task Force on Practice Guidelines. Anesth Analg 114：11-45, 2012

5) Prys-Roberts C, Foëx P, Biro GP et al : Studies of anaesthesia in relation to hypertension. V. Adrenergic beta-receptor blockade. Br J Anaesth 45 : 671-681, 1973
6) Palda VA, Detsky AS : Perioperative assessment and management of risk from coronary artery disease. Ann Intern Med 127 : 313-328, 1997
7) Fleisher LA, Beckman JA, Brown KA et al : ACC/AHA 2007 guidelines on perioperative cardiovascular evaluation and care for noncardiac surgery : a report of the American College of Cardiology/American Heart Association Task Force on Practice Guidelines (Writing Committee to Revise the 2002 Guidelines on Perioperative Cardiovascular Evaluation for Noncardiac Surgery) : developed in collaboration with the American Society of Echocardiography, American Society of Nuclear Cardiology, Heart Rhythm Society, Society of Cardiovascular Anesthesiologists, Society for Cardiovascular Angiography and Interventions, Society for Vascular Medicine and Biology, and Society for Vascular Surgery. Circulation 116 : e418-e500, 2007
8) POISE Study Group : Effects of extended-release metoprolol succinate in patients undergoing non-cardiac surgery (POISE trial) : a randomised controlled trial. Lancet 371 : 1839-1847, 2008
9) Wijeysundera DN, Nkonde-Price D, Virani SS et al : Perioperative beta blockade in noncardiac surgery : a systematic review for the 2014 ACC/AHA guideline on perioperative cardiovascular evaluation and management of patients undergoing noncardiac surgery : a report of the American College of Cardiology/American Heart Association Task Force on Practice Guidelines. Circulation 130 : 2246-2264, 2014
10) Murry CE, Jennings RB, Reimer KA : Preconditioning with ischemia : a delay of lethal cell injury in ischemic myocardium. Circulation 74 : 1124-1136, 1986
11) Hausenloy DJ, Yellon DM : Survival kinases in ischemic preconditioning and postconditioning. Cardiovasc Res 70 : 240-253, 2006
12) Hausenloy DJ, Ong SB, Yellon DM : The mitochondrial permeability transition pore as a target for preconditioning and postconditioning. Basic Res Cardiol 104 : 189-202, 2009
13) De Hert SG, Van der Linden PJ, Cromheecke SM et al : Cardioprotective properties of sevoflurane in patients undergoing coronary surgery with cardiopulmonary bypass are related to the modalities of its administration. Anesthesiology 101 : 299-310, 2004
14) Tanaka K, Ludwig LM, Kersten JR et al : Mechanisms of cardioprotection by volatile anesthetics. Anesthesiology 100 : 707-721, 2004
15) Pagel PS : Postconditioning by volatile anesthetics : salvaging ischemic myocardium at reperfusion by activation of prosurvival signaling. J Car-

diothorac Vasc Anesth 22：753-765, 2008
16) Tanaka K, Kehl F, Gu W et al：Isoflurane-induced preconditioning is attenuated by diabetes. Am J Physiol Heart Circ Physiol 282：H2018-2023, 2002
17) Mio Y, Bienengraeber MW, Marinovic J et al：Age-related attenuation of isoflurane preconditioning in human atrial cardiomyocytes：roles for mitochondrial respiration and sarcolemmal adenosine triphosphate-sensitive potassium channel activity. Anesthesiology 108：612-620, 2008
18) Garcia C, Julier K, Bestmann L et al：Preconditioning with sevoflurane decreases PECAM-1 expression and improves one-year cardiovascular outcome in coronary artery bypass graft surgery. Br J Anaesth 94：159-164, 2005
19) De Hert S, Vlasselaers D, Barbe R et al：A comparison of volatile and non volatile agents for cardioprotection during on-pump coronary surgery. Anaesthesia 64：953-960, 2009
20) Landoni G, Biondi-Zoccai GGL, Zangrillo A et al：Desflurane and sevoflurane in cardiac surgery：a meta-analysis of randomized clinical trials. J Cardiothorac Vasc Anesth 21：502-511, 2007
21) ISIS-4（Fourth International Study of Infarct Survival）：a randomised factorial trial assessing early oral captopril, oral mononitrate, and intravenous magnesium sulphate in 58,050 patients with suspected acute myocardial infarction. Lancet 345：669-685, 1995
22) The IONA Study Group：Effect of nicorandil on coronary events in patients with stable angina：the Impact Of Nicorandil in Angina（IONA）randomised trial. Lancet 359：1269-1275, 2002

V. 心臓麻酔における臓器保護

Q19 心臓・大動脈手術中の脳・脊髄保護

回答：琉球大学医学部附属病院 麻酔科　野口信弘，和泉俊輔，垣花 学

point

- 人工心肺（CPB）使用の有無にかかわらず，心臓手術を受ける患者は脳合併症のリスクが高い．
- 脳合併症の最大要因は，動脈硬化性アテロームの存在である．
- 脳血流モニターの情報に加え，各種バイタルサインを総合的に判断し，脳虚血の発生を予測すべきである．
- 大動脈手術時の脊髄保護には，適切なモニタリングと迅速かつ的確な対応が必要．

Q 人工心肺（CPB）使用時の注意点は何ですか？

A CPBを使用した心臓手術における脳合併症の頻度は1〜5％といわれており[1〜3]，一般手術における頻度（全体として0.07％，40〜80歳で0.5％）と比べて高率です．危険因子としては一般手術同様，年齢[1]，糖尿病，高血圧の合併などに加え，上行大動脈の動脈硬化が挙げられます．脳合併症の最大の原因は動脈硬化性アテロームと考えられており，大動脈に直接触れる手技（大動脈の遮断や解除，カニュレーション，動静脈グラフトの近位側吻合）を

伴う心臓手術では，このプラークが遊離する危険性が高まります．これに加え気泡，微小血栓など，術中に生じた様々な塞栓子が脳塞栓症と関係します．

これらのうち最も重要と思われる上行大動脈の評価には，術野でのエコー検査（epiaortic scanning）が経食道心エコー（TEE）よりも有効とされています[4]が，心臓内の塞栓源（左房内血栓や感染性心内膜炎における疣贅など）の検出には TEE が有用です．これらの検出においては，経胸壁心エコーより感度が高いとされており，術前に見逃された病変が発見できる可能性があります．これらは脳合併症を防ぐための手術手技，操作の変更につながる重要な情報ですので，きちんと術者に伝える必要があります．

Q 脳保護に役立つモニターには，どのようなものがありますか？

術中に起こる脳虚血の原因には，低灌流と塞栓が挙げられます．低灌流のモニターとして，脳内酸素飽和度 regional cerebral oxygen saturation（rSO_2）モニターがあります．これは，脳内の混合血（動脈血および静脈血）酸素飽和度を測定することにより，脳内の酸素需給バランスの指標とするものです．rSO_2 が低下した場合（ベースラインの20%以上の低下を有意な低下とします）は，酸素消費の増加または酸素供給の減少を意味しますので，何らかの介入が必要です．特に心臓手術においては，体外循環開始に伴う rSO_2 の低下や左右差の出現は，送血管の位置異常や脳分離体外循環のトラブルなどCPBの送血がうまくいっていない可能性が考えられますので，迅速な対応が必要です．

Bispectral index（BIS）もまた麻酔深度のモニターだけでなく，脳灌流の指標としても有用です．オフポンプのCABGにおいて心臓脱転時にBIS値が急激に低下し，脱転を戻すと回復したという症例報告があります[5]が，このBIS値の低下は脱転による中心静脈圧上昇により脳灌流圧が低下したためと思われます．

経頭蓋超音波ドプラー（transcranial Doppler ultrasound：TCD）は，頭蓋骨の薄い部分（側頭骨窓や眼窩）に当てたプローブで脳内動脈（中大脳動

脈近位部など）の血流速度を連続して観察でき，塞栓の検出にも利用されるモニターです．固定が難しい，塞栓の鑑別（気泡か粒子か）が容易でない，低体温時に血流量との相関が弱くなる[6]などの欠点もありますが，手術操作（送血管の挿入，選択的脳分離体外循環の開始など）による左右の局所差や短時間の血流量の変化を知るのに有用です．

　これらは術中のモニターとして有用ですが，麻酔深度，体温，貧血，循環動態や手術操作などの情報を総合的に判断し，脳虚血の発生を予測することも重要です．

Q 胸腹部大動脈瘤手術時の脊髄保護について教えてください

　胸腹部大動脈瘤手術時の脊髄虚血による対麻痺は，重篤かつ頻度の高い合併症です．これを防ぐために様々な方法（脳脊髄液 cerebrospinal fluid ドレナージ：CSFD や硬膜外冷却法[7]など）が試みられていますが，その効果に関しては，合併症の問題も含めて意見が分かれています．また，手術操作における様々な工夫（20℃以下の超低体温循環停止，遮断末梢側への補助循環としての左心バイパス，CPB を用いた大腿動静脈バイパス，選択的肋間動脈灌流など）もなされていますが，依然として 5％程度の頻度で起こっています．その理由として，脊髄の血流には個人差が大きいことが挙げられます．脊髄の血流供給に最も重要な役割を果たすとされる大根動脈（great radicular artery：GRA），別名 Adamkiewicz（アダムキーヴィッツ）動脈がありますが，その起始は個人差が大きく，約 85％の症例では Th9 から L1 の間に存在します[8]．残りはそれ以外に存在し，腎動脈下大動脈瘤手術においても対麻痺が生ずることから，その起始が多様性に富んでいることがわかります（図 1）[9]．Magnetic resonance angiography（MRA）や，multidetector row computed tomography（MDCT）などの非侵襲的な術前検査の進歩により，同定できる割合が高まってはいますが，症例によっては骨盤内からの側副血行が重要な役割を果たしている場合もあり，そのような症例では，たとえアダムキーヴィッツ動脈を再建しても対麻痺を起こしてしまう可能性がありま

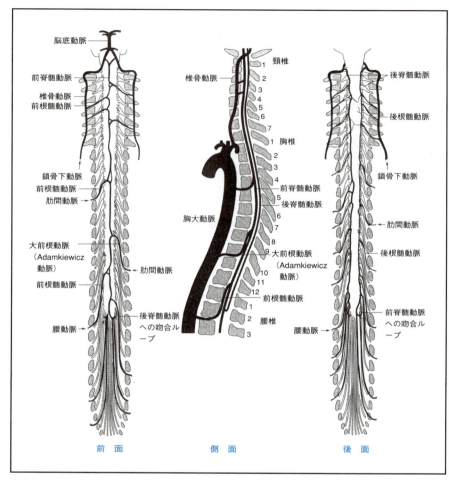

図 1 脊髄の血流分布（文献 9 より引用）

す.

そこで重要になってくるのが，個別の症例ごとに術中にリアルタイムで脊髄虚血の評価ができるモニターです．以前は somatosensory evoked potentials（SEP）がよく用いられていましたが，SEP は主に感覚経路である脊髄の側索と後索の障害に有用なモニターであり，脊髄前角の運動野の障害，つまり術後の対麻痺の発生を反映しないという欠点がありました．一方，経頭蓋的運動誘発電位モニタリング（transcutaneous motor-evoked potentials：

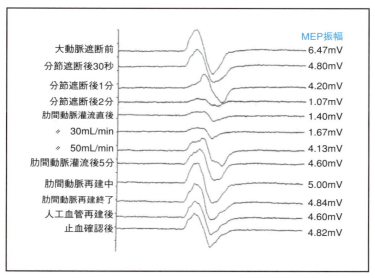

図2　肋間動脈選択的灌流による MEP の変化

tc-MEPs）は皮質脊髄路のモニターであり，運動野，特に虚血に弱いとされる脊髄前角細胞の障害をいち早く検出することができます．

具体的には，大動脈分節遮断後に MEP 振幅の有意な低下（コントロールの 25％以下）を認めた場合，その部位に脊髄血流に重要な肋間動脈があると判断し，選択的肋間動脈灌流（50 mL/min 前後）をしてもらい，MEP 波形が戻るようなら再建してもらいます（**図2**）．それと同時に，側副血行路を介した脊髄血流増加を期待し，遮断中枢側の昇圧および遠位側送血流量増加と灌流圧上昇を CPB 側に依頼します．

このような症例では，術後管理にも注意が必要です．de Haan ら[10]は，tc-MEPs モニタリング下の胸腹部大動脈瘤手術時に，血圧低下により MEP 振幅が低下し血圧上昇により回復した経験から，MEP 振幅が回復した血圧より高い血圧を術後も維持することが重要であると述べています．また，術直後には運動麻痺がなかったにもかかわらず，その後下肢麻痺が出現する，いわゆる遅発性対麻痺の危険因子として 60 mmHg 以下の低血圧，貧血（Hb 10 g/dL 以下）および低心拍出量（2.0 L/min 以下）が挙げられています[11]．

また，モルヒネをはじめとする μ オピオイド受容体刺激薬は，脊髄虚血後

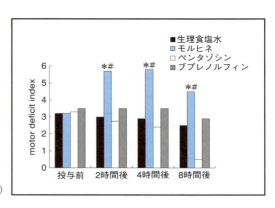

図3　各種鎮痛薬による運動機能
　　　への影響（ラット）
　　　（文献13を参照して作成）

の脊髄運動神経障害を増悪させる可能性がある[12]ため，その使用には注意が必要です．ラットを使った実験で，ペンタゾシン，ブプレノルフィンには脊髄障害の増悪効果が認められなかった[13]ため（図3），当院では胸腹部大動脈瘤手術症例には，ペンタゾシンの持続静注（1〜5 mg/hr）を術後鎮痛に使用しています．

　最近では，大動脈瘤に対するステントグラフト内挿術の症例も増えてきています．ステントによる脊髄虚血の報告も散見されており，特にアダムキーヴィッツ動脈にかかる部位へのステントや広範囲のステントでは注意が必要です．当院では，このような症例ではMEPモニタリングを行っていますが，実際に術中MEP振幅の低下を認めた症例で，平均動脈圧を上げるなどの対応により，MEPの回復した症例を経験しています．

 MEPに影響を与える麻酔薬には，何がありますか？

　MEPは大脳皮質運動野に電気刺激を行い，上位運動ニューロンである錘体路から脊髄前角細胞，運動神経の下位運動ニューロンを経由して筋肉から電位を得ます．全身麻酔下では興奮性シナプス後電位（excitatory post-synaptic potential：EPSP）が抑制されるためMEPを測定できませんでしたが，1993年にトレインパルス刺激を行うと，EPSPが蓄積されMEPを測定

できること[14])が報告されました.

　MEPの刺激方法の開発により麻酔中でも測定できるようになりましたが,麻酔に使用するほぼすべての薬剤はMEPに影響を与え,抑制します.麻酔薬のなかでも吸入麻酔薬はMEPを重度に抑制します.またバルビツレートやベンゾジアゼピンなどの静脈麻酔薬もMEPを重度に抑制します.プロポフォールは濃度依存性にMEPを抑制しますが,影響の少ないレミフェンタニルとの併用で高濃度での使用を避けることができます.またMEPに影響がないケタミンを併用することでプロポフォールの使用を減らすこともできます.以上のことからMEPモニタリング時の麻酔は完全静脈麻酔(total intravenous anesthesia：TIVA)が適しています.

　また,筋肉からの複合活動電位を測定しているので筋弛緩薬もMEPに影響を与えます.筋弛緩薬を使用しても単収縮反応の振幅(T1)が25〜50%であればMEPを測定できますが,筋弛緩モニターを用いて筋弛緩薬の効果が一定になるように調節する必要があります.

Q 胸部下行大動脈遮断時の薬動力学的変化について教えてください

先ほど,プロポフォールはMEPに影響を与えにくいと述べましたが,高濃度では抑制が起こります.胸部下行大動脈瘤手術における大動脈遮断時には,静脈内に投与されたプロポフォールが主として上半身に分布するためプロポフォール血中濃度の上昇が起こり,脳内濃度が上昇,脳波が著しく抑制されてしまいます.また,肝循環の停止による薬物代謝の変化,体外循環の使用による蛋白と結合しない遊離プロポフォールの増加[15])などの影響も考えられます.これらにより,急激なBIS値の低下が起こる場合があります[16]).このような状況では,MEPをモニターすることが困難になってしまいますので,プロポフォール投与量を調整(具体的にはBISモニターを参考に必要最小限にとどめる)しなければなりません.

TOPICS

《プレコンディショニング効果》

　プレコンディショニング効果とは，あらかじめ細胞が死に至らない程度の何らかの負荷をかけることにより，虚血時に細胞が死に至りにくくなる効果のことです．心臓や脳と同様，脊髄においてもその効果があると考えられ，脊髄虚血による対麻痺の予防法への応用が期待されています．薬物によるプレコンディショニング効果としては，ミトコンドリアATP感受性カリウムチャネル開口薬[17]やイソフルラン[18]などが報告されており，そのほかにも虚血や熱刺激[19]によるプレコンディショニング効果の報告もあります．

《デクスメデトミジンの脊髄保護効果》

　ラットを用いた脊髄虚血モデルにおいて，デクスメデトミジンは用量依存的に脊髄運動神経細胞に対する保護効果を発揮することが明らかになりました[20]．デクスメデトミジンは，胸腹部大動脈瘤術後の鎮静・鎮痛に有用である可能性があります．

[文　献]

1) Tuman KJ, McCarthy RJ, Najafi H et al：Differential effects of advanced age on neurologic and cardiac risks of coronary artery operations. J Thorac Cardiovasc Surg 104：1510-1517, 1992
2) Mills SA：Risk factors for cerebral injury and cardiac surgery. Ann Thorac Surg 59：1296-1299, 1995
3) Wong DH：Perioperative stroke. Part II：Cardiac surgery and cardiogenic embolic stroke. Can J Anaesth 38：471-488, 1991
4) Ribakove GH, Katz ES, Galloway AC et al：Surgical implication of transesophageal echocardiography to grade the atheromatous aortic arch. Ann Thorac Surg 53：758-761, 1992
5) Hemmerling TM, Olivier JF, Basile F et al：Bispectral index as an indicator of cerebral hypoperfusion during off-pump coronary artery bypass grafting. Anesth Analg 100：354-356, 2005
6) Nuttall GA, Cook DJ, Fulgham JR et al：The relationship between cerebral blood flow and transcranial Doppler blood flow velocity during

hypothermic cardiopulmonary bypass in adults. Anesth Analg 82：1146-1151, 1996
7) Martelli E, Cho JS, Mozes G et al：Epidural cooling for the prevention of ischemic injury to the spinal cord during aortic occlusion in a rabbit model：determination of the optimal temperature. J Vasc Surg 35：547-553, 2002
8) Kieffer E, Fukui S, Chiras J et al：Spinal cords arteriography：a safe adjunct before descending thoracic or thoracoabdominal aortic aneurysmectomy. J Vasc Surg 35：262-268, 2002
9) 高崎眞弓, 菅沼龍夫：脊椎・脊髄の機能解剖."麻酔科診療プラクティス5. 麻酔科医に必要な局所解剖" 高崎眞弓 他編. 文光堂, p13, 2002
10) de Haan P, Kalkman CJ：Spinal cord monitoring：somatosensory and motor-evoked potentials. Anesthesiol Clin North America 19：923-945, 2001
11) Safi HJ, Miller CC 3rd, Huynh TT et al：Distal aortic perfusion and cerebrospinal fluid dranage for thoracoabdominal and descending thoracic aortic repair：the years of organ protection. Ann Surg 238：372-380, 2003
12) Kakinohana M, Marsala M, Carter C et al：Neuraxial morphine may trigger transient motor dysfunction after a noninjurious interval of spinal cord ischemia：a clinical and experimental study. Anesthesiology 98：862-870, 2003
13) Nakamura S, Kakinohana M, Sugahara K et al：Intrathecal morphine, but not buprenorphine or pentazocine, can induce spastic paraparesis after a noninjurious interval of spinal cord ischemia in the rat. Anesth Analg 99：1528-1531, 2004
14) Taniguchi M, Cedzich C, Schramm J：Modification of cortical stimulation for motor evoked potentials under general anesthesia：technical description. Neurosurgery 32：219-226, 1993
15) Yoshitani K, Kawaguchi M, Takahashi M et al：Plasma propofol concentration and EEG burst suppression ratio during normothermic cardiopulmonary bypass. Br J Anaesth 90：122-126, 2003
16) Kakinohana M, Miyata Y, Kawabata T et al：Bispectral index decreased to"0"in propofol anesthesia after a cross-clamping of descending thoracic aorta. Anesthesiology 99：1223-1225, 2003
17) Caparrelli DJ, Cattaneo SM 2nd, Bethea BT et al：Pharmacological preconditioning ameliorates neurological injury in a model of spinal cord ischemia. Ann Thorac Surg 74：838-844, 2002
18) Sang H, Cao L, Qiu P et al：Isoflurane produces delayed preconditioning against spinal cord ischemic injury via release of free radicals in rabbits. Anesthesiology 105：953-960, 2006

19) Perdrized GA, Lena CJ, Shapiro DS et al：Preoperative stress conditioning prevents paralysis after experimental aortic surgery：increased heat shock protein content is associated with ischemic tolerance of the spinal cord. J Thorac Cardiovasc Surg 124：162-170, 2002
20) Kakinohana M, Oshiro M, Saikawa S et al：Intravenous infusion of dexmedetomidine can prevent the degeneration of spinal ventral neurons induced by intrathecal morphine after a noninjurious interval of spinal cord ischemia in rats. Anesth Analg 105：1086-1093, 2007

V. 心臓麻酔における臓器保護

Q20 腎保護

回答：国立成育医療研究センター 手術集中治療部　蜷川　純，新東京病院 麻酔科　金　信秀

> **point**
> - 腎臓には約 1 L/min，心拍出量の約 20〜25％の血液が流れている．
> - 人工心肺（CPB）中の尿量は，腎機能のおおまかな指標であり，他臓器への血流量の間接的な指標ともなる．
> - 利尿薬や腎保護薬のおおまかな作用機序を覚えよう．
> - ドパミンやハプトグロビンの腎保護作用にエビデンスはない．
> - 近年，トルバプタンの腎保護作用が注目されている．

　術後の急性腎障害（AKI）は，なぜ起きるのですか？

　術後の腎機能障害で最も一般的なのは，急性尿細管壊死によるものです．急性尿細管壊死は，低血圧や循環血液量不足などにより腎血流量が低下し，腎髄質の低酸素性障害が生じるために起こります．

　ここでひとつ，おさらいをしておきましょう．皮質は主に腎小体（糸球体とボウマン嚢）と曲尿細管から，髄質は直尿細管（ヘンレ係蹄）と集合管からできています（図1）．腎血流量は約 1 L/min，心拍出量の 20〜25％を占めますが，このうち 9 割以上は腎皮質に流れ，腎髄質に流れるのは約 6％しか

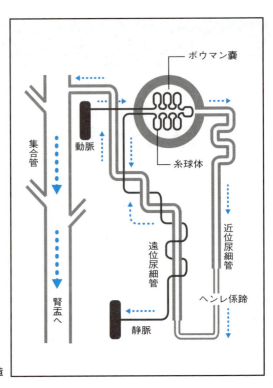

図1 ネフロンの構造

表1 腎血流量の調節

血管収縮系	血管拡張系
・交感神経系 ・レニン・アンジオテンシン系 ・アルドステロン系 ・抗利尿ホルモン系	・プロスタグランディン系 ・キニン ・心房性利尿ペプチド

ありません．皮質の血流量は豊富なため，低血圧などに曝されたとしても腎血流量の調節（**表1**）により，ある程度の血流調節が可能ですが，髄質はすでに血流低下による酸素化の障害を受けている可能性があります．これが虚血性急性腎障害，つまり急性尿細管壊死に進んでいきます．

虚血性急性腎障害のリスク要因として，

・術前からの腎障害

・糖尿病

- 65歳以上の患者
- 大血管手術
- CPB時間が3時間以上
- 腎毒性物質（造影剤，免疫抑制薬など）への曝露

などが挙げられます[1]．どれも，心臓手術を受ける患者に当てはまりそうなものばかりですね．

Q 人工心肺（CPB）中の腎機能評価は，尿量をみればよいですか？

 CPB中の尿量は，腎機能のおおまかな指標となります．また，腎血流量を反映するだけでなく，他臓器への血流量の間接的な指標にもなっています．

しかし，CPB中の尿量と術後のAKIの発生率は，関連がありません[2]．プライミング溶液にマンニトールが加えられているとき，平均動脈圧が高いとき，拍動流を使用しているとき，尿量は増えます．また，低体温による尿細管機能低下，流量や圧が減少しているとき，拍動流が欠如しているときなど，尿量が減ることもあります．CPB後のAKIは，心臓手術患者の合併症と死亡の根強い原因の一つであり，その発生率は0.3〜29.7％，透析を要したAKIの発生率は1.2〜3％と報告されています[3]．腎不全の発生は，CPB中の尿量維持のために行われた様々な処置よりも，術前および術後の血行動態に依存しているといわれています[2]．

Q 利尿薬は腎保護になるのですか？

 麻酔中に一般的によく使われる利尿薬に，浸透圧利尿薬のマンニトール，ループ利尿薬のフロセミドなどがあります．

マンニトールは，近位尿細管での浸透圧を上昇させることで水の再吸収を抑制し，尿量を増加させます．虚血性腎障害に対するマンニトールの効果を得るには，虚血になる前に投与しておく必要があります．また，atrial natriuretic factor（ANF）と組合せて使うことで，糸球体濾過率（GFR）が著明に改善するとの報告もあります[4]．

フロセミドは，ヘンレ係蹄の上行脚においてNa，Clの再吸収を抑制し，尿量を増加させますがAKI発症率や透析導入率，死亡率の改善作用はないとの報告があります[5,6]．

Q 腎保護のための薬物療法には，どんなものがありますか？

術中に，適切な輸液管理でnormovolemiaが保たれており，酸素飽和度の維持や貧血の補正といった酸素化が十分行われていることが，腎保護にはまず重要になります．一方，重症心不全においては腎うっ血が腎機能悪化の重要な危険因子という報告もあり，過剰な輸液・輸血も避けなければいけません[7]．そのうえで，さらに薬物療法を考えていきましょう．

腎血流を維持するために，腎血管を拡張させる薬物として，プロスタグランディンE_1（PGE_1），カルペリチド（ヒト心房性利尿ペプチド，hANP）があります．

PGE_1は，血管平滑筋に直接作用し，全末梢血管抵抗を低下させ，速やかな血圧下降作用を示しますが，重要臓器の血流は維持する薬です．重症腎機能障害を合併した上腹部手術症例を対象とした検討で，術中の腎機能低下を予防し，良好に維持している報告があります[8]．

カルペリチドは，α型hANPの受容体に結合し，細胞内cGMPを増加させ，輸入細動脈の血管拡張作用によるGFRの増加，腎髄質血流量の増加などにより，利尿作用を示します．カルペリチドはドパミンと違い，長期投与による耐性が生じないという報告があります[9]．

その他，腎障害を抑制する作用をもつ薬物に，ウリナスタチンが挙げられます．ウリナスタチンは，ヒト尿から精製された蛋白分解酵素阻害薬であり，急性膵炎の治療によく用いられていますが，酵素の活性抑制作用のほかにも，膜安定化作用によるサイトカインの過剰放出抑制から，微小循環と組織灌流の改善が期待できます．ウリナスタチンをCPB前と術後3日間投与する

ことで，CPB 後の腎障害を抑制するとの報告があります[10]．

また，吸入麻酔薬のプレコンディショニング効果も注目されています．オンポンプ冠状動脈バイパス手術において，セボフルレンのプレコンディショニングにより術後の脳性ナトリウム利尿ペプチド（心筋機能障害のマーカー）とシスタチン C（腎機能障害のマーカー）の分泌を抑制するという報告[11]がある一方で，ラットの腎臓においてセボフルレンによるプレコンディショニングも虚血性プレコンディショニングも，腎機能保護や細胞障害抑制効果はないという報告[12]もあり，結論は出ていません．

TOPICS

トルバプタン

2010 年に，選択的バソプレシン V_2 受容体拮抗薬の経口製剤であるトルバプタンが我が国で発売されました．バソプレシン V_2 受容体は腎集合管に存在し，水の再吸収を促進する作用があります．トルバプタンはこれを阻害することで自由水のみを排泄させる利尿薬で，電解質異常をひき起こさない，交感神経系やレニン・アンジオテンシン系の活性化をきたさないなどの特徴をもち，その腎保護作用が期待されています．開心術の術後急性期におけるトルバプタンの腎保護作用に関する報告も近年散見されるようになり[13,14]，今後のデータの蓄積が注目されます．

Q 低用量ドパミンは，本当に腎保護になるのですか？

古くは 1970 年頃から，低用量ドパミン（1〜3 μg/kg/min）は腎保護作用を有するとして，AKI の予防と治療に使われてきましたが，近年その腎保護作用を否定する報告が続いています．AKI 患者に低用量ドパミンを投与しても，クレアチニンのピーク値や透析導入率，死亡率を下げる作用はない，

すなわち AKI の予後を改善しないとする報告[15]，ドパミン投与を始めて 8 時間後に尿量やクレアチニンクリアランスは最も増加するが，投与を始めて 48 時間後にはその効果は消失し，耐性を生じているとする報告[16]，などです．

Q CPB 中に血尿になることが多いような気がするのですが？

CPB の合併症の一つに，溶血があります．溶血を起こすと，ヘモグロビン尿となることがあります（血尿とは違います）．

溶血の原因として，吸引で血液を吸う際の血球破壊，人工肺や回路内でのローラーポンプや乱流による血液のすり潰し，送血管からの送血が血管内ジェット乱流をつくることによる血球破壊，などが挙げられます．

大量に溶血を起こすと，肝臓におけるヘモグロビンからビリルビンへの代謝が間に合わず，尿中にヘモグロビンが排泄されます．これがヘモグロビン尿症です．大量の溶血は急性尿細管壊死をひき起こしますが，これが尿細管での色素の沈殿による尿細管流の阻害なのか，あるいは溶血した赤血球から遊離したヘモグロビン以外の物質による糸球体と尿細管の障害であるのかは，明らかではありません．

ヘモグロビン尿症を認めた場合の対症療法として，ハプトグロビン投与が行われます．ハプトグロビンは主に肝臓で生産される蛋白で，極めて強固にヘモグロビンと結合します．この結合体が細網内皮系に速やかに取り込まれ分解処理されることで，ヘモグロビン毒性の中和と，腎糸球体からのヘモグロビン喪失を防止します．

しかし，血中のヘモグロビン濃度の上昇を抑えるという報告はいくつかあります[17,18]が，尿細管機能を向上させなかったという報告もあり[19]，ハプトグロビン投与が腎保護に結びつくという明確なエビデンスはありません．薬価が約 5 万円/100 mL と高価な薬なので，なかなか気軽には使えないですね．

[文　　献]

1) Sear JW : Kidney dysfunction in the postoperative period. Br J Anaesth 95 : 20-32, 2005
2) 新見能成：心臓手術の麻酔, 3版. メディカル・サイエンス・インターナショナル, 2004
3) Vives M, Wijeysundrea D, Marczin N et al : Cardiac surgery-associated acute kidney injury. Interact Cardio Vasc Surg 18 : 637-645, 2014
4) Lieberthal W, Sheridan AM, Valeri CR : Protective effect of atrial natriuretic factor and mannitol following renal ischemia. Am J Physiol 258 (5 Pt 2) : F1266-1272, 1990
5) Shilliday IR, Quinn KJ, Allison ME : Loop diuretics in the management of acute renal failure : a prospective, double-blind, placebo-controlled, randomized study. Nephrol Dial Transplant 12 : 2592-2596, 1997
6) Mahesh B, Yim B, Robson D et al : Does furosemide prevent renal dysfunction in high-risk cardiac surgical patients? Results of a double-blinded prospective randomized trial. Eur J Cardiothorac Surg 33 : 370-376, 2008
7) Mullens W, Abrahams Z, Francis GS et al : Importance of venous congestion for worsening of renal function in advanced decompensated heart failure. J Am Coll Cardiol 53 : 589-596, 2009
8) Hayashida M, Hanaoka K, Shimada Y et al : The effect of low-dose prostaglandin E_1 on serum and urinary fluoride concentrations in patients anesthetized with sevoflurane. Masui 46 : 736-742, 1997
9) Sward K, Valson F, Ricksten SE : Long-term infusion of atrial natriuretic peptide (ANP) improves renal blood flow and glomerular filtration rate in clinical acute renal failure. Acta Anaesthesiol Scand 45 : 536-542, 2001
10) Ueki M, Yokono S, Nogaya J et al : Effects of ulinastatin on postoperative renal function after cardiopulmonary bypass. Masui 44 : 691-697, 1995
11) Julier K, da Silva R, Garcia C et al : Preconditioning by sevoflurane decreases biochemical markers for myocardial and renal dysfunction in coronary artery bypass graft surgery : a double-blinded, placebo-controlled, multicenter study. Anestnesiology 98 : 1315-1327, 2003
12) Obal D, Dettwiler S, Favoccia C et al : Effect of sevoflurane preconditioning on iscaemia/reperfusion injury in the rat kidney *in vivo*. Eur J Anaesthesiol 23 : 319-326, 2006
13) Nishi H, Toda K, Miyagawa S et al : Effects of tolvaptan in the early postoperative stage after heart valve surgery : results of the STAR (Study of Tolvaptan for fluid retention AfteR valve surgery) trial. Surg Today 45 : 1542-1551, 2015
14) Yamada M, Nishi H, Sekiya N et al : The efficacy of tolvaptan in the perioperative management of chronic kidney disease patients undergoing

open-heart surgery. Surg Today 47 : 498-505, 2017
15) Bellomo R, Chapman M, Finfer S et al : Low-dose dopamine in patients with early renal dysfunction : a placebo-controlled randomized trial. Australian and New Zealand Intensive Care Society (ANZICS) Clinical Trials Group. Lancet 356 : 2139-2143, 2000
16) Ichai C, Passeron C, Carles M et al : Prolonged low-dose dopamine infusion induces a transient improvement in renal function in hemodynamically stable, controlled study. Crit Care Med 28 : 1329-1335, 2000
17) Shimizu T, Kudo T, Yamaguchi H et al : Haptoglobin administration for hemolysis with autotransfusion of blood ultrafiltered after cardiopulmonary bypass. Kyobu Geka 44 : 206-210, 1991
18) Kawai T, Wada Y, Kitaura K et al : Renal tubular dysfunction in open pediatric heart surgery-preventive effect of haptoglobin. Nippon Kyobu Geka Gakkai Zasshi 42 : 1137-1141, 1994
19) Gando S, Tedo I : The effects of massive transfusion and haptoglobin therapy on hemolysis in trauma patients. Surg Today 24 : 785-790, 1994

VI 人工心肺への対応と管理

Ⅵ. 人工心肺への対応と管理

Q21 人工心肺回路と技術

回答：大阪大学医学部附属病院
　　　医療技術部　吉田　靖

point
- 人工心肺（CPB）を構成する部材の特性と組合せを理解する．
- 人工心肺回路は使用する施設によって，多種多様な組合せがある．
- 初期充塡量を削減する手技には，麻酔科医と体外循環技士との相互管理が必要である．
- 人工心肺の安全を担保するためには，チーム医療の構築が必須である．

Q 人工心肺回路は，どのような構成になっていますか？

A 人工心肺の基本的な概念は，生体から脱血した血液と，術野から吸引した血液を熱交換器で冷却あるいは加温して，人工肺に導いてガス交換を行い，血液ポンプで生体内に還血するシステムです．そのため，血液ポンプを主体とする機械部分である人工心肺装置と，人工肺を主体とする器材部分である人工心肺回路により構成されます[1]．

人工心肺装置で使用される血液ポンプは，流体を加圧し一方向へ送出する心臓の役割を代行する装置で，血液の生体内への送入や吸引に用います．一

般に，ローラーポンプあるいは遠心ポンプが使用されます．ローラーポンプは，弾性管を回転するローラーでしごく容積型のポンプで，構造が単純でディスポ部材が安価であり，回転数により駆出される血液量が算出できるため，容易に流量を制御できます．また，ポンプチューブの復元力による吸引力で吸引ポンプとしても使用できますが，機械的な挫滅や吸引による血液損傷は溶血の原因となり，ローラーとチューブの圧閉調整が不十分な場合は，逆流やキャビテーションが発生します．また，送血回路の折れ曲がりなどで回路内圧が異常に上昇し，回路チューブの接続が外れたり，人工肺が損傷することがあります．ローラーポンプが発生する血流は無拍動ですが，ポンプの回転数を周期的に制御して拍動流を発生させることもできます．

遠心ポンプは，血液を回転させて起こる遠心力で血液を駆動させる定圧ポンプで，血球の損傷が少なく，大量の空気混入に対し気泡塞栓を回避できます．しかし，後負荷の変動で流量変化が起こり，回転数で流量を制御しにくく，低回転で遠心力が低下した場合に血液の逆流が生じます．ディスポ部材は高価ですが，医療保険対象であるため利用する施設が拡大する傾向にあります．近年，ポンプヘッドの充填量が少ない小型化の傾向にあり，成人用で20 mLの製品も市販されています．

人工心肺に使用される器材は，主となる回路には人工肺，熱交換器，血液ポンプ，送血フィルター（エアートラップ），静脈血貯血槽が含まれ，附属回路として吸引（サクション）回路，ベント回路，心内血貯血槽，心筋保護回路，限外濾過回路などがあります（**図1**）[2]．

1．人工肺

体外に誘導された静脈血に対して，酸素加と炭酸ガスの除去を行う部品で，肺のガス交換機能を人工的に代行します．通常，熱交換器が内蔵されており，冷温水槽により水温を調節し人工肺に流入する血液の温度を変化させることにより，体温を調整します．我が国で使用されているほとんどの人工肺は，ポリプロピレンの多孔質膜のキャピラリータイプ外部還流方式の膜型人工肺で，単位膜面積あたりの酸素加効率が高く，従来の平膜方式と比しホローファイバーの編込みに工夫を加え，必要十分な膜面積を減少させることができ，人工肺の充填量の削減がはかられています．近年は成人用として日

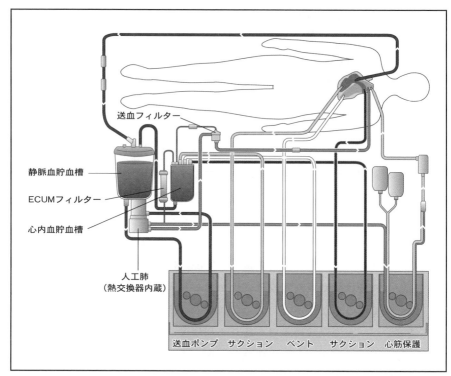

図1　静脈血貯血槽を用いた一般的な人工心肺回路

　本人の平均的な体格に合わせて最大血流量を 5 L/min 程度の性能とすることにより，さらに小型化されて，充填量が 150 mL 以下の製品も使用されています．また，動脈フィルターを内蔵した製品が普及していて，一体型であっても 300 mL 以下に充填量はさらに軽減され，人工心肺導入時の希釈率の低減化が実現しています．さらに，血液の異物接触による反応を抑制するために，生体適合性を向上させる目的でヘパリンや高分子ポリマーを用いたコーティングによる表面処理がされています．

　ガス交換膜である多孔質膜は膜の疎水性維持の継続性が保持できず血漿漏出が発生することがあるため，長期間使用する補助循環ではポリメチルペンテンなどの非対称膜や均質膜であるシリコンをコーティングし，多孔質膜を支持体として使用した複合膜の人工肺が使用されています．

2．貯血槽

　静脈から脱血した血液を貯血する静脈血貯血槽と，心腔や心嚢内の血液を吸引して貯血し濾過する心内血貯血槽がありますが，我が国で使用される貯血槽は，気泡除去を目的とした静脈スクリーンとデフォーマ（除泡網）を装備した静脈血貯血槽と，組織片や凝血塊などを除去する心内血貯血槽が一体となった構造が一般的で，人工肺と連結された製品が多く使用されています．開放型回路（open circuit）を採用している施設が多いため，槽内が大気に開放された3〜5 Lの容量をもつポリカーボネートを材質とした，外郭のハードシェルタイプが多く使用されています．貯血量が目盛りで確認でき，陰圧吸引補助脱血[3]に使用するための陽圧防止弁が装備された，密閉できる製品もあります．

3．動脈フィルター

　人工心肺回路内に混入した凝血塊や，材料の破片などの異物除去を目的とした孔径20〜40 μmのフィルターを要し，気泡の捕捉機能をもったチャンバーで人工肺と患者の間の送血回路に装着します．一般的に容量は50〜200 mLで，成人用においても低充填量化が進んでいます．

4．血液回路

　貯血槽，人工肺，血液ポンプ，送血フィルターなどの構成部品をチューブにより接続する血液流路で，材質はポリ塩化ビニルが使用され，可塑剤であるDEHPの被曝については反復性が低いですが，ヘパリンコーティングチューブの併用やTOTMの使用も考慮されています．また，チューブなどの回路表面へのヘパリンコーティングやPMEAコーティングなどにより，凝固線溶系，出血への対処以外に，炎症性サイトカイン，補体，顆粒球エラスターゼなどの炎症反応カスケードの抑制が期待でき，少しでも体外循環の合併症を減ずるために，生体適合性の向上をはかることを目的として使用されています．なお近年，人工肺などの構成部品と回路チューブをすべてあらかじめ接続された一体型の人工心肺回路として供給されるプレコネクト回路の使用も増えています（All in One回路）．これは，組立てが容易で誤接続や被曝を防ぐことができますが，メーカーの異なる構成部品が選択できないため，独占された固有のメーカー品でしか対応できません．

5．附属回路

a）吸引（サクション）回路

ローラーポンプによる陰圧で，心内血および心腔内血の回収を行い，心内血貯血槽で異物除去をしたうえで再利用し，輸血量の削減をはかるための回路です．

b）ベント回路

左心房や左心室からカニューレで心腔内血液を汲出して心室の過伸展を防止したり，空気塞栓の回避のために心腔内の気泡を血液とともに吸引するための回路です．

c）心筋保護回路

心臓が阻血とならないように心筋細胞の障害を防止し，低温により心筋酸素消費量を減少させて心筋保護を行うための回路で，心筋保護液の温度を調整する熱交換器が組込まれています．

心筋保護は，主として高カリウムと低温による心停止を主体とする低温化学心筋保護法（cold chemical cardioplegia）が用いられていますが，血液併用心筋保護法と晶液性心筋保護法があります．通常の使用方法では人工心肺下大動脈遮断後に，大動脈起始部から順行性に注入されますが，大動脈弁閉鎖不全症がある場合などは冠動脈口から選択的に注入したり，冠状静脈洞からバルーン付きのカテーテルを用いて，静脈相から注入する逆行性注入法も用いられています．大動脈遮断中は15〜30分ごとに間欠的に注入し，心筋障害の強い症例に対しては，心停止時にwarm inductionや大動脈遮断解除直前にhot shot（terminal warm blood cardioplegia）を行う場合もあります[4]．

Q　人工心肺回路は，標準化されているのですか？

A　人工心肺回路の構成要素の組合せや作法は，施設によって異なります．我が国では500を超える施設において，2016年には年間68,500例を超える心臓血管外科手術が行われていますが，これに対し回路製造販売業者は，各施設の様々な手術，術式の要望に応じて約3,000種類もの回路を提供しています．

表1 人工心肺回路構成のアンケート結果（日本医療器材工業会人工心肺部会，2004年）

回　路	年間出荷数
体外循環回路に静脈貯血槽を有する回路	39,318
体外循環回路に動脈貯血槽を有する回路	1,312
体外循環回路に貯血槽を有しない回路	4,951
その他	81

　2004年に日本医療器材工業会人工心肺部会にて，人工心肺回路製造会社を対象に行われた体外循環回路についてのアンケートでは，回路構成は主に3項目に区別していますが，ほとんど体外循環回路に静脈（血）貯血槽を有する回路が使用されています（**表1**）．今後は，現行の人工心肺回路を用いる手技との整合性や，体外循環回路を製作している会社の代表的な回路仕様，また体外循環を用いた心臓血管外科手術を多く行っている代表的な施設の回路仕様を十分に検討して，安全な操作が無理なく行える標準的な回路を構築することにより，製造工程が簡略化され，価格への反映や安定に供給されることが期待されます[5,6]．

Q 人工心肺回路には，どのくらいの容量が充填されるのですか？

　主となる人工心肺回路の充填量は使用する人工肺などに規定されますが，一般的な成人用回路で800～1,500 mLの容量が必要です．人工肺による血液希釈は，血液粘性抵抗の低下，溶血の軽減，代謝性アシドーシスの軽減などの利点がありますが，組織間隙への水分漏出による浮腫や低灌流の起因となります．特に不適正灌流による酸素負債については，酸素運搬量（DO_2）を指標とした評価モニタリングによるcritical DO_2の目標指向型管理が注目されています．

　近年，低充填量の人工肺などを使用することにより，充填量削減を積極的に取り組んでおり，過剰な血液希釈を防ぎ，同種血輸血の削減が見込まれるので，無輸血体外循環の症例拡大が期待されます．また，体外循環充填量を削減する手技として，reduced priming（RP）や retrograde autologous prim-

- ●reduced priming（RP）
  貯血槽および脱血回路の充填液を回収することにより，充填量を削減する方法です．体外循環開始時は脱血を先行させて脱血回路を充填しながら，安全な貯血槽のレベルを確保した時点で送血を開始します．
- ●retrograde autologous priming（RAP）
  送血回路，送血フィルター，人工肺の充填液を送血カニューレから脱血し，動脈血に置換することにより回収し，充填量を削減する方法です．

ing（RAP）を併用することにより，さらなる充填量削減が可能になっています[7]（メモ）．

Q 人工心肺を操作するうえでの安全対策を講じていますか？

人工心肺でのアクシデントの多くは，ひとたび発生すると不可逆性の致命的な事故となりうる危険性が高いです．この領域におけるリスクマネジメントは，そのインシデント・アクシデント事例より発生事象および発生要因が報告され，心臓血管外科を標榜する各施設で それぞれに対して多くの検討がなされ，危険回避の対策のための業務展開が行われています．人工心肺操作マニュアルやチェックリストの活用や安全装置の設置は，有効な安全対策です[8]．

　日本体外循環技術医学会では，2007年4月に「人工心肺における安全装置設置基準」を勧告として提示しました．これを遵守することにより安全が担保されると，関連学会でも提唱されています（図2）．この基準は2年ごとに見直しがされており，設置率の改善状況に合わせて重要度や項目が変更されています（表2）[9]．実際の人工心肺における主だったトラブル事例としては，脱血不良，空気誤送，送血圧力の異常，貯血槽や人工肺の目詰まり，ガス交換不良，送血ポンプの故障などがあります．

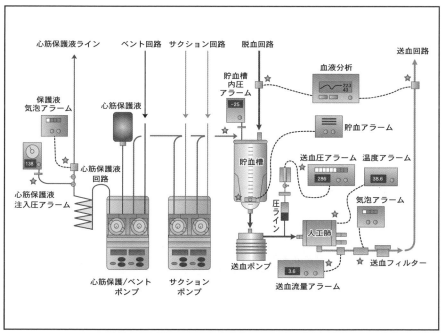

図2　人工心肺の安全装置一覧

1．脱血不良

脱血不良は貯血槽のレベル監視により確認できますが，その対処法としてはレベルのバランスが取れる送血流量に調整して，心臓外科医に脱血回路の折れ曲がりやカニューレの肝静脈への迷入がないかなど挿入位置を確認し，麻酔科医に経食道心エコーでも確認して原因に対する対処をします．

2．空気誤送

急激な脱血不良，回路の破損，回路内への空気の引込みなどから空気誤送が発生するので，貯血槽のレベルセンサーや気泡検出器による対策をしますが，送血回路から空気誤送が発生した場合には，その対処として直ちに送血ポンプを停止させて，回路の空気を再循環回路で除きます．空気が術野まで到達している場合には送血カニューレを抜去し，トレンデレンブルグ体位にして，上大静脈から人工心肺血を送る逆行性脳灌流を行い，空気を除き，再度，送血カニューレを挿入して人工心肺を再開します．

表2　日本体外循環技術医学会勧告　人工心肺における安全装置設置基準　必須推奨分類
　　　（第五版）　2015年8月29日

■必須（安全を確保する上で遵守しなければならない）
・レベルセンサー（アラーム付き）を貯血槽に設置する
・送血圧力計は送血ポンプと人工肺の間に設置し常時モニターする
・高圧時のアラーム機能を有すこと
・送血フィルター入口圧は切り替えもしくは追加的にモニターできること
・遠心ポンプ送血では流量計を取り付ける
・送血フィルターもしくはエアトラップを送血回路へ取り付ける
・心筋保護液の注入圧力計（アラーム付き）を取り付ける
・静脈血酸素飽和度（$S\bar{v}O_2$）をモニターする
・送血ポンプの手動装置を常備する
・送血ポンプではバッテリーを内蔵する

■強く推奨（安全上，可能な限り遵守すべきである）
・レベルセンサーによる送血ポンプの制御をする
・気泡検出器（アラーム付き）を送血回路に設置する
・気泡検出により送血ポンプを制御する
・ローラーポンプ送血では高圧時の制御をする
・遠心ポンプ送血では逆流防止策を設ける
・送血フィルターを取り付ける
・心筋保護液注入圧で注入ポンプを制御する
・心筋保護液回路へ気泡検出器を取り付ける
・ポンプベントではベント回路へ逆流防止弁を取り付ける
・ポンプシステム全体のバッテリーを内蔵する

■推奨（理想的には遵守したほうが良い）
・動脈血の連続ガスをモニターする
・遠心ポンプ送血では低流量アラームを設定する
・遠心ポンプ送血でも高圧時にポンプを制御する
・送血圧とは別に送血フィルターの入口圧を常時モニターする
・送血フィルターと送血カニューレの間の圧を追加的に測定できるようにする
・送血フィルター，人工肺の気泡抜き回路には逆流防止弁を取り付ける
・心筋保護液回路の気泡検出により注入ポンプを制御する
・ポンプシステムの予備の電源コードを常備する
・予備のポンプを常備する
・予備のセンサーを常備する

2007年4月第一版，2009年10月第二版，2011年9月第三版，2013年9月第四版

（文献9より引用）

3．送血圧力の異常

　送血回路に高い抵抗が生じた場合は，ローラーポンプ送血では送血圧が上昇しますが，遠心ポンプ送血の場合は血液流量が低下します．その原因が送

血カニューレ先端の閉塞や送血回路の折れ曲がり，誤って紺子を掛けてしまった場合は瞬間的に回路内圧が高値となります．そのときにはポンプを停止し，送血回路と脱血回路を閉じて再循環回路を開放して，回路内の空気除去と破損がないことや異常圧が発生しないことを確認後，再循環回路を閉じて送血回路・脱血回路を開放して送血圧を確認しながら送血を再開します．人工肺や動脈フィルターの目詰まりが原因で送血圧が上昇した場合は，人工肺，動脈フィルターの交換を実施します．迅速な対応を行うためには，日頃からの準備は欠かせません．清潔な器材（ハサミ），チューブ，コネクタなどを含めたエマージェンシーキット，予備の人工肺，動脈フィルターを整備して短時間に交換作業が行えるようにトレーニングしておくことが必要です．

4．ガス交換の不良

ガス交換能力の低下が認められた場合には，最初に吹送ガス（酸素濃度，ガス流量）を確認し，次に医療ガス配管への接続間違いがないことを確認します．そのうえで酸素ブレンダの酸素濃度とガス流量を上げて改善が乏しい場合には，送血回路と脱血回路の血液ガス分析を行います．このときにPaO_2が低値で$S\bar{v}O_2$が70%以下である場合は，Hb値を上昇させるために過剰な水分の除水や輸血をします．$PaCO_2$が上昇する場合は酸素流量を増加させて対処します．このような確認や対処を行っても改善されない場合には，なるべく早く体外循環を終了させるか，体外循環をいったん停止させて人工肺を交換しなければなりません．

5．送血ポンプの故障

送血ポンプが突然停止した場合は，脱血回路を遮断します．遠心ポンプによる送血の場合には送血回路も遮断して，送血ポンプの流量ダイヤルをゼロに戻し，動作復帰後の急発進を防止したうえで，手回しハンドルによる手動操作に切り替えて循環を維持します．その間に原因検索を行い，ポンプ交換が必要な場合はローラーポンプであれば別のポンプを利用することや稼働中のサッカーポンプを代替機にすることが可能です．遠心ポンプの場合は，経皮的心肺補助装置（PCPS）用の遠心ポンプを利用することや稼働しているローラーポンプに交換することも可能です．

手術室内の電源設備の問題が発生した場合は，手術室外までコンセントを

伸ばすことで重要機器の電源を確保する対応は可能ですが，施設内の電源設備の問題が発生した場合は，長時間電源供給が停止することが予測されるので，手術室全体で優先順位を確認して対応を事前に検討することが必要です．

現在の心臓血管外科の発展は，人工心肺なしでは成し得なかったといっても過言ではありません．体外循環システムは技術的にも確実に進歩発展していますが，その侵襲性は高く，炎症性物質の活性化，血球成分の消費，凝固因子の消費，臓器循環不全など，未だ解決しなければならない課題を多く残しています．今後，さらなる生体適合性の高い非侵襲性のシステムの開発が期待されます．

また，人工心肺の操作技術には経験や特殊な技能が求められますが，経験則ではなくエビデンスに基づいた best practice を目指し，シミュレーション教育[10]やガイドライン[11]の整備などを含めた安全管理の充実が必要です．今後はさらに体外循環技術の向上を養う教育プログラムを施設内や学会などでも確立し，心臓血管外科手術の臨床現場での各職種間の緻密な連携を確立しチーム医療を構築されることが望まれます．

[文　献]

1) 百瀬直樹：人工心肺システムとその操作法．体外循環と補助循環．日本人工臓器学会教育セミナー：9-27, 2005
2) 吉田　靖：体外循環技術．人工臓器 36：215-217, 2007
3) 又吉　徹：落差脱血・開放型回路ではない人工心肺とその留意点—陰圧吸引補助脱血と閉鎖型回路—．人工臓器 34：233-240, 2005
4) 吉田　靖：人工心肺装置（CPB）．Circulation Up-to-Date 2：110-118, 2007
5) Ranucci M, Isgro G, Giomarelli P et al：Anaerobic metabolism during cardiopulmonary bypass：predictive value of carbon dioxide derived parameters. Ann Thorac Surg 81：2189-2195, 2006
6) de Somer F, Mulholland JW, Ranucci M et al：O_2 delivery and CO_2 production during cardiopulmonary bypass as determinants of acute kidney injury：time for a goal-directed perfusion management？ Crit Care 15：R192, 2011
7) 窪田将司，山口和也，澤崎史明 他：Retrograde autologous priming reduced priming 効果．体外循環 30：274-280, 2003
8) 吉田　靖：人工心肺の最新の安全装置とセンサー類．体外循環と補助循環．日本人工臓器学会教育セミナー：35-46, 2009
9) 日本体外循環技術医学会：人工心肺における安全装置設置基準の勧告．

http://jasect.umin.ac.jp/safety/pdf/sefty.5th150829.pdf

10) 冨澤康子：医師と技士の教育と連携はどうあるべきか．人工臓器 34：238-240，2005
11) 人工心肺装置の標準的接続方法およびそれに応じた安全教育等に関するガイドライン．厚生労働省平成18年度医薬品等適正使用推進事業，2007
http://www.mhlw.go.jp/topics/2007/04/tp0427-10.html

Ⅵ. 人工心肺への対応と管理

Q22 人工心肺の病態生理

回答：板橋中央総合病院 新見能成（にいみ よしなり）

point

- 人工心肺（CPB）の使用により，炎症反応，止血凝固異常，臓器灌流の変化，塞栓症など種々の非生理的侵襲が加えられる．
- 炎症反応は複数の機序によるが，直接的な術野血の再利用が最も大きく関与する．
- 止血凝固異常の機序としては線溶系の活性化，ヘパリン効果の残存，血小板の消費と機能障害，低体温などが重要である．
- 塞栓症は，空気，血栓，組織片，異物などによって生じる．
- 麻酔科医は，人工心肺（CPB）の非生理的侵襲とその対策を知る必要がある．

Q 人工心肺（CPB）は，生体にどのような侵襲を与えますか？

A CPBは，心臓と肺の機能を代行する装置です．したがって，まずは適切な灌流とガス交換を維持する必要があります．主要臓器への酸素運搬が不十分であれば，通常の心不全と同様に各臓器の虚血性傷害や乳酸アシドーシスが発生します．しかし，CPBを使用すると，たとえ灌流条件が適切であって

も生体に数多くの非生理的侵襲が加えられます．血液と装置の人工表面との接触，血液希釈，低体温，血液への高ずり応力，虚血再灌流，ヘパリンとプロタミンの使用，エンドトキシン血症，非拍動流，血液滞留，大動脈操作などによる生体侵襲が，手術侵襲に上乗せされることになります．これらの要因は相互に影響し合い，白血球と内皮細胞の活性化，補体の活性化，血小板の活性化，凝固因子の活性化，線溶系の活性化，内分泌系ストレス反応の惹起，グルコース代謝の障害，臓器血流分布の変化，薬物分布容積や薬物代謝の変化などを生じます．そして，時に全身性炎症反応症候群，血栓塞栓症，凝固止血障害，各臓器不全，易感染性などの病態を惹起します．

> **Q** CPBでの適切な灌流圧，ヘマトクリット値，灌流量はどのくらいですか？

 適切な灌流とは，生体各臓器の機能を維持し，低灌流による合併症を避けて良好な長期予後を保証する灌流です．CPB 中の灌流圧，ヘマトクリット値，灌流指数は，個々に許容可能な水準を維持したうえで，総合的な酸素運搬と酸素消費のバランスを管理することが重要です．

CPB 中の灌流圧は，一般に平均 50〜60 mmHg を維持するべきと考えられています．これは，脳の灌流圧が 50〜150 mmHg の範囲で自動調節能によって脳血流が一定に保たれることに基づいています．しかし，術後の認知障害を予防するうえで高めの灌流圧を支持する研究があります．一般に高血圧，高齢，重症動脈硬化，頸動脈病変など，脳自己調節能カーブが右にシフトする場合（図 1）や低腎機能症例では，70 mmHg 以上の高めの灌流圧を用いるのが理にかなっています．

ヘマトクリット値は成人で 20％，小児で 15〜18％の血液希釈を許容する施設が一般的です．希釈体外循環により，輸血の合併症や炎症反応を回避できます．また血液希釈では，体外循環血液の粘性が低下して血管抵抗が低下し，末梢循環が改善して酸素運搬が維持されます．しかし，過度の血液希釈では酸素運搬が低下して乳酸アシドーシスが発生し，凝固止血障害や急性腎障害のリスクが上昇します．

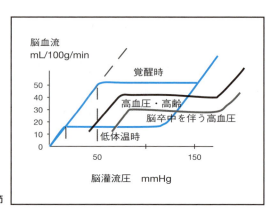

図1 脳灌流の自動調節

　灌流量は，常温で約 2.2〜2.5 L/min/m² を基準に考えます．これは，日常生活に必要とされる心拍出量に基づいた数値ですが，全身麻酔下や低体温下ではこの流量を必要とするわけではなく，実際低体温の程度に応じて灌流量を下げるのが一般的です．

Q　CPBによる全身性炎症反応は，どのような機序で起こりますか？

A CPB 中は，輸血と術野血の再利用が，全身性炎症反応に大きく関与します．また，血液と CPB 回路の人工表面との接触により，第XII因子が第XIIa因子に活性化して人工表面に接着し，カリクレインやブラジキニンの放出を促します．これらは血管内皮細胞や好中球，血小板などを活性化し，TNFやIL-6 などの炎症性サイトカインや補体を誘導して炎症反応を惹起します．虚血再灌流傷害や腸管の低灌流で生じるエンドトキシン血症も，炎症反応を起こします．活性化した好中球は，活性化した血管内皮細胞上をローリングしたのち接着し，組織に遊走して組織傷害性のエラスターゼなどを分泌します．

　このほか，術野の吸引や血液が人工肺やフィルター，送血管を通過する際には高ずり応力が発生しますが，高ずり応力は白血球や血小板を活性化させ，時に血液の細胞成分を破壊します．静脈リザーバや心腔内リザーバにおける血液と空気の接触も，炎症反応を惹起します．CPB による補体の活性化

は，主に副経路を介して生じますが，プロタミン投与後に形成されるヘパリン-プロタミン複合体は，古典経路を介して補体を活性化します．

CPB の使用で，内分泌系はどのような反応を示しますか？

一般に，手術は侵襲の大きさに応じてストレスホルモンを上昇させますが，CPB は単独で ADH，副腎皮質刺激ホルモン，カテコラミン，コルチゾルの濃度を有意に上昇させます．また，レニン-アンギオテンシン系の活性化によってアルドステロン濃度も上昇します．一方，TSH に対する T3，T4 の反応は低下します．CPB に対する各ホルモンの変動は，それぞれ時間経過が異なります．ADH，カテコラミン，心房性ナトリウム利尿ペプチド（ANP），炎症性サイトカインなどは，CPB 中上昇してその後低下します．一方，コルチゾルや ACTH，抗炎症性サイトカインなどは CPB 後も上昇を続け，しばらくして最高値をとったのち低下します．また，インスリンは CPB 中低下し，CPB 後，復温とともに上昇します（図 2）．

低体温で CPB を使用すると，インスリン分泌低下やインスリン抵抗性により，高度の高血糖が生じます．復温によりインスリン濃度は徐々に上昇しますが，高血糖は持続します．血中カリウム濃度は，心筋保護液の組成と量，

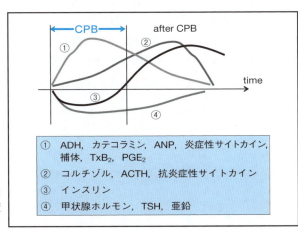

図 2　CPB の使用による内分泌反応の経時的変化

尿量，カテコラミンの使用，インスリンなど多因子の影響を受けて，CPB 中は大きく変動します．

> **Q** CPB による止血凝固障害は，どのような機序で起こりますか？

A 血液と人工表面の接触により，凝固因子と血小板が活性化します．これらは CPB で生じる炎症反応と相互に関連して血栓形成性に働き，血小板を消耗させます．また，線溶系の活性化は，フィブリンの凝集を阻害すると同時に血小板機能を抑制します．このほか，CPB 操作中の高ずり応力による機械的な血小板の破壊，低体温，ヘパリン効果の残存やリバウンド，術前に使用した抗凝固薬や抗血小板薬の効果残存なども止血凝固機能を障害し，出血傾向を招きます．CPB 中の血液希釈は凝固因子を希釈しますが，通常その作用を損なうまでには至りません．しかし，過度の血液希釈による赤血球量の低下と凝固因子の低下は，血液凝集を阻害します．

TOPICS

《周術期の強化血糖コントロール》

近年，CPB 中の高血糖を厳格に調節すると，死亡率や細菌感染，腎不全などの発生率が大幅に低下することが報告され，注目を集めました．しかし，その後厳格に調節するとかえって合併症や死亡率が上昇することが報告され現在，米国胸部外科学会議（STS）のガイドラインでは 180 mg/dL を超えないように管理することが推奨されています．

Q CPBによる塞栓症は，どのような機序で起こりますか？

A CPBの使用による症候性脳卒中の発生率は1～5％と報告されてきましたが，技術の進歩により現在では大きく減少しています．しかし，認知障害は依然として多く，30～70％に発生します．認知障害の原因は解明されていませんが，気泡，血栓，異物などによる塞栓症が関与すると考えられています．

本来CPBは，人工肺やリザーバ，フィルターなどをチューブで連結した装置であり，各パーツや接続部から空気が混入して空気塞栓を発生しやすい構造です．また，出血や脱血不良によるリザーバ容量の低下，カルジオプレギアラインや送血管挿入時，開心術後の心腔内遺残気泡によっても空気塞栓が発生します．血栓塞栓症はヘパリンの不足や消費，ヘパリン抵抗性による血栓形成で生じますが，術前から心臓内に存在した血栓が遊離して塞栓症を起こすこともあります．また，細菌性心内膜炎の疣贅や動脈壁のアテロームや石灰化片，脂肪滴，フィルターやチューブ材料の砕片，骨蝋，縫合糸やフィブリン糊なども塞栓症の原因となります．

Q CPBの生体侵襲を防ぐために，どのような手段が用いられていますか？

A CPB中は全身低灌流を避け，適切な臓器灌流を維持するために，灌流条件を連続的にモニタリングします．酸素運搬は送血血液の酸素飽和度，血液ガス分析，灌流量，送血圧，中心静脈圧，ヘマトクリット値，脱血量などでモニターしますが，脱血血液の酸素飽和度は，酸素運搬と酸素消費のバランスを反映する点で重要です．また必要とされる酸素運搬量は体温で異なることより，体温は2ヵ所以上で連続的にモニターします．

CPBの血栓塞栓症を防ぐためには，活性化凝固時間をモニターしながらの十分なヘパリン化と，フィルターの使用が最重要です．術野やリザーバ内の視覚的観察で，血栓形成傾向を早期発見することも重要です．リザーバ内の

圧力や人工肺の前後圧モニターで，血栓閉塞による圧力の上昇を検出できます．空気塞栓の回避には，リザーバのレベルセンサーやフィルター，気泡検出器などが用いられますが，経食道心エコー（TEE）を用いた心腔内遺残気泡の完全な除去や，術野への二酸化炭素送気なども有効です．

　全身炎症反応を抑えるには，回路のヘパリンコーティング，ステロイドの投与，白血球除去フィルターの使用，術野吸引血の廃棄やセルセーバを使用しての返血などが行われます．術野吸引血の直接的な再利用を避けることにより，炎症反応の軽減だけではなく，脂肪滴などの異物による塞栓症を回避できる可能性があります．また，深く安定した麻酔や拍動流の使用は内分泌系の反応を軽減すると考えられています．硬膜外麻酔の併用が有効とする報告もあります．

メモ

●炎症反応軽減の臨床的意義
　ヘパリンコーティング，ステロイド投与，白血球除去フィルターは有意に炎症反応を軽減することが示されていますが，アウトカムの改善は示されていません．

［文　献］
1) Gravlee GP, Davis RF, Hammon JW et al：Cardiopulmonary Bypass and Mechanical Support. "Principles and Practice, 4th ed" Walters Kluwer, Philadelphia, 2016

VI. 人工心肺への対応と管理

Q23 人工心肺前・中・離脱時の麻酔管理

回答：浜松医科大学医学部 麻酔蘇生学講座 中島芳樹（なかじまよしき）

> *point*
> - 心臓麻酔では，外科医，麻酔科医，人工心肺（CPB）係の緊密な連携が重要．コミュニケーションをうまくとろう．
> - 人工心肺開始までは，酸素の需給バランスや心機能の保持に細心の注意をはらおう．
> - 人工心肺中の灌流圧を病態に応じて考慮しよう．
> - 病態に応じて適切なカテコラミンを使用しよう．
> - 大量出血や心機能の低下への備えを常に考慮しよう．

　1885年に von Frey らが人工心肺（CPB）装置を発明し，それから約120年が経過しました．現代では，その技術は心臓手術のみならず，PCPS など救命にもなくてはならないものになっています．心臓手術に対する麻酔も，大量モルヒネ麻酔や大量フェンタニル麻酔を経て，現在では早期覚醒・抜管の観点から，吸入麻酔薬やレミフェンタニルなどを使用したバランス麻酔が主流になりつつあります．この稿では，CPB 開始前から離脱までの麻酔管理上注意すべき点を中心に述べていきます．

手術開始からCPB開始までの管理について，気をつけることは何ですか？

 1．CPB開始前の麻酔管理

　麻酔導入からCPBの開始までは，麻酔科医が最も緊張する期間です．血行動態が安定した状態を保つことは重要ですが，気管挿管，手術開始に伴う皮切，胸骨切開など非常に大きな侵襲が加わる一方，内胸動脈の剥離や伏在静脈の採取のように，ほとんど刺激が加わらない時期もあります．そのため注意深い麻酔管理が必要で，血圧の上下や心拍数の変化，さらに過剰な輸液などによって心筋虚血や心不全が進行し，外科的処置にも大きな影響を与えることになります．現在ではレミフェンタニルが臨床使用できるようになり，疼痛刺激の変化への追従性は非常に高まったといえます．

　この期間中に心がけることとして，
　　・適切な心拍数と適切な前負荷・後負荷の調節
　　・適切な酸素化と心筋虚血の予防
が非常に重要です．モニタリングの例を，**表1**に示します．

表1　心臓手術におけるモニタリング

●循環動態
　・心電図：Ⅱ，V_5誘導
　・パルスオキシメーター：場合によっては2ヵ所以上
　・動脈圧：橈骨動脈，大腿動脈（中枢圧）
　・肺動脈カテーテル：混合静脈血酸素飽和度，連続心拍出量モニター
　・経食道心エコー（TEE）

●呼吸状態
　・呼気ガス分析
　・終末呼気二酸化炭素濃度

●神経・代謝
　・近赤外線脳酸素飽和度
　・脳波（SEF，Bispectral Indexモニター，AEPなど）
　・脊髄機能モニタリング（MEP，SEPなど）
　・筋弛緩モニター
　・体温（鼻腔温，鼓膜温，直腸温，膀胱温）
　・尿量

2．麻酔薬・麻酔深度

手術開始から胸骨縦切開および開大は，大きな侵襲が加わる時期です．麻酔深度が不十分であると，高血圧，不整脈，心筋虚血などが起こり，心機能が低下している患者では容易に心不全に陥ります．

鎮痛薬としてはフェンタニル，レミフェンタニルなどのオピオイドが汎用されます．オピオイドの利点は心筋抑制が少ないことであり，特にレミフェンタニルは短い半減期，強力な鎮痛作用を示し，侵襲度が大きく変化する心臓麻酔では，優れた麻酔薬であるといえます．また術後早期抜管も容易で，麻酔管理を大きく変える可能性があります．吸入麻酔薬も最近，そのプレコンディショニング，ポストコンディショニング効果から麻酔維持によく使われていますが[1]，特にセボフルランは循環動態に与える影響は少なく，優れた調節性からよく使われています．心臓手術では，基本的に亜酸化窒素の使用は体外循環中の動脈系への気泡の混入の問題から，避けることが望ましいでしょう[2]．

3．胸骨縦切開

胸骨縦切開は，手術中に体にかかる最大の侵襲の一つです．十分な量の麻酔薬の投与がないと高血圧や頻脈などをきたし，心筋虚血などの重大な合併症が起こります．フェンタニルやレミフェンタニルの量を調節し，循環動態の変動に備えましょう．また，肺が拡張していると鋸で肺実質を損傷する可能性があるため，人工呼吸を中止し，肺が虚脱するように回路とチューブを一時的に外すと良いでしょう．

 CPB 開始時の注意には，どんなことがありますか？

 ◆CPB 開始直前の注意

さて，心膜が切開されたらいよいよ大血管へのカニュレーションです．心膜の吊り上げの際に糸のテンションが高いと，上・下大静脈への血液の流入が妨げられることがあるので，血圧の低下に注意しましょう．カニュレーション前に未分画ヘパリン 300 単位/kg（0.3 mL/kg）を投与し，使用する人

工心肺回路にもよりますが ACT が少なくとも 350〜400 秒以上に延長していることを確認します．延長しない場合には，術前のヘパリン投与などによりアンチトロンビン活性が低下していて，補充が必要な場合もあることを考慮します[3]．大動脈への送血管挿入では，あらかじめ EUS（epiaortic ultrasound echography）で挿入部位にプラークがないことが確認されていることが多いのですが，さらに挿入直後に大動脈の拍動を CPB 操作側で確認できるか（偽腔送血の予防），さらに気泡が送血管内にないかどうか，などを外科医とともに確認しておきます．

続いて脱血管の挿入では，経食道心エコー（transesophageal echography：TEE）で右房内や大静脈内にあることを確認します．脱血管が入れにくい際には，少し PEEP をかけて右房が張るようにすると，入る場合があります．カニュレーションの際には，特に脱血管を入れる際に挿入部から出血することがあるので，この場合には送血管から血液を送ってもらうように，心肺操作側に合図します．

 CPB 中の麻酔維持や循環管理は，どうすればよいですか？

 1．CPB 中の麻酔管理（表 2）

CPB 中の輸液管理は，基本的に心肺側での管理とすることが多く，持続的に投与されている薬剤（プロポフォールやレミフェンタニルなどの麻酔薬，ニコランジル，ニトログリセリン，ジルチアゼムなどの血管拡張薬）のキャリア以外のすべての静脈路を一時止めます．尿量も心肺側に報告し，CPB 中の記録として記入してもらいます．CPB 開始前に吸入麻酔薬で麻酔が維持されていたなら，同時に鎮痛薬や鎮静薬（ミダゾラム 5〜10 mg，プロポフォール持続静注など）の投与も必要となります．薬剤は確実に体内に届くことが要求されるため，CPB のリザーバ内に投与します．CPB は，大静脈から血液を抜いて心臓と肺をバイパスし，人工肺で酸素化した血液を大動脈に戻す装置です．CPB への脱血が進行するとともに，肺血流は漸次減少していきます．肺血流がなくなったら人工呼吸を停止し，施設によっては肺の完全な虚

表2 CPB 中の麻酔管理

- ●麻酔の維持
  - ・鎮痛：フェンタニル，モルヒネ，レミフェンタニル持続投与など
  - ・鎮静：プロポフォールの持続投与，ミダゾラム，ジアゼパムなど
  - ・筋弛緩：ベクロニウム，ロクロニウム

- ●輸液管理
  - ・持続静注に関わるキャリア輸液以外を停止
  - ・尿量の把握（CPB側）

- ●循環管理：適切な灌流圧
  - ・血管拡張薬：ニコランジル，ニトログリセリン，PGE_1 など
  - ・血管収縮薬 など：フェニレフリン，PDE Ⅲ阻害薬 など

- ●呼吸管理
  - ・呼吸停止（トータルフロー後）
  - ・PEEP（5 cmH$_2$O 程度）

- ●体温管理 ほか
  - ・中枢温（鼓膜温など）と末梢温（直腸温）の差≦10℃
  - ・抗凝固状態の維持（ACT≧400）

脱を防ぐため，若干の空気（0.5～1.0 L/min 程度）を呼吸回路内に流してPEEP（～5 cmH$_2$O 程度）をかけておく場合があります．PEEP が高すぎると，左房ベントや逆行性冠灌流用（冠静脈洞）カニューラなどの操作がしにくくなるので，術野をよく観察して操作の邪魔にならないように注意しましょう．CPB では，ローラーポンプや遠心ポンプを用いて心拍出量を維持することはできますが，その際の非拍動流としての灌流圧が問題となります．

　CPB 開始とともに，麻酔薬が十分かどうかをチェックします．開心中に自発呼吸が出現すると術者が驚くのみならず，心腔内に空気を吸い込む危険性があるため，筋弛緩薬の投与が必要になることもあります．ただ，CPB 中の麻酔（術中）覚醒の有無には体動で判断することもあるため，筋弛緩薬の投与が一概に必要であるとはいえません．

　心腔からの脱血に従い，あらかじめ挿入されていた肺動脈カテーテルが肺動脈内を進んで楔入することがあります．これに気付かずに空気を注入する

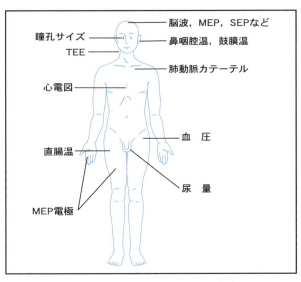

図1 CPB 中のモニタリング

と肺動脈自体を損傷する危険があるため，人工心肺開始に伴い少しカテーテルを引き抜いておくと良いでしょう．

2．モニタリング（図1）

血圧は末梢動脈圧のほか，中枢圧（通常大腿動脈など）がモニタできるのが望ましいです．末梢動脈の収縮により，時に中枢圧との差が20〜30 mmHg開くこともあります．また非拍動流が主体であるため，末梢が十分に開いていないとパルスオキシメータの指尖脈波は計測が難しくなります．特に低体温の場合，SpO_2は末梢血管の収縮のためモニタリングが難しくなります．

CPB 開始直後では，酸素化の状態を頻回の血液ガス分析によってチェックします．混合静脈血酸素分圧，酸塩基平衡（α-stat，pH-stat があるが，現在ではα-stat が主流）を同時にチェックし，適正な値を維持するように努めます．α-stat では心筋機能の温存が優れている，脳血流量の autoregulation が維持されるなど，有利な状況が確保されるとの報告が多くあります．

体温は，CPB 中は2ヵ所以上でモニタを行います．中枢温として鼻咽腔温や鼓膜温（脳温度を反映），末梢温としては直腸温，膀胱温が用いられます．加温および復温の際には中枢温と末梢温の差が開くと，血管内やCPB回路内

に気泡を生ずる可能性もあるため，10℃以上拡大しないように注意しましょう．TEE のプローブも使用中に熱を生ずるため，不必要なときにはフリーズにしておくことが望ましいです．また，低体温麻酔から加温する際には，冷やされた心筋に対して（相対的に）温かい血液が大動脈内を流れることになるため，復温中・後の乳頭筋不全に注意します．

3．CPB 中の灌流圧

CPB 中では心拍出量はポンプによって維持されていますが，通常どのくらいの灌流圧が必要かは定説がありません．小児のように血管抵抗が低い場合では，10〜20 mmHg という低い圧でも問題にならない一方，冠血流が減少している患者や脳・腎など重要な血管に狭窄がある場合，低い圧により部分的に低灌流になっていることは否定できません．脳血流の自動能が保存されている患者では，一般に 40〜50 mmHg の圧があれば灌流は維持されますが，上記のような重要臓器への血流が障害されている場合，あるいは高血圧などで血圧が高い領域にシフトしているような場合には，70 mmHg 以上に維持したほうが無難でしょう．ただ，開心術では高すぎる灌流圧は側副血行路を介する心腔内への血流の増加を招来するため，必要以上に高くしないことも同様に重要です．灌流圧の維持には，フェニレフリンのような α 刺激薬の投与が通常行われます．尿量のモニタは，臓器血流を知る良い指標となります．灌流圧の増減にポンプ流量を変化させることは，基本的には望ましくありません．

4．CPB 中の呼吸管理

従来は，CPB 中には人工呼吸を止めて肺の虚脱を防止するため，若干の PEEP をかけておくことが多く行われてきました．近年，CPB 中にも人工呼吸を行っておくことで肺内血管外水分量の増加を抑制し，CPB 離脱後の A-aDO$_2$ や P/F 比の改善につながったとの報告が散見されます．FiO$_2$ の管理も術後の虚血再灌流による心筋障害に影響を与える可能性がありますので，今後この領域の研究が待たれます．現状では術操作に影響を与えない低換気量での人工呼吸が低 FiO$_2$（≦30%？）との組合せが良いのかもしれません．

5．CPB 中の輸液管理

CPB では，充填液により開始直後から血液が希釈されます．CPB 中は非拍

動流であるため微小循環などが障害され，また低体温によって血液粘稠度が増加するため，ヘマトクリット値が20〜30％になるように調節します．

Q CPBからの離脱時の注意点を挙げてください

A CPBからの離脱は，機械的な血流から自己の心収縮による生理的な循環動態への円滑な移行を目的として，外科医，麻酔科医，CPB係の連携が重要です．そのため麻酔科医には，刻々と変わる循環への素早い対処が求められます．

◆チェックすべき項目（表3）

離脱の前にすべてのバイタルサインをチェックし，昇圧薬が届いているか，人工呼吸は適切に行われているか，体温の回復は十分か，TEEで心腔内の気泡がないか，心室の動きはどうか，電解質の異常（カリウム，カルシウ

表3 CPB離脱時のチェック項目

- ●循環動態
  - ・心拍数＞80/min，必要ならペーシング
  - ・体血圧：カテコラミン（ドーパミン，ドブタミン，ノルエピネフリンなど）の開始
  - ・前負荷：肺動脈圧，楔入圧，右房圧を参考にする．十分な輸液（輸血）の準備

- ●呼吸状態
  - ・分時換気量の確保
  - ・適切な FiO_2

- ●麻酔・代謝状態
  - ・十分な麻酔深度
  - ・酸塩基平衡：血液ガス分析

- ●電解質など
  - ・カリウム，カルシウム，マグネシウムの補正
  - ・血糖値（高カリウム補正の治療薬としてのインスリンの使用に注意）

- ●体温≧36.0℃を目標にする

ム，マグネシウム）などを確認します．術前の心機能や術後の状態をよく考慮して，適切なカテコラミンを選択します．もし心拍数が不安定なら，ペーシングを考慮してください．特にバイパス終了後は，虚血部位への血流供給は術前より改善しているはずですから，高めの心拍数でも虚血に陥る危険性は少なく，むしろ心拍出量の増加が期待できます（CO＝HR×SV）．ただ，120回/minを超える心拍数は浅麻酔，低換気などの原因を考え，対処します．最近，周術期のβ遮断薬の使用が見直され，術後の不整脈などの予防に効果がある可能性が示唆されています．

心機能の評価は，血圧やHR以外に視覚化できるものとしてTEEを活用できると良いでしょう．四腔像，短軸像が評価に用いられますが，心腔内の空気の有無，心収縮力，弁置換後なら周囲からのリーク，弁機能の評価を行っておきます．

冠動脈バイパス術では，術者側で電磁血流計などでグラフトのフローを測定する場合があります．血流量が十分かどうかで冠血管拡張薬の投与を追加したり，投与量を増減すると良いでしょう．

Hb濃度は，8 g/dL以上が望ましいです．手術侵襲の大きさや術前の状態を考慮し，必要ならFFPの溶解，血小板製剤の手配を完了しておきます．

Q CPB離脱後の管理について教えてください

心機能が悪化しなければ，適切な人工呼吸と昇圧薬の投与でCPBからの離脱が可能です．肺動脈圧の上昇や心電図上のST変化に留意し，変化に対しては素早い対処が必要です．循環動態が不安定なら，症例によってはIABPの導入などを考慮しましょう．大量出血に備えて，血液の加温システム（図2a），急速輸液用ポンプなどを用意しておきます（図2b）．

CPBからの離脱後に循環動態が落ち着くのを待って，硫酸プロタミンの投与を開始します．ヘパリン投与量の約1.3倍を投与し，術前のACTに回復することを確認してください．通常，1/3〜1/2をゆっくり投与し，術者側に脱血管および送血管の抜去のタイミングを伝えると良いでしょう．プロタミン

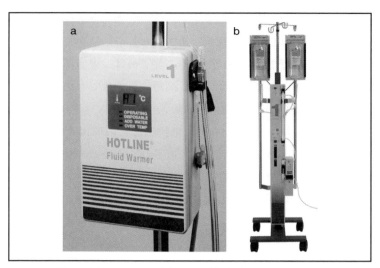

図2　加温システム（a）および急速輸液システム（b）

の急速投与は血管拡張から低血圧をきたしますが，術前インスリンで血糖コントロールされていた患者ではプロタミンで感作されている可能性があるため，投与中は特にアナフィラキシーの症状などにも注意します[4]．血圧の低下の際には，送血管が残された状態であれば循環血液量不足をCPB側のリザーバから送ることができます．その後，ACTの確認および血液ガス分析を行い，換気が適正か，Hb値は十分かなどのチェックを行います．電解質の補正が必要になることが多いので，頻回のチェックが必要です．冠血管再建術後では動脈のスパスムが起きたり，吻合部位の出血の有無をみるため心臓を脱転したときにグラフト血流が途絶し，心筋虚血を起こす可能性があります．また内胸動脈が採取されている患者ではすでに開胸されている場合が多く，肺の過進展によってグラフトが伸展されて血流が減ったり，吻合が損傷を受けたりすることもあるため，十分な観察をしておくことも重要です．

　止血が確認された後，ドレーンを挿入して胸骨を閉鎖します．この際に，閉胸によってグラフトが機械的に閉塞したり，静脈還流量の低下が起こると循環動態が不安定になることもあるために，最後まで観察を怠らないようにしましょう．

[文　　献]
1) Hu Zy, Liu J : Mechanism of cardiac preconditioning with volatile anaesthetics. Anaesth Intensive Care 37 : 532-538, 2009
2) Grocott HP, Sato Y, Homi HM et al : The influence of xenon, nitrous oxide and nitrogen on gas bubble expansion during cardiopulmonary bypass. Eur J Anaesthesiol 22 : 353-358, 2005
3) Koster A, Fischer T, Gruendel M et al : Management of heparin resistance during cardiopulmonary bypass : the effect of five different anticoagulation strategies on hemostatic activation. J Cardiothorac Vasc Anesth 17 : 171-175, 2003
4) Kudoh O, Warabi K, Yamaguchi K et al : A case of anaphylactic shock in an elderly man following protamine sulfate administration during emergent off-pump coronary artery bypass grafting. Masui 55 : 605-610, 2006

VII

特定の心疾患に対する麻酔管理

Ⅶ. 特定の心疾患に対する麻酔管理

Q24 オンポンプ冠動脈バイパス術の麻酔管理

回答：長崎大学病院麻酔科　柴田伊津子，原　哲也

point

- オンポンプ手術には，弁疾患などとの合併手術や血行動態が不安定なハイリスク例が選択されている可能性が高い．
- 冠動脈疾患を有する患者は，全身に動脈硬化性病変を有しており，安全に麻酔管理を行うためには術前の検査の適切な総合評価が重要である．
- 心筋の酸素需給バランスを考慮した管理を必要とする．
- 気絶心筋・冬眠心筋など，特殊な心筋病態を理解する．

 オンポンプ冠動脈バイパス術とオフポンプ冠動脈バイパス術がありますが，適応に違いがありますか？

 冠動脈バイパス術の適応となる疾患には安定狭心症，不安定狭心症，急性心筋梗塞があります．日本では海外と異なり，その多くはオフポンプ冠動脈バイパス術（OPCAB）で行われています．日本冠動脈外科学会の調査[1]によると，日本での冠動脈バイパス術単独の初回待機手術においてオンポンプ手術が占める割合は40％未満です．これは欧米では約80％がオンポンプで行われているのと大きく異なります．ただし，緊急手術や弁疾患などの合併手術を含めると，半数以上がオンポンプ手術で行われています．

表1 オンポンプ手術の適応

血行動態の安定が得られずOPCABができない症例，もしくはすでに体外循環が開始されている例【ClassⅠ，Evidence level B】
（解剖学的特徴や血行動態的理由から）心拍動下では露出や固定が得られない冠動脈に有意狭窄が存在し，人工心肺を使用することにより完全血行再建が得られる例【ClassⅡa，Evidence level B】
人工心肺による脳梗塞等早期合併症リスクが高い例【ClassⅢ，Evidence level B】 1. 上行大動脈・弓部大動脈・頸動脈に，有意な石灰化や粥状硬化を有する例 2. 高齢者 3. 血糖管理が不良な糖尿病患者 4. 脳梗塞の既往

（文献1より引用）

『虚血性心疾患に対するバイパスグラフトと手術術式の選択ガイドライン（2011年改訂版）』[1]に掲載されているオンポンプ手術の適応を**表1**に示します．オンポンプ手術には，「血行動態不安定なハイリスク例が選択されている」という認識が必要です．ただし，外科医の習熟度や心停止下に手術を行うことで，より確実に安全に冠動脈を縫合できると考える執刀医の判断でオンポンプ手術が選択されることもあるので，施設によっても適応の基準は異なるといえるでしょう．2015年の単独初回待機手術におけるオンポンプ手術の死亡率[2]は心停止下で1.38％，心拍動下では0.97％とOPCABの0.6％にやや劣りますが，OPCABからオンポンプ手術へ移行した場合の死亡率は4.4％と未だ高く，術式の選択が予後に影響するといえます．

Q グラフト材料にはどんな種類がありますか？

　一般的に使用されるのは左右の内胸動脈です．特に左内胸動脈は左前下行枝の血行再建に第一選択として用いられます．グラフト採取の際に肺の過膨張が邪魔になることがあるため，人工呼吸器の設定変更が必要なことがあります．右胃大網動脈は右冠動脈への吻合に用いられることがあります．採取時には胃をしっかり脱気しておく必要があります．腹部の閉創時にも胃の

脱気を求められることがあるので，胃管を挿入しておいたほうが便利です．ただし，胃管が経食道心エコー（TEE）のプローブの操作に伴い抜けてくること，プローブの振動子の前にきてエコー画像を不鮮明にすることには注意が必要です．橈骨動脈を使用する場合，採取側はライン類が確保できなくなるので，術前に確認しておく必要があります．大伏在静脈は動脈グラフトと比べて長期の開存性が満足すべきものではありませんが，十分な長さを採取することができるうえ開胸操作と並行して採取することができるなどのメリットもあり，緊急時を含め多く用いられているグラフトです．

Q 術前評価のポイントは何ですか？

術前評価のポイントは，①冠動脈と心機能の総合評価，②全身合併症の評価，③身体所見の評価の3つです．

1．冠動脈と心機能の総合評価

現病歴，既往歴の問診と心電図，心エコー図検査，心臓カテーテル検査，冠動脈造影の結果から把握します．身体所見からみたリスク分類方法としては，狭心症や慢性虚血性心疾患の重症度を示すCCS分類や心不全の重症度の評価法としてはNYHA心機能分類がよく用いられます．心エコーから得られる心機能の全体的把握と冠動脈造影から得られる狭窄の部位と，程度や側副血行路の有無の把握は大事です．左主冠動脈に高度の狭窄がある場合には，冠灌流圧の維持に徹した慎重な麻酔導入が必要です．またドブタミン負荷エコーや心筋シンチ，心臓MRIによる心筋viabilityの評価は，特に低左心機能の症例において血行再建後に壁運動が改善する可能性があるかどうかの判断材料になります．なお，高度心機能低下（うっ血性心不全の既往，EF 30％未満），再手術，緊急手術，弁疾患の同時手術，高齢などは冠動脈バイパス術の予後に影響を与える危険因子です．

2．全身合併症の評価

脂質異常症，高血圧，糖尿病，肥満，メタボリックシンドローム，慢性腎臓病，家族歴，喫煙などが冠動脈疾患の危険因子ですから，これらについて

評価する必要があります．特に冠動脈以外の動脈硬化性病変の合併，呼吸機能，腎機能，血糖コントロールに関する評価が必要です．待機的手術が可能な場合には合併症のコントロール後に手術を行いますが，緊急性が高い場合には合併症のコントロールが不十分な状態で手術となります．頭部CTや頸動脈エコー検査などで脳血管障害の精査を行い，高度な内頸動脈狭窄を認める症例では，麻酔管理上CPBの灌流圧を高めに維持するなどの注意が必要です．

3．身体所見の評価

肥満患者も多く含まれるため，挿管やマスク換気困難の危険性を念頭においた診察が必要です．また，動静脈ラインの確保のために四肢の診察も重要です．透析患者ではラインの確保できる部位が制限されますし，動脈硬化のため確保自体が困難な場合もあるため，確保部位を複数考えておく必要があります．

> **Q** CPB導入までの麻酔管理のポイントは何ですか？

　心筋虚血を起こさないように心筋の酸素需給バランス（図1）を考慮した管理が重要です．心筋虚血は頻脈，高血圧，低血圧など心筋酸素需給バランスが崩れたときに発症します．麻酔導入では低血圧を避けるために麻薬中心で麻酔導入を行い，必要があれば早めに選択的 $α_1$ 作動薬であるフェニレフリンなどの昇圧薬の投与や輸液負荷を行います．挿管や執刀などの侵襲的操作での頻脈や高血圧を避けるためにも麻薬中心の麻酔管理は有益です．通常は麻酔導入後に中心静脈カテーテルを挿入しカテコラミンの投与を始めます．ただし，カテコラミンの過量投与による高血圧や頻脈は酸素需要を増加させるので注意が必要です．状況によっては頭低位とすることで輸液負荷とほぼ同様の効果を得ることもできます．術前より中心静脈カテーテルが挿入されている場合は，カテコラミンの投与が可能な状態にして麻酔を開始します．需要を増加させないことは大事ですが，低血圧や脱水は心拍出量や冠血流の低下を招き，酸素供給という点では不利になります．あくまでも需要と

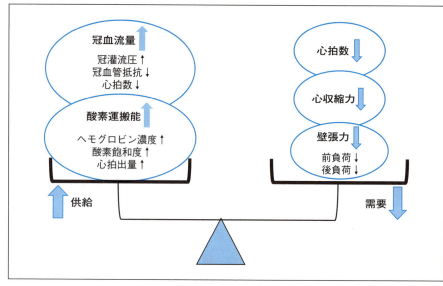

図1 理想的な心筋酸素需給バランス

供給のバランスを保つような管理が必要です．低酸素血症や低二酸化炭素血症は酸素供給の減少だけでなく，冠血管抵抗の増大による冠血流量の低下をひき起こす危険性がありますので，呼吸管理にも注意が必要です．

心筋虚血の早期発見も重要です．TEEでの局所壁運動異常や胸部誘導を含めた心電図でST-T変化から心筋虚血を診断します．

Q CPB中の麻酔管理のポイントは何ですか？

A 心停止下手術では上行大動脈遮断後に大動脈基部から心筋保護液が順行性にあるいは冠静脈洞から逆行性に投与されます．順行性に投与する場合，高度の冠動脈狭窄や大動脈弁閉鎖不全症の合併があると心筋保護液が十分に心筋細胞へ到達しないことがあります．その場合，心筋保護液を追加投与するか逆行性での投与を行う必要があります．不十分な心筋保護は心筋にダメージを与え，CPBからの離脱時の立ち上がりに悪影響を与えることにな

ります.

　脳梗塞や内頸動脈の高度狭窄など脳血管疾患を合併している症例では灌流圧を高めに管理する必要があります.

CPB離脱時の麻酔管理で注意することは何ですか？

まずは心機能のチェックです．TEEで壁運動異常の有無はないか，心電図で洞調律かSTの変化や新たなブロックが出現していないか，冠動脈グラフトは血流が保たれて機能しているか，体血圧は維持されているか，などをチェックします．特にグラフトの血流は血圧に依存しているため離脱後の低血圧は冠灌流圧の低下から心機能低下をまねき，さらなる低血圧という負のスパイラルをひき起こします．体血圧つまり冠灌流圧を保つために必要に応じてカテコラミンの投与も行います．心電図異常や壁運動異常がみられる場合にはグラフト不全や空気塞栓の可能性がないかを確認します．それ以外にも酸素化は維持できているか，電解質や貧血は補正の必要がないか，体温は復温されているかもチェックします．どれかひとつが異常であっても心機能に悪影響を及ぼす可能性があります.

硝酸薬の投与は必ず必要でしょうか？

硝酸薬には高力価硝酸薬であるニトログリセリン，低力価硝酸薬である硝酸イソソルビドがあります．また，ATP感受性Kチャネル開口薬のニコランジルも硝酸基をもち一酸化窒素（NO）を供給します．

　現在，非心臓手術に対しては,『非心臓手術における合併心疾患の評価と管理に関するガイドライン（2014年改訂版）』[3]によると，心血管イベント予防を目的としたニトログリセリン投与に関しては推奨度クラスⅡbであり，循環血液量減少や低血圧の徴候がある患者へのニトログリセリンの投与は推奨度クラスⅢ，つまり推奨されていません．虚血発作時のニトログリセリンの

使用は有効ですが，長期投与は耐性の問題もあり有効でないとする考えが一般的です．ただし，ニトログリセリンの心臓手術の周術期投与の目的としては冠血管拡張だけでなく，循環管理に血管拡張薬と使用したい，肺血管抵抗を下げたい，復温時間を短くしたいなどの目的で使用することもあるため，施設ごとに使用薬剤や使用方法に違いがあると思います．

Q on-pump beating CABG について教えてください

A 人工心肺を使用するが大動脈遮断は行わず拍動下に CABG を行う術式です．大動脈を遮断しないので，大動脈遮断に伴う血管損傷，心停止液の注入，大動脈遮断解除後の冠動脈の虚血再灌流がないというメリットがあります．さらに OPCAB から on-pump に conversion すると術後の成績は不良となるため，あらかじめ on-pump で CABG を行うことは理にかなっているとも考えられます．一方で on-pump とはいえ心臓は拍動しているため冠灌流を保つため冠灌流圧を保ち，不整脈を起こさず心拍動を続けられるよう循環管理を行う必要があります．また，カニュレーションや体外循環に伴うプラークの剥離や動脈解離などのリスクは存在します．on-pump beating CABG の適応基準は施設によっても異なるでしょうが，一般的には，OPCAB で行うには血行動態が不安定で心臓を脱転できない，心拡大が著明で血管吻合が難しい症例，再手術で癒着が著明で大動脈遮断ができない症例，すでに補助循環が導入されている症例などが対象になります．全般的に状態が悪い症例が on-pump beating CABG を選択されていると考えてよいでしょう．

　急性冠症候群などには on-pump beating CABG が有効[4]という報告もありますが，大規模な比較試験はありません．

TOPICS

《ニトログリセリンは心筋梗塞サイズを拡大する？》

　ニトログリセリンはミトコンドリアのアルデヒド脱水素酵素2（ALDH2）により代謝され一酸化窒素（NO）を供給しますが，そのNOはALDH2を不活化します．これがニトログリセリンの使用による硝酸耐性の機序と考えられています．さらに2011年にラットを用いた動物実験で，ニトログリセリンの長期投与が心筋梗塞サイズの拡大をもたらした[5]との論文が発表されました．ALDH2は活性アルデヒドを無害な酢酸に分解する酵素ですが，酸化ストレスにより生じた活性アルデヒドが分解されず，蛋白をカルボニル化し心筋障害を起こしたのではないかと推測されています．そのまま人間にあてはまるとはいえませんが，目的が明確でない漫然とした投与は控えるべきと考えます．

メモ

●心筋 viability と冬眠心筋（hibernation），気絶心筋（stunning）

　心筋 viability とは「血行再建によって左室壁運動が改善すること」と定義されます．心筋壊死つまり心筋梗塞には陥っていない，冬眠心筋や気絶心筋という病態が「心筋 viability がある」状態です．

　冬眠心筋とは，冠動脈に高度の狭窄あるいは閉塞があり，その支配領域の心筋血流が著しく減少した結果，収縮機能が低下した状態をいいます．冠動脈インターベンションやバイパス術で冠血行を再建することにより，収縮機能の回復が期待できます．

　気絶心筋とは，一過性の虚血に曝された心筋が，再灌流により心筋血流が完全に回復し，壊死がないにもかかわらず収縮機能不全を生じている状態をいいます．通常，機能回復には数時間～数週間を要します．

[文　献]

1) JCS Joint Working Group：Guidelines for the Clinical Application of Bypass Grafts and the Surgical Techniques（JCS 2011）Published in 2012. Circ J 77：1608-1641, 2013
2) 2015 年度 全国アンケート結果の公開．日本冠動脈外科学会ホームページより抜粋
   http://www.jacas.org/enquete/2015.html
3) 許　俊鋭 他：非心臓手術における合併心疾患の評価と管理に関するガイドライン（2014 年改訂版）掲載：ホームページ公開のみ
4) Rastan AJ, Eckenstein JI, Hentschel B et al：Emergency coronary artery bypass graft surgery for acute coronary syndrome：Beating heart versus conventional cardioplegic cardiac arrest strategies. Circulation 114：I-477-I-485, 2006
5) Sun L, Ferreira JC, Mochly-Rosen D：ALDH2 Activator Inhibits Increased Myocardial Infarction Injury by Nitroglycerin Tolerance. Sci Transl Med 107：107ra111, 2011

Ⅶ. 特定の心疾患に対する麻酔管理

Q25 オフポンプ冠動脈バイパス術の麻酔管理

回答：手稲渓仁会病院 麻酔科　立石浩二，片山勝之

point
- 術前評価で，患者の問題点を徹底的に洗い出す．その内容により，術中麻酔管理のポイントが変わってくる．
- 吻合操作中の循環動態を安定させることが，最も重要である．
- 術者が行う手技に精通し，先回りした対処を行う．
- 循環変動は突然起こることがある．常に術者とコミュニケーションをとり，あらゆる対策を実施し迅速に反応する．
- 術後管理までを見通した循環，呼吸，体温管理を行う．

Q 術前評価で注意することは何ですか？

　評価項目として，一般的な病歴と冠危険因子に整理して検討するとよいでしょう（表1）．肝障害が重度なケースでは，薬物代謝の遷延が予想されます．肺障害が重度な場合は，術後の長期人工呼吸管理が必要となるかもしれません．

心機能に関する評価として，労作性や不安定といった狭心症のタイプや，最近の胸苦あるいは胸痛発作など，症状の出現頻度にも注意します．そして，

表 1　病歴の評価ポイント

高血圧症	病棟での血圧．ACE 阻害薬は導入時血圧低下
糖尿病	インスリン製剤使用の有無，三徴の有無
心不全歴	いつが最後で，どのぐらいの頻度なのか．NYHA 分類
肺疾患 喫煙歴	Hugh-Jones 分類．日常生活動作の確認
脳血管障害	脳梗塞の有無，頭蓋内血管病変，頸動脈の評価
肝障害	Child-Pugh 分類．薬物代謝が遷延する可能性

　日常生活動作の制限についても十分な問診を行います．病棟での血圧の推移と胸部症状の出現は，麻酔導入時の血圧低下がどのぐらいまで許容できるかの目安となります．心臓超音波検査（UCG）では，弁膜症を合併しているか確認します．大動脈弁閉鎖不全症（AR）が強い場合は，大動脈内バルーンポンプ（IABP）を選択できない可能性があります．僧帽弁閉鎖不全症（MR）や三尖弁閉鎖不全症（TR）がある場合は，脱転操作時の循環変動が大きくなる可能性があります．術中の経食道心エコー（TEE）施行時に比較する基準となる，局所壁運動異常についても把握しておきます．冠動脈造影からは，狭窄部位や側副血行路の有無を把握します．これは，どの冠動脈に吻合操作を行うかにより脱転操作が決まってくるため，重要な情報となります．大動脈 CT では，上行大動脈や大腿動脈の石灰化の有無に注意します．オンポンプに移行したときや IABP が必要なとき，カニュレーションができるのかどうかを判断するために必要な情報です．

　EuroSCORE は心臓手術危険率を予測するスコアとして広く使用されています．不安定狭心症，LVEF＜30％などの術前危険因子からスコア化し，その合計点により開心手術に伴うリスクを判断することができます．

メモ

● オンポンプに移行すると予後不良？

OPCAB からオンポンプに移行した症例では，予後が不良で遠隔期の死亡率が上昇するという報告があります（図1）．OPCAB ではオンポンプに移行しないように循環管理するということも，非常に大事なことのようです．

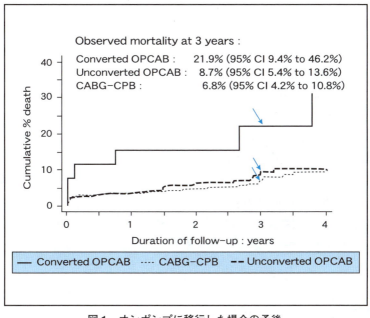

図1　オンポンプに移行した場合の予後
（文献1より引用）

Q オフポンプで行うメリットは何ですか？

A 様々な報告がありますが，以下のようなメリットが考えられています．心房細動の発生頻度を抑え，カテコラミン使用量や輸血量を減らし，呼吸器感染症を減少させることなどが挙げられます．従来は人工心肺（CPB）を使用しないことにより，SIRS 反応を起こしにくいと考えられてきましたが，

CPBは炎症反応を惹起する因子としてそれほど強くはないとする報告もあります[2]．また，死亡率や術後グラフトの開存率，ICU滞在日数などには差がないとする報告もあります[3]．現時点では，脳卒中などのリスクが高い高齢者や低心機能患者，腎機能低下患者，再開心術患者などでは，オフポンプの適応について慎重な検討を勧めることになります．

TOPICS

《硬膜外麻酔の併用》

硬膜外麻酔を併用することで心臓交感神経枝を抑制し，循環変動を軽減すると考えられます．また術後の鎮痛も良好で，早期抜管，早期ICU退室に有利とされます．特に，Awake-OPCABを行う際には必須といえます．

一方，術前留置のタイミングとヘパリン化に伴う硬膜外血腫のリスク，術後の抗血小板薬投与と硬膜外カテーテル抜去のタイミングを考慮して，あらかじめ計画的に処置を行うことで血腫のリスクを回避する必要があります．

Q 前投薬はどうしますか？

 入室前の緊張からくる高血圧や，心拍数増加により，心筋酸素消費量が増加するため，このような状態は避けなければなりません．したがって，塩酸モルヒネやジアゼパム，ミダゾラムなどを，施設の事情に応じて適宜使用し，適切な鎮静状態で入室できるよう投与量を調整します．しかし，肥満，高齢者，肺疾患や低心機能がある場合は，鎮静薬の影響による低酸素症の発生にも注意しなければなりません．また，術後の早期抜管を考慮すると，深すぎる鎮静も避けたほうがよいでしょう．

どのようなモニターを使用しますか?

 基本的な全身麻酔時のモニターと,TEE,肺動脈カテーテル (PAC),BISモニターのような鎮静度の測定などです.PACに関してはASAのガイドラインが示すとおり,ルーチンの使用は勧められておらず,未だ議論があるところです[4].しかし,低心機能などの高リスク群や,OPCABの麻酔管理に慣れていない場合などは,リスクと有益性を考慮して選択していくべきであると考えられます.また,脳血管障害や頸動脈狭窄などのリスクがある場合は,局所脳酸素飽和度モニター (rSO_2) により,脳灌流の評価も必要となります.また,オフポンプ中の低体温は不整脈やシバリング,術後出血との関連や周術期アウトカムの悪化との関連が示唆されています.中枢体温測定を行い,温風加温装置を使用するなど積極的な体温管理が必要です.

麻酔導入〜維持は,どのように行いますか?

入室時,患者の緊張を軽減するため,また体温の低下を防ぐため,室温を上げておきます.麻酔導入薬の選択は,基本的には心機能が良ければプロポフォール,心機能が悪ければミダゾラムを使用し,フェンタニルあるいはレミフェンタニル,ベクロニウムあるいはロクロニウムを組合せていきます.慣れた麻酔方法により,導入時の循環動態を安定させることが重要ですので,施設ごとの麻酔方法を選択すればよいでしょう.

麻酔の維持は,セボフルランなどの吸入麻酔薬またはプロポフォールを主体とした麻酔のどちらでも構いません.また,オピオイドの選択もフェンタニルやレミフェンタニルそれぞれの特徴が活かせれば,どちらでも構いません.ただし,麻酔薬による心保護作用という可能性が示唆されており,今後は麻酔薬による心保護の観点から,薬剤の選択を行うことになるかもしれません.

いずれも冠血流が低下するような低血圧を避け,循環動態を安定させるこ

と，術後の早期抜管を考慮することがポイントです．

　グラフト採取が終わったらヘパリン 1.5～2 mg/kg を投与し，ACT を 300 秒程度に維持します．輸液負荷量は十分に行い，脱転時の血圧低下を予防します．また，体温低下を予防するために，温風式加温装置や輸液加温装置の使用（ホットライン®）などを考慮します．不整脈の予防に対して，リドカイン 1～1.5 mg/kg，マグネシウム 2 g の投与などを行います．また，血清カリウム値は 4.0 mEq/L 以上を維持します．さらに徐脈性不整脈に対応するため，一時体外ペースメーカーの準備や，除細動装置の確認が必要です．

TOPICS

《OPCAB とデスフルラン》

　OPCAB においてデスフルランとプロポフォールの使用について比較した報告では，心筋障害マーカーに関して両者に大きな差は認めなかったとする報告があります[5]．また，デスフルラン，セボフルランに関して，心保護の観点からはいずれもその効果は同程度であるという報告もあります．麻酔からの覚醒時間についても差がないようですが，デスフルランでは覚醒時の興奮が多くみられたということです．

Q　吻合操作中は，どこに気をつけますか？

A　ひとたび吻合操作が始まると，後戻りはできません．心拍出量，血圧の低下，ST 変化に注意をはらい，循環動態を維持・安定させます．そのためには，前負荷，洞調律，心拍出量，体血管抵抗の維持という，4 つの因子を考える必要があります．

　心尖部を挙上するような脱転時には，10～20°のトレンデレンブルグ体位をとり，術者側に少しローテーションさせます．これにより，静脈還流量が

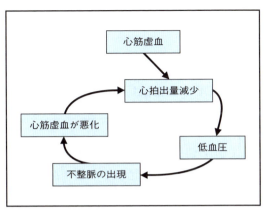

図2 循環動態が悪化する悪循環

増し，心臓も自然と術者側に脱転されることになります．術者と常にコミュニケーションをとりながら，循環動態の維持に問題がある場合は心臓の位置を戻し，脱転を緩めてもらいます．例えば，脱転後に肺動脈圧が高値となり血圧が低下する場合は左室機能の低下が示唆され，肺動脈圧が低値の場合は右室流出路狭窄が考えられます．また，脱転時にSpO_2の低下を認めた症例で，TEEにより術前検査では指摘されていない卵円孔開存（PFO）が発見された報告もあります．右室流出路狭窄による右室圧の上昇が，PFOを介しての右-左シャントの増加につながったものと考えられます．ポジションによっては，TEEによる壁運動異常や弁逆流の描出が困難になります．また，胸壁から心臓が離れてしまうために心電図は低電位となり，ST変化の判断が難しくなります．

血圧や心拍出量の低下は，冠血流の維持にすぐ影響します（**図2**）．フェニレフリン静注やノルアドレナリンの持続投与（0.03〜0.1 μg/kg/min）で体血管抵抗を調整し，血圧を維持します．PDE Ⅲ阻害薬や少量のカテコラミンの投与は心拍出量を維持し，循環を安定させることにつながります．

右冠動脈の操作時には しばしば徐脈性不整脈が発生するので，心室ペーシングにより調律や脈拍数を維持します．頻脈発作に対しては，ランジオロールやエスモロールのような短時間作用型β遮断薬が使いやすいでしょう．

末梢側吻合が終了し，大動脈側の中枢側吻合を行うときは，麻酔薬の増量や血管拡張薬を使用して速やかに血圧を低下させます．これは，中枢側吻合

時のサイドクランプや大動脈パンチングによる大動脈壁へのダメージを防ぐためです.

Q PDEⅢ阻害薬は，どのように使いますか？

A PDEⅢ阻害薬は，強心作用と血管拡張作用をもった薬剤です．cAMPの分解を抑制することで心臓の収縮性を高めますが，心筋酸素消費量を増やしません．また体血管抵抗を下げて後負荷を軽減し，肺血管抵抗を下げる作用もあります．一方，血管拡張作用により血圧が低下してしまうこともあるので，ノルアドレナリンの投与などにより体血管抵抗を適切に維持します．初期負荷投与をすると，血圧低下による影響が強く出てしまうため，0.2〜0.3 $\mu g/kg/min$ の速度で持続投与を開始します．このため，効果発現までには1〜2時間程度かかると考えられるので，吻合操作に間に合うように早めに投与を開始します．

Q プロタミンは投与しますか？

A 多くの施設では，プロタミンを投与してヘパリンの効果を拮抗しています．しかし，プロタミンの投与量はヘパリンと1:1とする施設や[6]，半量を投与して中和するといったプロトコールのところもあるようです．

Q 術後管理の注意点は何ですか？

A OPCABではCPBを使用せず低侵襲のため，麻酔からの速やかな覚醒が期待できます．しかし，ICU入室後も低体温からの十分な回復を確認する必要があります[7]．シバリングが発生すると高血圧や頻脈を生じ，心筋酸素消費量も増加するため非常に危険です．

また，術直後に冠動脈スパスムを発生したという報告があります．心電図の変化や循環動態の変化に注意をします．

　術後鎮痛は術中に使用した麻酔薬により様々ですが，患者が痛みを訴え高血圧や頻脈を起こすことがないように調整します．デクスメデトミジンは術後の鎮静薬として優れていて，呼吸抑制もきたしにくく，覚醒時の循環変動を軽減します．手術終了時あるいはICU入室時から使用していきます．

[文　献]
1) Reeves BC, Ascione R, Caputo M et al：Morbidity and mortality following acute conversion from off-pump to on-pump coronary surgery. Eur J Cardiothorac Surg 29：941-947, 2006
2) Franke A, Lante W, Fackeldey V et al：Pro-inflammatory cytokines after different kinds of cardio-thoracic surgical procedure：is what we see what we know? Euro J Cardiothorac Surg 28：569-575, 2005
3) Lamy A, Deveraux PJ, Prabhakaran D et al：Effects of Off-Pump and On-Pump Coronary-Artery Bypass Grafting at 1 Year. N Engl J Med 368：1179-1188, 2013
4) American Society of Anesthesiologists Task Force on Pulmonary Artery Catheterization：Practice guidelines for pulmonary artery catheterization：an updated report by the American Society of Anesthesiologists Task Force on Pulmonary Artery Catheterization. Anesthesiology 99：988-1014, 2003
5) Mroziński P, Lang R, Biedrzycka A et al：Comparison of hemodynamics and myocardial injury markers under desflurane vs propofol anesthesia for off-pump coronary surgery. A prospective randomized trial. Anaesthesiol Intensive Ther 46：4-13, 2014
6) Englberger L, Streich M, Tevaearai H et al：Different anticoagulation strategies in off-pump coronary artery bypass operations：a European survey. Interact CardioVasc Thorac Surg 7：378-383, 2008
7) Hannan EL, Samadashvili Z, Wechsler A et al：The relationship between preoperative temperature and adverse outcomes after off-pump coronary artery bypass graft surgery. J Thorac Cardiovasc Surg 139：1568-1575, 2010

Ⅶ. 特定の心疾患に対する麻酔管理

Q26 大動脈弁手術の麻酔管理

回答：秋山浩一[1]，柴﨑雅志[2,3]，中嶋康文[3]

1) コロンビア大学心臓血管外科
2) 京都府立医科大学大学院医学研究科麻酔科学教室
3) 関西医科大学麻酔科学講座

✂ *point*

- 大動脈弁狭窄症（AS）では術前評価での有効弁口面積，平均圧較差，心機能だけでなく，日常生活の活動度，frailtyを知っておく必要がある．
- 大動脈弁狭窄症では冠血流を維持するために拡張期血圧を維持し，体血管抵抗を保ち，洞調律のまま低めの心拍数にするよう努める．
- 急性の大動脈弁閉鎖不全症（AR）では，急激な容量負荷に対する代償機転がはたらいておらず，左心不全に陥りやすい．
- 大動脈閉鎖不全症では，駆出効率を良くするために心拍数を高めに保ち，体血管抵抗を下げるように努める．
- 大動脈弁疾患では，狭窄と閉鎖不全の両方が併存することもあり，個々の症例によって病態を把握し，最適な血行動態にもっていくことが重要である．

Q 大動脈弁疾患は，どのような人が罹るのですか？

A 大動脈弁疾患には，大動脈弁狭窄症（AS）と大動脈弁閉鎖不全症（AR）の2つがあります．

ASの最も多い原因は，加齢や透析による弁の石灰化（60％以上）で，次

いで先天性大動脈二尖弁です（20〜30％）．弁交連部の癒着が特徴的なリウマチ熱による狭窄症は，抗生物質の発達とともに減少しています（10％）．

ARは，加齢に伴う弁尖の変形によるものが約半分を占めます．大動脈炎症候群や解離性大動脈瘤などが原因となる逆流症例が20〜30％みられます．先天的な二尖弁による閉鎖不全症も10〜20％にみられます．

Q ASおよびARのガイドラインについて教えてください

2014年にAHA/ACCの弁膜症ガイドラインが8年ぶりに全面改訂され，麻酔科医として周術期管理を行ううえでこれを知っておくことは非常に重要です[1]．まず手術リスク評価（表1）についてですが，米国胸部外科学会で作成されたSTS死亡率予測リスク，frailty（虚弱さ）（食事，入浴，着替，移動，排泄，失禁，独歩の項目の評価），主要臓器障害，手術手技に特有の障害（気管切開，上行大動脈の高度石灰化，胸郭の変形，冠動脈バイパスグラフトの胸壁後部への癒着，放射線障害）など，を診断して，低リスクから超高度リスクまでのどれにあてはまるか判定します．

次に弁の重症度評価（表2）ですが，A〜Dの4段階評価となっています．具体的にはmildやmoderateなどの血行動態より，弁の形態的変化，症状や心機能などの臨床的な重症度を考慮しています．

以上のことをふまえて，新しい手術適応のガイドラインの説明を行いま

表1　手術リスク評価

リスク	低 （すべて満たす）	中度 （どれか一つ）	高度 （どれか一つ）	超高度 （どれか一つ）
STS死亡率予測リスク	<4％	4〜8％	>8％	手術，原疾患で1年以内の死亡率50％以上
frailty（虚弱さ）	なし	1因子	2因子以上	
主要臓器障害	なし	1臓器	2臓器	3臓器以上
手技に特有の障害	なし	可能性あり	可能性あり	高度な可能性

表2 弁の重症度評価

Stage	定義	説明
A	at risk（リスク期）	弁膜症に進行する可能性がある
B	progressive（進行期）	mild or moderate　無症状
C	asymptomatic severe（無症状重度）	severe　無症状 C1：心機能が代償 C2：心機能が非代償
D	symptomatic severe（有症状重度）	severe　有症状

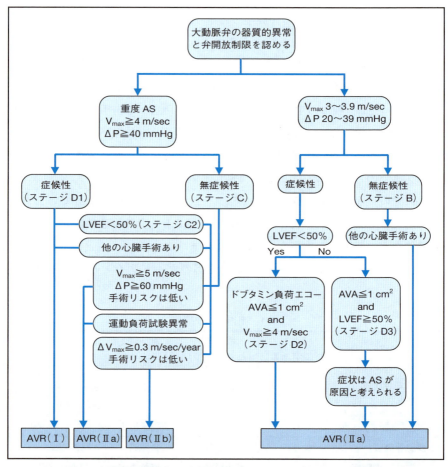

図1　大動脈弁狭窄症の手術適応ガイドライン（文献1より引用）

す．まずASに関して（**図1**）ですが，大動脈弁の形態学的変化を重視して，そのなかで最高流速と圧較差のみを重視して，high-flow/high-gradient（HF/HG）か，low-flow/low/gradient（LF/LG）かで分類しています．HF/HGのsevere ASの場合，従来と同じように症状のあるものはもちろん，無症状で心機能の悪いものや，他の心臓手術を行う場合はClass Iで，無症状でも超severe ASと考えられるもので手術リスクが低いものや，運動負荷試験で異常と出たものにおける外科的手術の推奨度が上がって，Class IIaになってい

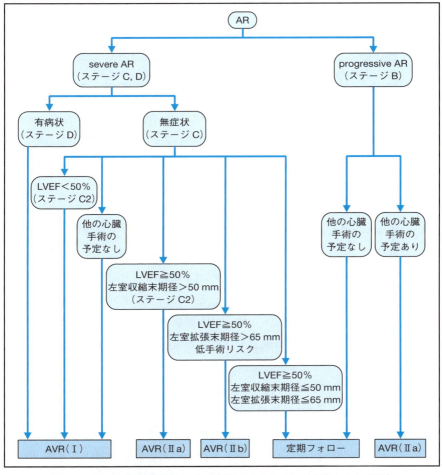

図2　大動脈弁閉鎖不全症の手術適応ガイドライン（文献1より引用）

ます．LF/LG の AS に対しても手術適応が広げられており，無症候性の場合は同時に心臓手術を行う場合に ClassⅡa となっています．症候性の場合は paradoxical severe AS なら ClassⅡa で，それ以外の LF/LG AS ならドブタミン負荷エコーで pseudo severe AS を除外して ClassⅡa となっています．

次に AR に関して（図2）ですが，新しい手術適応のガイドラインでは，ステージ B の AR においても他の心臓手術を行う場合は ClassⅡa で AVR を推奨しています．また，severe AR の場合は旧ガイドラインを踏襲していますが，無症状であるときに，手術適応となる左室収縮末期径と左室拡張末期径が各々引き下げられています．

Q pseudo severe AS と paradoxical low-flow/low-gradient severe AS について教えてください

前の質問に出てきましたが，古典的な low-flow/low-gradient severe AS というのは，弁口面積では重症に分類されるのに，低心機能のために見かけ上，最高流速と圧較差が低くなっている病態のことをいいます（effective orifice area≦1.0 cm^2 or 0.6 cm^2/m^2, mean PG＜40 mmHg, LVEF≦40％）[2]．しかし，この病態のなかには偽物が混じっており，それを pseudo severe AS といいます[3]．これを見分けるにはドブタミン負荷エコーを行います．ドブタミン負荷によって収縮機能を高めて，流速や圧較差が変化するかどうかをみます．まず，stroke volume（SV）が 20％以上増加したかどうかで心拍出量に予備能があるかどうかを調べます．そして，予備能があった場合（SV が20％以上増加），本物の重症 AS の場合は大動脈弁の流速や圧較差が上昇しますが，偽物であった場合には流速や圧較差が変化せずに弁口面積が大きくなります．

LF/LG severe AS の 2～3 割を pseudo AS が占めているといわれており，当然ながら pseudo AS に弁置換の適応はありません．SV が 20％以上増加しなかった場合，予備能がないということになりますが，このような場合はドブタミン負荷前後で変化した圧較差と弁口面積の直線の回帰式をグラフで示し，正常の normal flow rate（Q＝250 mL/sec）時の弁口面積を直線回帰式

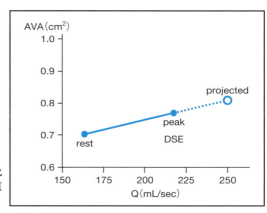

図3 ドブタミン負荷前後で変化した圧較差と弁口面積の直線の回帰式

から推定することで本物か偽物かを判別することができます（**図3**）.

次に paradoxical low-flow/low-gradient severe AS についてですが，これは LF/LG severe AS でありながら EF が保たれているものがあるとして2007年に提唱された概念です[4]．求心性肥大により左室腔が狭小化し，左室拡張末期容量が小さく，一回拍出量が少なくても EF が保たれている状態です．現在では severe AS の一病態であると考えられています．

 術前評価のポイントについて教えてください

 1. AS の術前評価ポイント

弁口面積や圧較差の程度を評価することが重要です．しかし，圧較差が小さいから軽症であるとはかぎりません．心機能が悪い症例では，圧較差が小さくなっているからです．狭窄症では，心筋には絶えず圧負荷がかかって肥大し，心内膜下梗塞の危険因子となり，冠動脈の評価も重要です．また，狭窄部位で発生するジェットにより血小板機能が損なわれ，消化管出血を伴う場合があり，ハイド（Heyde）症候群として知られています[5,6]．

2. AR の術前評価ポイント

急性と慢性があります．急性閉鎖不全症は，主に感染性心内膜炎（IE）や

大動脈解離により発症し，急激な容量負荷に耐えられず左心不全に陥り，致死率が高い疾患で速やかな手術による修復を必要とします．左室内腔の容積が正常なので一回拍出量に対する逆流量の割合が大きく，容易に低心拍出量症候群に陥ります．逆流により急激に左室が充満するので，左室拡張期圧が上昇し，その結果拡張早期に僧帽弁が閉じ，拡張期が短縮され，頻脈になります．

慢性閉鎖不全症の場合，左心室は拡張終期容量増大や左室コンプライアンス増大による容量負荷のため，左室容量が代償性に増大して拍出量を維持します．時間をかけて閉鎖不全を代償するので，弁の石灰化も進行し，狭窄と逆流という2つの病態が同時に存在することがよくあります．ASとARの重症度分類を表にしてまとめます（表3，4）．

表3　大動脈弁疾患の重症度分類：AS

	軽症	中等症	重症
最高血流速度（m/sec）	<3.0	3.0〜4.0	4.0<
収縮期平均圧較差（mmHg）	<25	25〜40	40<
弁口面積（cm^2）	>1.5	1.0〜1.5	<1.0
体表面補正した弁口面積（cm^2/m^2）			<0.6

表4　大動脈弁疾患の重症度分類：AR

		軽症	中等症	重症
質的指標	血管造影グレード	1+	2+	3+
	カラードプラージェット血流幅	中心ジェット血流幅が左室流出路の25%未満	軽度より広いが重度ARの他覚症状なし	中心ジェット血流幅が左室流出路の65%超
	vena contracta（cm）	<0.3	0.3〜0.6	0.6<
量的指標	逆流量（mL）	<30	30〜59	60<
	逆流率（%）	<30	30〜49	50<
	逆流弁口面積（cm^2）	<0.1	0.10〜0.29	0.3<
他の必須基準	左室の大きさ			増加

術中管理のポイントについて教えてください

実際の術中管理では，狭窄と逆流の両方の病態が同時に存在していることも多く，それぞれの病態を理解して術中管理を行います．①左室の前負荷，②心拍数，③心収縮力，④体血管抵抗，⑤肺血管抵抗，について常に考えなければなりません（図4）[7,8]．

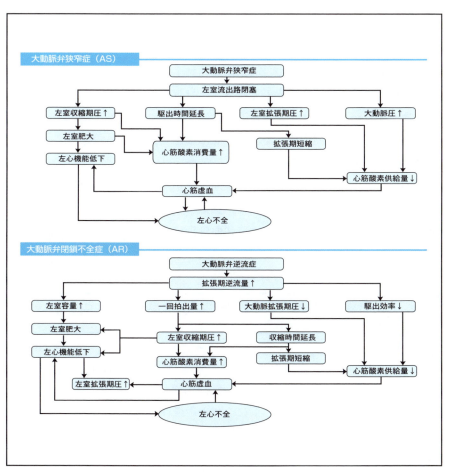

図4 大動脈弁疾患の病態生理

表 5　大動脈弁疾患の麻酔管理のポイント

	左室前負荷	心拍数	心収縮力	体血管抵抗	肺血管抵抗
大動脈弁狭窄症	↑	↓ 洞調律を維持	→	↑	→
大動脈弁逆流症	↑	↑	→	↓	→

1．ASの術中管理のポイント

拡張期血圧を維持する必要があります．特に麻酔導入時には血圧が下がりやすく，メトキサミンやノルアドレナリンなどの昇圧薬を適宜使用し，体血管抵抗を低下させないように冠灌流圧の維持に努めます．心拍数の増大は心筋酸素消費量の増大につながるので，β遮断薬を使用するなど心拍数を下げるように努めます．狭窄症では心拍出量に対する心房収縮の寄与が大きく，心房細動による atrial kick がなくなることは致命的になる可能性があり，心房細動に注意が必要です．循環血液量の減少で左室流出路閉塞が悪化するため，適切に輸液し左室前負荷を増大させることも大切です（**表 5**）．

2．ARの術中管理のポイント

心拍数を高めに保つことにより拡張期時間が短くなり，逆流時間が短縮され，駆出効率が上がります．高い体血管抵抗では逆流量が増え，駆出効率が下がることから，血管拡張薬により体血管抵抗を下げるように努めます（**表 5**）．

Q　大動脈基部置換術や Ross 手術の際に注意すべきことはありますか？

人工心肺（CPB）からの立ち上げの際に，冠動脈内（特に右）の空気が原因で心室細動が起こることがあり，空気が抜けるまで CPB を維持します．これらの手術では，バルサルバ洞にまで手術操作が及ぶことから，冠動脈入口部の狭窄のため冠血流が減少する場合があり，冠動脈拡張薬の使用を考慮します．

Ross 手術では，自己の肺動脈弁を大動脈弁として使用するため，肺動脈カ

テーテルは手術操作の妨げになります．代わりに，中心静脈血酸素飽和度を測定することができる中心静脈オキシメトリーカテーテルが有用です．しかし，動脈圧波形から心拍出量が測定できる連続的動脈圧心拍出量測定は，ARの場合，その解釈には注意が必要です．

Q. 経食道心エコー（TEE）法による大動脈弁置換周術期の評価について教えてください

 機械弁やステント付き生体弁は，音響陰影などのアーチファクトが原因で遠位部の画像取得が困難となるため，中部食道大動脈弁長軸像・短軸像，経胃長軸像，深経胃長軸像などから観察する必要があります．

1．弁輪内逆流（transvalvular leakage）

二葉機械弁の植込みは，冠動脈開口部を閉塞しないようにヒンジを左右の冠尖の間と無冠尖になるようにします．二葉機械弁からは，弁の閉鎖時に生じるバックフローと，閉鎖後の血栓形成の予防のためのヒンジ部位からの生理的逆流（リークフロー）がみられます．人工弁による病的逆流は，生理的逆流に対し持続時間が長く非対称性で，血栓等の介在物や弁下組織，逢着ミスによる弁のスタックが主な要因となります．ステント付き生体弁では，術直後には生理的逆流は認められませんが（経年変化により弁逆流が増大する），弁葉の損傷やひきつれが，異常な逆流の原因となります．

2．弁輪周囲逆流（perivalvular leakage）

ASの弁輪部石灰化が強い症例で生じやすい，最も頻度の高い合併症です．多くはプロタミン投与により消失しますが，中等度以上（vena contracta 0.4 cm 以上）の逆流や逆流ジェットが僧帽弁前尖に当たる場合は，再CPBを考慮する必要があります．

3．冠動脈障害

冠動脈開口部までの距離が短い場合や，大動脈弁の石灰化が強い場合に縫合糸を深くかけることで，冠動脈に閉塞が起きることがあります．

4．左室流出路狭窄

ASで流出路中隔が肥大している場合に認められますが，多くの場合カテ

コラミン減量，用量負荷で改善します．

5．解放制限による弁狭窄

大動脈弁置換術後では，弁周囲の自己組織が盛り上がって弁の動きを障害する（パンヌス形成）ことが原因と考えられています．流速は一般に，ステント付き生体弁＞機械弁＞ステントレス生体弁ですが，大動脈弁では 3 m/sec 以上が弁狭窄の目安です．心拍出量に依存しない連続の式を用いた有効弁口面積の測定

大動脈弁有効弁口面積（cm^2）＝左室流出路断面積（cm^2）× 左室流出路時間速度積分値（cm）/大動脈弁時間速度積分値（cm）

が有用ですが，大動脈弁では左室流出路通過血流速と弁口通過血流速の比，または時間速度積分値比の低下（0.2 以下，正常 0.35〜0.5）が解放制限の指標となります．

6．解放制限によらない弁狭窄

大きな体格に対して過小な人工弁が装着された場合（特に狭小弁輪の大動脈弁狭窄症例），大きな圧較差が生じ，術後の左室肥大の回復を遅らせる可能性がある patient-proshtesis mismatch（PPM）が生じます．小口径人工弁の評価には，人工弁のもつ有効弁口面積（EOA：effective orfice area）を体表面積（body surface area：BSA）で除した EOAI（EOA index）を用い，0.85 cm^2/m^2 以下であれば中等度の，0.65 cm^2/m^2 以下であれば高度の PPM が存在するとされます．これは，自己弁で EOAI が 0.9 cm^2/m^2 以下であれば中等度の狭窄症であるとする診断に由来しています．

メモ

● **apico-aortic bypass 手術**

大動脈石灰化が高度な症例や，心臓大血管手術の既往のある症例で弁置換術が行えない場合，心尖部から弁付人工血管を下行大動脈にバイパスする apico-aortic bypass 手術を行います．下行大動脈に人工血管をバイパスするので，分離肺換気を行う必要があります．

TOPICS

《Vector Flow Mapping (VFM)》

　最近,循環器領域では血流可視化技術が急速に広まってきていますが,そのなかでも超音波診断装置を用いて血流の可視化,エネルギー損失値や運動エネルギー値の算出,wall shear stress などを評価できる,VFM という技術が注目を集めています(図5).現在のところ日立製作所の超音波診断装置でのみ使用可能です.VFM を用いて,大動脈弁疾患はもちろんのこと,あらゆる弁膜症の重症度評価や手術前後のエネルギー効率の評価,また手術の成否など今後の可能性が期待されています.

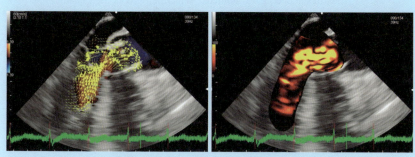

図5　Vector Flow Mapping(VFM)

[文　献]

1) Nishimura RA, Otto CM, Bonow RO et al : American College of Cardiology/American Heart Association Task Force on Practice G : 2014 AHA/ACC guideline for the management of patients with valvular heart disease : a report of the American College of Cardiology/American Heart Association Task Force on Practice Guidelines. J Am Coll Cardiol 63 : e57-e185, 2014

2) Minners J, Allgeier M, Gohlke-Baerwolf C et al : Inconsistencies of echocardiographic criteria for the grading of aortic valve stenosis. Eur Heart J 29 : 1043-1048, 2008

3) Picano E, Pibarot P, Lancellotti P et al : The emerging role of exercise testing and stress echocardiography in valvular heart disease. J Am Coll

Cardiol 54：2251-2260, 2009
4) Hachicha Z, Dumesnil JG, Bogaty P et al：Paradoxical low-flow, low-gradient severe aortic stenosis despite preserved ejection fraction is associated with higher afterload and reduced survival. Circulation 115：2856-2864, 2007
5) Michiels JJ, Budde U, van der Planken M et al：Acquired von Willebrand syndromes：clinical features, aetiology, pathophysiology, classification and management. Best Pract Res Clin Haematol 14：401-436, 2001
6) Yoshida K, Tobe S, Kawata M et al：Acquired and reversible von Willebrand disease with high shear stress aortic valve stenosis. Ann Thorac Surg 81：490-494, 2006
7) Zipes DP, Libby P, Bonow RO et al：Braunwald's Heart Disease, 7th ed. Elsevier, Pennsylvania, pp1158-1601, 2005
8) Hensley FA, Martin DE, Gravlee GP：Anesthetic management for the treatment of valvular heart disease. In "A Practical Approach to Cardiac Anesthesia, 3rd ed" Lippincott Williams & Wilkins, Philadelphia, pp302-313, 2003

Ⅶ. 特定の心疾患に対する麻酔管理

Q27 僧帽弁手術の麻酔管理

回答：順天堂大学医学部附属静岡病院 麻酔科　尾前　毅

point

- 僧帽弁疾患では，術前に厳密な水分管理が行われているため，麻酔導入時の低血圧に注意が必要である．
- 循環器系の術前使用薬は原則継続するが，麻酔導入時の低血圧を回避するため，アンジオテンシン変換酵素（ACE）阻害薬，アンジオテンシンⅡ受容体拮抗薬（ARB）は中断する．
- 僧帽弁疾患に対する手術では，修復前と比較して修復後の左心室負荷が大きくなる．
- 僧帽弁形成術では，形成前後ともに経食道心エコー（TEE）による評価が重要である．
- 虚血性僧帽弁逆流症（IMR）は，これからも増加してくる疾患であり，機序について理解が必要である．

Q 僧帽弁疾患の手術の際，術前内服薬は どのようにしたらよいでしょうか？

A 僧帽弁疾患に対して手術が必要な症例では，術前に心房細動を合併している症例，虚血性心疾患を合併している症例など，複数の合併症がある場合も少なくありません．したがって，ほとんどの症例で術前に薬剤を服用して

います.

　基本的に，循環器系疾患に対する薬剤は継続することが望ましいと思われます．ACC/AHA 非心臓手術のための周術期管理，治療のためのガイドライン[1]においても，β遮断薬は術前から使用している場合は継続，そして術前検査にて虚血所見が発見された場合も使用することが推奨されています．また降圧薬としての $α_2$ 刺激薬も，虚血性心疾患や他の危険因子がある場合には続行することが推奨されています．本ガイドラインでは，カルシウムイオンチャネル遮断薬の使用についての推奨はされていませんが，心拍数管理の面からも続行することが望ましいと考えられます．本ガイドラインでは，スタチンの投与についても言及しており，術前にスタチンを内服している症例では継続することが推奨されています．

　一方，心臓手術においては，人工心肺（CPB）の使用に伴う血液希釈，急激な電解質の変化によるジギタリス中毒が懸念されます．術前長期にわたりジギタリスを服用している症例では，CPB 導入後にジギタリス血漿濃度の上昇が認められることがあります[2]．このため，不整脈が発症しやすくなるので，原則として 2 日前に中止します．

　また降圧薬としてアンジオテンシン変換酵素（ACE）阻害薬，アンジオテンシンⅡ受容体拮抗薬（ARB）を服用している症例も増加していますが，麻酔薬によって交感神経系が抑制されると，レニン-アンジオテンシン系の関与が大きくなることが予測されます．麻酔薬により交感神経系の緊張が低下すると，アンジオテンシンⅡ活性が亢進しますが，これらの薬剤の投与により抑制された状態では，過剰な血圧低下が生じる危険性が高まります[3]．僧帽弁手術が行われる症例では，術前から厳密な水分管理が行われている症例が多いため，ACE 阻害薬，ARB の手術当日の投与は控えたほうがよいでしょう．

僧帽弁疾患に対する手術の麻酔導入の際，急激な血圧低下が起こりました．対処法を教えてください

僧帽弁疾患では，僧帽弁逆流症，僧帽弁狭窄症いずれも肺高血圧症の原因となるため，利尿薬などを使用して厳密な水分管理が行われています．そのため，麻酔導入時には，血管内容量の不足によって循環動態の維持に難渋することもしばしば見受けられます．

僧帽弁逆流症，僧帽弁狭窄症ともに適切な容量負荷が必要な点では同じですが，強心薬などの使用において異なる対処法が必要です．

1．僧帽弁逆流症の場合

後負荷の増大によって逆流症の悪化が認められます．そのため，血圧を維持するためには強心薬の使用が必要です．具体的には，塩酸エフェドリンなどの強心作用と血管拡張作用を併せもつ薬剤の使用が好まれます．

2．僧帽弁狭窄症の場合

交感神経系の緊張によって血管のトーヌスが維持されていることが多く，麻酔導入によって極度の低血圧になることもしばしばです．僧帽弁が律速段階になっているので，急速な容量負荷は肺高血圧をまねくだけであり，施行しにくい対処法です．麻酔導入前の血管のトーヌスに戻す，すなわち血管収縮薬を使用して血圧を維持することが望ましいでしょう．

 僧帽弁形成術の術前評価のポイントを教えてください

僧帽弁形成術では，経食道心エコー（TEE）による評価が非常に大切です．弁逆流メカニズム（弁の逸脱，弁輪拡大，tetheringなど），逆流部位の診断が求められます．僧帽弁は弁そのものだけでなく，腱索，乳頭筋を含めた僧帽弁複合体として機能していることを念頭に評価していく必要があります．TEEを用いた僧帽弁の評価において，3つの画面 Commissural view（ASE/SCAのガイドライン[4]における ME mitral commissural）（図1），Longitudinal view（ME AV LAX）（図2），Short axis view（TG basal SAX）

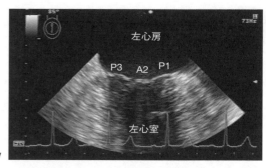

図1　Commissural view

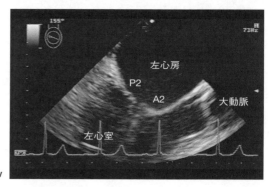

図2　Longitudinal view

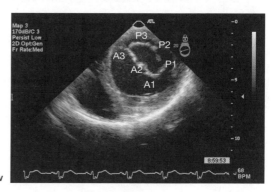

図3　Short axis view

(図3），が逆流部位の同定に有用です．まず Commissural view を描出して A2, commisure, P1, P3 を中心に観察し，Longitudinal view で A2, P2 を観察，そして Short axis view で全体を確認します．逆流部位が1ヵ所だけでなく複数の場合もあるので，注意深い観察が必要です．

僧帽弁手術における CPB 離脱の際のポイントについて教えてください

 僧帽弁疾患に対する修復術を行った後は，手術前と比較して左心室に新たな負荷が生じます．

　僧帽弁逆流症では，修復前には大動脈方向と左心房方向の 2 方向にあった流出路が，大動脈方向のみになります．このため，実際の後負荷（血管のトーヌス）に変化がないにもかかわらず左心室にとっての後負荷が上昇する，いわゆる afterload mismatch という状況が生じます．このため，実際の左心機能と比較して，修復前の左室駆出率は 10% 程度水増しされていると考えられます．よって，CPB からの離脱時には左心室を補助し，血管拡張作用を併せもつ薬剤，具体的にはドブタミン，ホスホジエステラーゼ III 阻害薬であるミルリノンなどが有用です．

　僧帽弁狭窄症では，左心室が正常より小さい症例が多いことが大きな特徴です．このため，CPB 離脱時には一回拍出量が少ないので心拍数を通常より増やして心拍出量を維持する必要があります．修復前には左心室は容量負荷に曝されていないため，修復後は輸液量に配慮した管理を行います．

 僧帽弁形成術の術後評価のポイントを教えてください

 僧帽弁形成術では，水負荷試験などを行い，弁逆流の有無を確認しながら手術を進めていきます．しかし心停止下に評価を行うため，僧帽弁逆流が消失しても その評価は拡張期のものであるという限界があります．このため，形成術の成否は心拍動下に TEE を用いて判断することになります．形成術後，遺残逆流が観察される場合には，①逆流の程度，②逆流の方向，③心周期のどの時期か，④逆流の発生部位，⑤僧帽弁前尖収縮期前方運動 (SAM) の有無，を確認します．一般的には，逆流面積が 2 cm² を超え，汎収縮期逆流を認める場合（図 4）に再修復または僧帽弁置換術を行います．また，逆流面積が 2 cm² 以下であっても，人工物（人工弁輪，人工腱索など）に

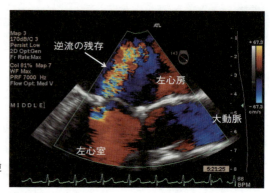

図4　僧帽弁形成術後の僧帽弁逆流症の残存

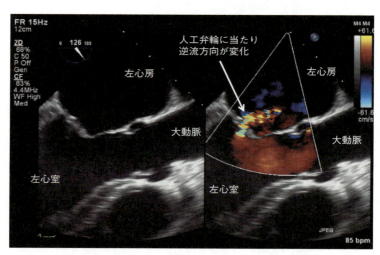

図5　僧帽弁形成術後，人工弁輪に逆流が当たり溶血が生じた症例

よって逆流の方向が変わり，溶血を認める場合（**図5**）も再修復が必要です．

　SAMが発症した場合（**図6**），①容量負荷，②強心薬の減量・中止，③血管収縮薬の投与，④β遮断薬の投与を行います．僧帽弁形成術後のSAMは手術中の発症が最も頻度が高く，術後遠隔期の発症は術中と比較して非常に少ないとされています．したがって，CPB離脱時のSAMの診断，治療は，再修復術を回避するためにも非常に重要です[5]．

　SAMは，①小さめの人工弁輪装着，②拡大のない左室，③長い後尖（前

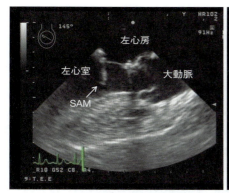 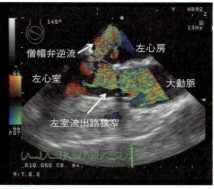

図6　僧帽弁形成術後の僧帽弁収縮期前方運動（SAM）

尖/後尖＜1.5），で発症しやすいとされています．そのような症例では，CPB離脱時における前負荷の設定，強心薬の使用に注意が必要です．

Q 虚血性僧帽弁逆流症（IMR）の機序について教えてください

 虚血性僧帽弁逆流症（IMR）は，心筋梗塞発症後に認められる僧帽弁逆流症です．このIMRを合併すると，その程度が軽度でも予後は有意に悪化することが報告されています．IMRの機序に関しては，古くから様々な説が提唱されてきました．現在まで左室機能低下，僧帽弁輪拡大，乳頭筋不全などが原因として考えられてきましたが，それらはIMRの主因ではなく，IMRの主な原因は左室拡大に伴うtetheringであることがわかってきました[6]．そして心室の全体的な拡大よりも，下壁梗塞などに伴う後乳頭筋周囲のremodelingに伴う局所的な拡大の影響が大きいことが確認されています[7]．
以上のことからIMRは，心筋梗塞後の左室の進行性のremodelingによる乳頭筋付着部左室壁の外側への変位によるtetheringに起因する閉鎖不全であるということができます．

Q IMRの術中評価法について教えてください

A 日常においても，IMRはその程度の変動が大きく，検査によっては見落とす可能性があります．また，運動負荷試験により予後の予測が可能であることが報告されています．運動負荷により逆流が改善する症例では予後は良く，逆流の程度が悪化する症例では予後は不良であると報告されています．よってIMRの評価は，運動負荷試験を含めて経時的に行う必要があります．

術中もTEEによってIMRの評価を行う必要がありますが，IMRは前負荷，後負荷の影響を受けやすく，特に全身麻酔によってIMRの程度は半減すると報告されています（図7）．このため，手術中のIMRの評価に関しては，過小評価する可能性があることを念頭におく必要があります[6]．

	Closing Force (左室圧−左房圧)	Tethering Force (乳頭筋の変位)	僧帽弁逆流
後負荷	↑	↑↑↑	↑↑
強心薬	↑	↓	↓↓
前負荷	↑	↓	↓↓

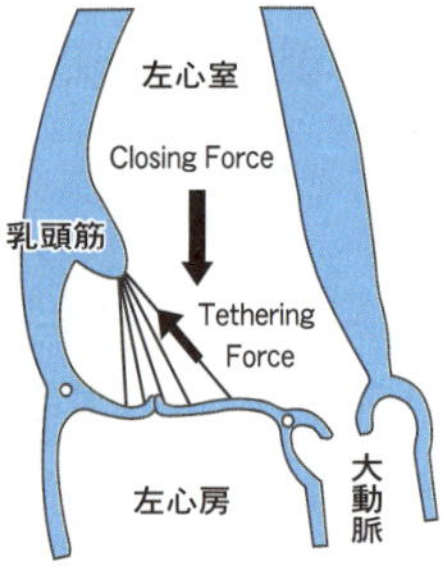

図7 虚血性僧帽弁逆流症（IMR）に関与する因子（文献6を参照して作成）

[文 献]

1) Fleisher LA, Fleischmann KE, Auerbach AD et al: 2014 ACC/AHA Guideline on perioperative cardiovascular evaluation and management of patients undergoing noncardiac surgery. A report of the American College of Cardiology/American Heart Association Task Force on Practice Guidelines. Circulation 130: e278-e333, 2014
2) Rose MR, Glassman E, Spencer FC: Arrhythmias following cardiac surgery: relation to serum digoxin levels. Am Heart J 89: 288-294, 1975
3) Bertrand M, Godet G, Meersschaert K et al: Should the angiotensin II antagonists be discontinued before surgery? Anesth Analg 92: 26-30, 2001
4) Shanewise JS, Cheung AT, Aronson S et al: ASE/SCA Guidelines for performing a comprehensive intraoperative multiplane transesophageal echocardiography examination: Recommendations of the American Society of Echocardiography Council for Intraoperative Echocardiography and the Society of Cardiovascular Anesthesiologists Task Force for Certification in Perioperative Transesophageal Echocardiography. Anesth Analg 89: 870-884, 1999
5) Omae T, Matsunaga A, Imakiire N et al: Cibenzoline attenuates systolic anterior motion of the mitral valve after mitral valvoplasty. J Anesth 23: 413-416, 2009
6) Levine RA, Schwammenthal E: Ischemic mitral regurgitation on the threshold of a solution: from paradoxes to unifying concepts. Circulation 112: 745-758, 2005
7) Kumanohoso T, Otsuji Y, Yoshifuku S et al: Mechanism of higher incidence of ischemic mitral regurgitation in patients with inferior myocardial infarction: quantitative analysis of left ventricular and mitral valve geometry in 103 patients with prior myocardial infarction. J Thorac Cardiovasc Surg 125: 135-143, 2003

Ⅶ. 特定の心疾患に対する麻酔管理

Q28 急性大動脈解離手術の麻酔管理

回答：旭川医科大学 麻酔・蘇生学講座　矢野喜一，遠山裕樹，国沢卓之

point
- 限られた時間で合併症を含めた病態を把握する必要がある．
- 周術期の循環管理が重要である．
- 術式の決定に経食道心エコー（TEE）が大きく関与する．
- 急激な循環動態破綻に対してTEEが有用である．
- 人工心肺（CPB）後の止血対策が重要である．

Q 急性大動脈解離とはどのような病気ですか？

A 大動脈解離とは，「大動脈壁が中膜のレベルで二層に剥離し，動脈走行に沿って長さをもち二腔になった状態」のことです．剥離の長さについて明確な定義はありません．剥離した部位への血液流入によって生じた血管壁内の腔を**偽腔（解離腔）**，本来の血管内腔を**真腔**，はじめに生じた内膜の亀裂を**エントリー**とよんでいます．エントリーから偽腔へは血液の流入を認めます．偽腔から真腔へ血液が再度流入していく場合，その部位を**リエントリー**とよびます（図1）．大動脈解離の分類にはStanford分類とDeBakey分類が

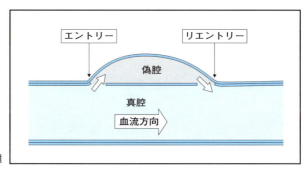

図1 大動脈解離

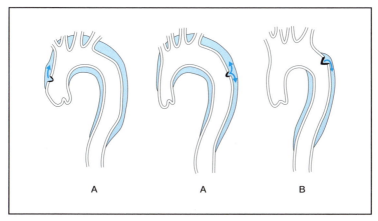

図2 Stanford 分類
　　エントリー部位に関係なく，上行大動脈に解離が及べばA型となる．

ありますが，簡便かつ有用性が高いStanford分類が主に用いられることが多いです．また，解離が生じてから48時間以内を超急性期，2週間以内を急性期，以後を慢性期と定義しています．

　Stanford分類においては，エントリー部位や下行大動脈への進展には関係なく，上行大動脈に解離があればA型と診断し，上行大動脈に解離がなければStanford B型と診断します（図2）．大動脈解離症例の半数以上はStanford A型とされています[1]．致死率が高く，発症後1時間経過するごとに死亡率は1〜2％の割合で上昇し，2日以内に50％以上，半年以内に約90％の患者が死亡の転帰をとるとされています[2]．

急性大動脈解離はどのような病態を合併しますか？

 急性大動脈解離の特徴は，病変の進展部位によって様々な病態を呈することです．

・解離した大動脈が破裂した場合→心囊内で破裂した場合は**心タンポナーデ**，縦隔・胸腔・腹腔内で破裂した場合は**大量出血**をきたす可能性があります．
・解離が大動脈基部に及んだ場合→大動脈基部・弁輪部の拡大や，内膜フラップの大動脈弁嵌入などによる弁尖接合不良から**大動脈弁閉鎖不全（AR）**を発症します．
・解離が冠動脈起始部に及んだ場合→冠動脈閉塞による**心筋虚血**を呈します．冠動脈の閉塞は左冠動脈より右冠動脈に多いです．
・解離が大動脈主要分枝に及んだ場合→腕頭動脈・左総頸動脈に及んだ場合は**脳梗塞**を発症します．また，腹部分枝（腹腔動脈・上/下腸間膜動脈・腎動脈など）に解離が及んだ場合は**消化管虚血**や腎虚血による**腎不全**を発症します．

これらの合併症は循環動態を破綻させ，生命予後や神経学的予後に重大な影響を与えるため，迅速な診断と治療が必要となります．

 術前のチェックポイントは何ですか？

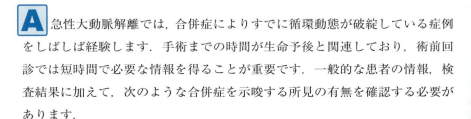 急性大動脈解離では，合併症によりすでに循環動態が破綻している症例をしばしば経験します．手術までの時間が生命予後と関連しており，術前回診では短時間で必要な情報を得ることが重要です．一般的な患者の情報，検査結果に加えて，次のような合併症を示唆する所見の有無を確認する必要があります．

・心タンポナーデの有無・大動脈弁閉鎖不全（AR）や心不全症状の有無（解離腔の大動脈基部への解離腔進展）
・意識障害や麻痺の有無，上下肢間の血圧差，左右上肢の血圧差の有無（弓部分枝への解離腔進展）

・呼吸障害,貧血の有無（大動脈破裂による出血など）
・腹部症状の有無,BUN/Cr値,代謝性アシドーシスの指標（腹部分枝への解離腔進展）
・凝固系の評価（大量出血や多量の血栓による凝固系の破綻）

　また,術前に留置されているライン類を把握し,手術室において追加で確保すべきライン類を準備します.循環管理が重要であるため,その時点で投与されている循環作動薬の種類と用量,投与経路も必ず把握してください.

Q 手術で使用するモニターは何ですか？

標準的なモニターの非観血的血圧計,パルスオキシメータ,心電図を装着します.心電図はⅡ誘導とV_5誘導も表示します.観血的動脈圧モニタリングは必須のモニターです.測定部位によって血圧の差を生じることがあるため,また体外循環中の脳や主要臓器への灌流圧を正確にモニタリングするために,複数箇所での動脈圧モニタリングが必要となります.術式や施設によって異なりますが,両側橈骨動脈と下肢（足背動脈）の3ヵ所で動脈圧のモニタリングをすることが標準的です.下肢の動脈圧は,大腿動脈に送血管が挿入される場合は,その反対側の肢でモニタリングすることが好ましいです.また,様々な循環作動薬を投与するために中心静脈カテーテルが必要となります.通常は右内頸静脈から挿入しますが,動脈を誤穿刺すると解離腔の増大や脳血流量の低下を招く可能性があるため,いつも以上に気をつける必要があります.肺動脈カテーテルは挿入のメリット・デメリットや,挿入に要する時間を考慮して,必要と考えられる症例において挿入します.経食道心エコー（TEE）は,必須のモニタリングです.エントリー部位,解離腔の進展や合併症の有無・程度などの診断に有用です.TEEによる診断については後述します.また,脳血流のモニタリングとして近赤外線分光法による脳酸素飽和度測定を行うことで,脳血流の低下を早期に発見することができます[3].基準値から20％以上の低下もしくは50％を下回る場合に脳虚血が示唆されます.体温測定は,少なくとも2ヵ所でモニタリングします.体温は

深部温（咽頭，鼓膜，食道），中間温（膀胱，直腸），表層温に分類されます．膀胱温は尿量が多いときには深部温をよく反映します．直腸温は急激な温度変化には遅れて変動するので，人工心肺時には表層温としてモニタリングします．

 麻酔管理はどうしたらよいですか？

麻酔導入時，特に迅速導入では，両立し難い「迅速な気道確保」と「頻脈と血圧上昇の回避」を両立する必要があり，麻酔科医としての力量が試されます．循環動態変動による解離腔拡大は避けなければなりませんので，収縮期血圧 100〜120 mmHg および心拍数 60 回/min を目標に[4]，気管挿管などの侵襲的操作の際には十分な麻酔深度を保つようにしてください．導入前に動脈圧ラインを確保し，血圧の随時モニタリングをする必要があります．麻酔導入から維持にかけて，麻酔薬は患者の全身状態・バイタルサインに合わせて適切なものを選択するようにしてください．また，心タンポナーデを合併した場合は，その解除時に急激な血圧上昇を認めることがあります．過度の血圧上昇は解離腔拡大や破裂の危険性を増大させることになるため，適宜降圧薬の投与が必要になります．

 TEE でどんなところを見ますか？

急性大動脈解離の手術では，その緊急性のために術前に十分な検査ができず，病変や合併症の正確な診断がつかずに手術室に入ってくることがあります．これを補うのも TEE の役割となります．

通常の TEE 検査に加え，急性大動脈解離で重点的にみるポイントを以下に挙げます．

1．エントリー部位の同定

術式決定の大きな鍵となりますので，上行大動脈・弓部大動脈・下行大動脈をよく観察し，カラードプラを併用してエントリー部位の同定を行ってく

ださい．上行大動脈遠位部は blind zone のため観察困難ですが，偽腔の血流方向を利用すれば，エントリー部位がより上流/下流にあるかの判断が可能となります．

2．心嚢液貯留や胸腔内液体貯留の有無

心嚢液は中部食道四腔断面や経胃中部短軸断面などで確認できます．胸腔内の液体貯留は中部食道でプローブを反時計・時計方向にそれぞれ 90～120°回転することで診断が可能です．左胸腔内は容易に確認することができます．右胸腔内を観察する際には，椎体が障害になることがありますが，プローブの深さを調節することで背側まで観察できることが多いです．

3．左室局所壁運動異常の評価

経胃中部短軸断面が評価に有用です．局所壁運動異常を認めた場合は，中部食道大動脈弁短軸断面から少しずつプローブを引き抜いて左右冠動脈起始部を観察し，閉塞所見の有無を確認してください．その際カラードプラを用いた血流評価が有用です．

4．AR の評価

中部食道大動脈弁短軸断面と長軸断面を用いて，逆流のメカニズムと重症度を判定します．AR の重症度とメカニズムは術式選択と関わってくるので重要なポイントとなります．

5．CPB 中の観察

CPB 中も TEE での観察は重要です．灌流圧の急激な低下や，真腔の虚脱所見を認めた場合は偽腔送血の可能性があります．CPB 開始時に観察を行いましょう．

Q 突如循環動態が破綻したらどうしますか？

急性大動脈解離において急激に循環動態が不安定となる原因の多くは，心タンポナーデ，冠動脈灌流異常，急性 AR，大動脈破裂による大量出血です．循環動態破綻時に TEE を用いて次のような手順に従い検査することで迅速にその原因を診断することができます．

はじめに，プローブを胃の中まで進め，経胃中部短軸断面を描出し，心タンポナーデ・大動脈破裂による循環血液量減少，冠動脈灌流異常による局所壁運動異常の診断をします（図3，4）．次にプローブを反時計・時計方向へそれぞれ90〜120°回転させ，左右胸腔への出血の有無を確認します（図5）．

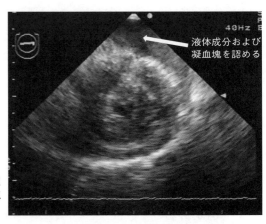

図3 心タンポナーデ
心嚢内への血液貯留と，右室の虚脱，左室腔の狭小化を認める．

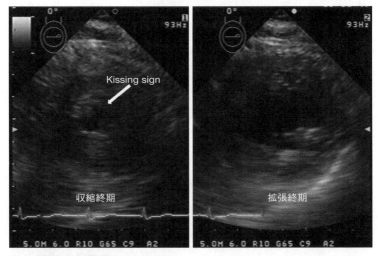

図4 循環血液量減少
左室収縮終期（LVESA）正常値：5〜7 cm^2，左室拡張終期（LVEDA）正常値：13〜16 cm^2
循環血液量減少では両者とも正常値以下となり，収縮終期に前乳頭筋と後乳頭筋が接する kissing sign を認める．

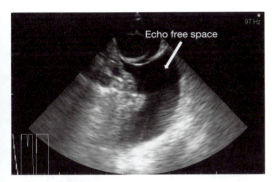

図5　左胸腔内大量出血
Echo free space および左肺の虚脱を認める.

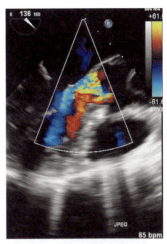

図6　大動脈弁閉鎖不全

次にプローブを中部食道まで引き抜き，中部食道大動脈弁長軸断面を描出しARの評価をします（図6）．この一連の順番で検索することにより，迅速な原因診断が可能となります．また，ここで観察された心嚢液貯留や局所壁運動異常，ARなどが，循環動態が破綻した際に新たに出現したものなのか，それとも術前からすでに存在していたものなのか判断するために，麻酔導入時にかならずコントロールとしてこれらをチェックしてください．

Q CPB後の出血対策はどうしますか？

 急性大動脈解離の手術では，CPB後の止血に難渋する場面をしばしば経験します．それには以下のような原因が挙げられます．
- 出血・血腫形成による術前からの凝固異常・血小板減少
- 大動脈壁の脆弱性による吻合部からの出血
- CPB充填液による血液希釈・凝固因子希釈
- CPB回路による血小板減少・凝固因子消費・線溶系の活性化

Q28．急性大動脈解離手術の麻酔管理

・低体温による血液凝固能(酵素活性)の低下

血圧に関しては，前述のとおり収縮期血圧 100 mmHg 程度，平均血圧 60 mmHg 程度を目標に管理してください[4]．術野での出血量を減らすことと，止血操作をやさしくすることが目的です．術前より高血圧を合併している症例が多く，CPB 離脱後に血圧が高くなることが多いので，適宜降圧薬を使用しコントロールしてください．また，プロタミンでヘパリンを中和した後も，ACT が再延長することがあるので，適宜再測定してください．蛋白に結合したり，血管内皮細胞に取り込まれたりしたヘパリンが再度血漿内に遊離すること(この現象を**ヘパリンリバウンド**とよびます)や，ヘパリンの半減期に対し，プロタミンの半減期が短いことや，プロタミンが過量であった場合に ACT が延長することが原因として挙げられています．抗線溶薬に関しては，統一した見解はありませんが，輸血量を減少させる可能性のあるトラネキサム酸の投与も検討します[5]．また，循環動態が安定しておりヘマトクリット値が保たれている場合は，ヘパリン投与前に自己血を採取する希釈式自己血輸血も考慮してください[6]．また，トロンボエラストグラム(TEG)や血小板数，活性化部分トロンボプラスチン時間(APTT)，プロトロンビン時間(PT)，フィブリノゲン値を術中に測定した結果は，血液製剤を投与する際の参考となります．

[文　献]

1) Kaplan JA et al：Kaplan's Cardiac Anesthesia, 5th ed. Philadelphia, 2006
2) Hagan PG, Nienaber CA, Isselbacher EM et al：The International Registry of Acute Aortic Dissection (IRAD)：new insights into an old disease. JAMA 283：897-903, 2000
3) Hoffman GM：Pro：near-infrared spectroscopy should be used for all cardiopulmonary bypass. J Cardiothorac Vasc Anesth 20：606-612, 2006
4) 日本循環器学会　他：大動脈瘤・大動脈解離診療ガイドライン(2011年改訂版)．日血管外会誌 42：1-34, 2013
5) Ker K, Edwards P, Perel P et al：Effect of tranexamic acid on surgical bleeding：systematic review and cumulative meta-analysis. BMJ 344：e3054, 2012
6) Jamnicki M, Kocian R, van der Linden P et al：Acute normovolemic hemodilution：physiology, limitations, and clinical use. J Cardiothorac Vasc Anesth 17：747-754, 2003

Ⅶ. 特定の心疾患に対する麻酔管理

Q29 胸部・胸腹部大動脈瘤手術の麻酔管理

回答：山梨大学医学部附属病院 手術部 石山忠彦(いしやまただひこ)

point

- 手術により脊髄虚血が起こると，対麻痺が起こる．
- 運動誘発電位が，脊髄機能のモニターとして有用である．
- 対麻痺回避のためには，脊髄循環を損なわないように，血圧の保持が大切である．
- 腎機能の保持が大切である．
- 大動脈遮断時にはプロポフォール，フェンタニル，レミフェンタニルの投与量を bispectral index を参考にしながら調節する．

 大動脈瘤とはどのような状態で，どのように分類されていますか？

 大動脈瘤は，大動脈壁の一部が全周性または局所性に拡大または突出した状態です[1]．大動脈の正常径は，胸部で 30 mm，腹部で 20 mm とされており，この 50％を超えて拡大（胸部で 45 mm，腹部で 30 mm）した場合に動脈瘤と称されます．

分類は，瘤壁の形態（真性，仮性，解離性），存在部位〔胸部：上行，弓

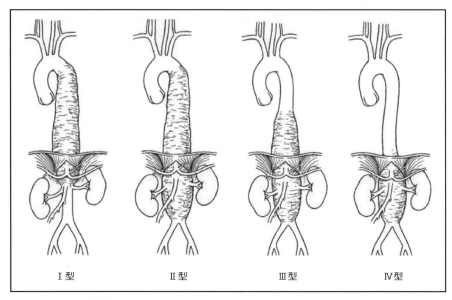

図1 Crawford 分類
〔文献1(p12)より引用　http://www.j-circ.or.jp/guideline/pdf/JCS2011_takamoto_h.pdf（2017年11月閲覧）〕

部，下行，胸腹部：Crawford 分類^{注)}（**図1**），腹部：腎動脈より上部，下部〕，原因（動脈硬化性，外傷性，炎症性，感染性，先天性など），瘤の形（紡錘状，囊状）で行われます．

> **Q** 胸部大動脈瘤や胸腹部大動脈瘤の，麻酔が難しいのはどのようなところですか？

 胸部大動脈瘤や胸腹部大動脈瘤は，最大径が55 mm を超える場合や，半年で5 mm 以上の拡大がある場合に手術が考慮されます．麻酔中の呼吸は片肺換気で行う必要があります．また，大動脈遮断と遮断解除による虚血・再灌流に伴う脳，脊髄，心臓，肺，腎臓，腹部内臓の血流障害が起こります

注）Ⅰ型：動脈瘤が左鎖骨下動脈付近から腎動脈上まで及ぶ，Ⅱ型：動脈瘤が左鎖骨下動脈付近から腎動脈下まで及ぶ，Ⅲ型：動脈瘤が下行胸部大動脈の下半分から腎動脈下まで及ぶ，Ⅳ型：大動脈瘤がすべての腹部大動脈に及ぶ．対麻痺の頻度はⅡ型が高い．

ので，脳の酸素化，血圧の保持，尿量の保持，麻酔薬の選択と大動脈遮断・遮断解除時の投与量の調整，脊髄の血行障害による対麻痺への対策としての運動誘発電位（motor evoked potentials：MEP），脳脊髄液ドレナージなど多くのことに配慮する必要があるため難しいといえます．

なぜ術後に対麻痺が起こるのですか？

対麻痺の発生率は，胸部大動脈瘤手術で2.3%[2]，胸腹部大動脈瘤手術で22%程度と報告されています[3]．対麻痺は脊髄の虚血によりひき起こされると考えられます．脊髄は2本の後脊髄動脈と1本の前脊髄動脈からの血流の供給を得ています．運動領域は前脊髄動脈からの血流を受けています．前脊髄動脈には，前根動脈が合流してきます．そのなかで最も大きな前根動脈は大前根動脈またはアダムキーヴィッツ（Adamkiewicz）動脈とよばれ，その起始部はT9～T12の肋間動脈が主といわれていますが，T7～L4の間の肋間動脈や腰動脈からも分岐します[3]．左右差があり，72%は左肋間動脈や左腰動脈が起始と報告されています[4]．この大前根動脈につながる肋間動脈の部位が人工血管に置換され，肋間動脈の再建が行われなかった場合には，脊髄の虚血を生じ，対麻痺を起こす可能性があります．しかし，大前根動脈の血行再建が行われないステントグラフトの手術において，脊髄虚血の発生頻度は3～6%といわれており[5,6]，大前根動脈の閉塞がすなわち脊髄虚血ではないようです．脊髄循環は平均動脈圧と脳脊髄液圧の差（脊髄灌流圧）に依存します．手術時の低血圧や脳脊髄液圧の上昇により脊髄灌流圧が低下することが脊髄虚血の発生要因として重要と考えられます．

脊髄機能のモニターはどのようにしますか？

運動誘発電位（MEP）を測定します．運動誘発電位は，経頭蓋的に電気刺激をして上肢と下肢の筋肉からの電位を測定します．刺激電極は，頭部は大

脳運動野に相当するC3とC4（国際10-20法）に設置し，導出電極は，上肢は短母指屈筋に，下肢は短母趾屈筋か前脛骨筋に設置します．計算式は，**MEP振幅比＝（短母趾屈筋MEP振幅／ベースライン短母趾屈筋MEP振幅）×（ベースライン短母指屈筋MEP振幅／短母指屈筋MEP振幅）×100**です．このMEP振幅比が75％以上の場合には脊髄機能は正常に保たれていますが，75％を下回ると術後に脊髄機能障害が起こる可能性が高いと報告されています[7]．

Q 対麻痺を予防するには，どうしたらよいですか？

脊髄の虚血を防ぐことが重要です．大動脈遮断によりMEPの振幅低下が認められたときには，脳脊髄液ドレナージ，大前根動脈の再建，低体温，循環動態の保持を行うことなどが挙げられます．手術時に胸部大動脈が遮断されると，中心静脈圧と脳脊髄圧が上昇します[8]．脳脊髄液の産生が増加し脳脊髄圧が上昇するともいわれています[3]．脳脊髄液ドレナージは，脳脊髄液圧を上昇させないことで，平均動脈圧と脳脊髄液圧の差を保ち，脊髄灌流圧を維持して脊髄の血流を保つことを目的として施行されます．L2から仙骨の間のいずれかの椎間よりくも膜下穿刺を行い，カテーテルを挿入して脳脊髄液をドレナージします．脳脊髄液圧はMEPに異常がないなら15 mmHg以下に，異常を認めたら10 mmHg以下になるようにドレナージします[9]．脳脊髄液ドレナージは，胸腹部大動脈手術やステント挿入術で脊髄障害の発生率を低下させます．しかし，脳脊髄液ドレナージにより，急性硬膜下血腫[10]のような重大な合併症をきたすことがあり，それに伴う死亡例も報告されています[8]．胸部大動脈瘤の手術はヘパリンを使用しますので，穿刺はヘパリンを使用する1時間以上前に行う必要があります．

術前にCTやMRIにより大前根動脈を同定できれば，その再建を行うことは有用と思います．しかし，大前根動脈への血流が遮断されても68％の症例でMEPに変化がなかったという報告[4]や，大前根動脈再建，脳脊髄液ドレナージ，低体温，循環動態の保持とを組合せることで効果が期待できるとの報告[11]もあり，再建術単独ではあまり効果が期待できないのかもしれませ

ん，輸液，カテコラミンの投与による遮断近位側の昇圧と，遠位側の人工心肺の灌流圧の上昇などの処置によって，血圧を下げずに脊髄循環を保持することが重要です．

 腎臓の保護について教えてください

 術後腎機能障害の原因としては，胸部大動脈瘤や胸腹部大動脈瘤の長時間手術による出血や血管内容量減少とそれに伴う低血圧，大動脈遮断中の虚血と遮断解除による再灌流障害，横紋筋融解（主に下肢）に伴う高ミオグロビン血症[12]などが挙げられています．胸腹部大動脈瘤手術では，術後に8.3%の患者が血液透析を必要としたとの報告[13]もあり，麻酔中の腎臓保護は必要です．適切な輸液と輸血を行います．利尿薬（マンニトール）の投与を考慮してもよいと考えられます．遠位胸部大動脈瘤の修復術時には，腎臓保護の目的のみでのフロセミド，マンニトール，ドパミンの使用は推奨されていません．腎臓保護に，冷却血液または晶質液を用いた腎臓の灌流に効果があるとの報告があります[14]．下肢横紋筋融解に伴う高ミオグロビン血症を予防するため，両下肢の適切な灌流も必要です．

手術中のモニターは何を行いますか？

呼吸系は，経皮的酸素飽和度，呼気終末炭酸ガス分圧をモニターします．循環系は，心電図，観血的動脈圧，経食道心エコー，右内頸静脈よりスワン・ガンツ カテーテルと中心静脈カテーテルを挿入して，中心静脈圧，肺動脈圧，心拍出量，混合静脈血酸素飽和度をモニターします．麻酔深度と脳波のモニターとしてbispectral index（BIS），脳の酸素化のモニターとしては近赤外線分光法による局所脳酸素飽和度の測定を行います（**図2a, b**）．さらに脳脊髄液ドレナージを行うなら脳脊髄圧をモニターします．

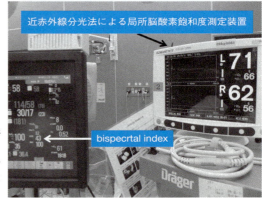

図2a bispectral index(BIS)モニターセンサーと近赤外線分光法による局所脳酸素飽和度の測定のモニターセンサー
前頭部に貼り,両者を測定する.

図2b bispectral index(BIS)と近赤外線分光法による局所脳酸素飽和度の測定
BISは60以下なら安心でき,局所脳酸素飽和度は60%以上だと安心できる.

 麻酔導入薬と維持薬は何を用いますか?

A 麻酔はMEPに影響を与える吸入麻酔薬を避け,全静脈麻酔を行います.麻酔導入はプロポフォール,ケタミン,レミフェンタニルで行います.麻酔導入後,筋弛緩モニターを装着し,ロクロニウムを投与します.麻酔維持はプロポフォール,ケタミン,レミフェンタニル,フェンタニルで行います.垣花[15]は,麻薬性鎮痛薬が虚血性脊髄障害を増悪させる可能性があるため,フェンタニルは30 μg/kg以下の使用量とすることを推奨しています.レミフェンタニルについては特に虚血性脊髄障害の報告はありませんが,大動脈遮断時には投与量を減量すべきと考えます.大動脈遮断時には,プロポ

フォールが主に上半身に分布することや，肝血流が減少することで，プロポフォールの血中濃度が上昇[16]し，MEP の測定が不可能となることがありますので，BIS を参考にプロポフォールの投与量を調節します．

Q 呼吸管理はどのように行いますか？

A 胸部大動脈瘤や胸腹部大動脈瘤の手術は，開胸手術となるためダブルルーメンチューブを用いて気管挿管し片肺換気を行います．ダブルルーメンチューブを挿管する際には，動脈瘤により気管が圧排されていることがありますので盲目的に挿管せず，チューブ先端が声門を通過した時点でファイバーを気管支側のチューブに入れ，ファイバーをガイドにして気管挿管します．手術終了後にダブルルーメンチューブを通常の気管チューブに入れ替え，未覚醒の状態で集中治療室に搬送します．

Q 術後鎮痛はどのようにしますか？

A 静注による自己調節鎮痛法（patient controlled analgesia：PCA）で行います（**図3**）．使用する薬剤は，フェンタニル 5 μg/mL，ドロペリドール 50

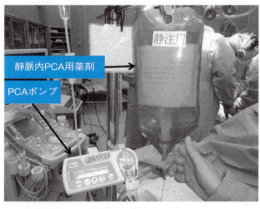

図3 自己調節鎮痛（patient controlled analgesia：PCA）で使用する薬剤と機械式 PCA ポンプ
PCA ポンプは機械式が使用しやすい．

μg/mL，ケタミン 0.8 mg/mL，リドカイン 8 mg/mL です．PCA ポンプの設定は，基礎持続投与量 3 mL，ボーラス投与量 2 mL，ロックアウト時間 10 分です．術後すぐに開始しますので，ローディングドーズは行いません．麻薬性鎮痛薬は脊髄虚血後の脊髄運動神経障害を増悪させる可能性が指摘されていますが，フェンタニルを手術中ほどは用いないので問題ないと思います．

［文　献］

1) 日本循環器学会：循環器病ガイドラインシリーズ　大動脈瘤・大動脈瘤解離診療ガイドライン（2011 年改訂版）．2011．
2) Estrera AL, Miller CC, Chen EP et al：Descending thoracic aortic aneurysm repair：12-Year experience using distal aortic perfusion and cerebrospinal fluid drainage. Ann Thorac Surg 80：1290-1296, 2005
3) Bicknell CD, Riga CV, Wolfe JH：Prevention of paraplegia during thoracoabdominal aortic aneurysm repair. Eur J Vasc Endovasc Surg 37：654-660, 2009
4) Nijenhuis RJ, Jacobs MJ, Schurink GW et al：Magnetic resonance angiography and neuromonitoring to assess spinal cord blood supply in thoracic and thoracoabdominal aortic aneurysm surgery. J Vasc Surg 45：71-78, 2007
5) Makaroun MS, Dillavou ED, Kee ST et al：Endovascular treatment of thoracic aortic aneurysms：Results of the phaseⅡ multicenter trial of the GORE TAG thoracic endoprosthesis. J Vasc Surg 41：1-9, 2009
6) Hnath JC, Mehta M, Taggert JB et al：Strategies to improve spinal cord ischemia in endovascular thoracic aortic repair：Outcomes of a prospective cerebrospinal fluid drainage protocol. J Vasc Surg 48：836-840, 2008
7) Kawanishi Y, Munakata H, Matsumori M et al：Usefulness of transcranial motor evoked potentials during thoracoabdominal aortic surgery. Ann Thorac Surg 83：456-461, 2007
8) Wynn MM, Mell LW, Tefera G et al：Complications of spinal fluid drainage in thoracoabdominal aortic aneurysm repair：A report of 486 patients treated from 1987 to 2008. J Vasc Surg 49：29-35, 2009
9) Estrera AL, Sheinbaum R, Miller CC et al：Cerebrospinal fluid drainage during thoracic aortic repair：Safety and current management. Ann Thorac Surg 88：9-15, 2009
10) Subramaniam B, Panzica PJ, Pawlowski JB et al：Epidural blood patch for acute subdural hematoma after spinal catheter drainage during hybrid thoracoabdominal aneurysm repair. J Cardiothorac Vasc Anesth 21：704-708, 2007
11) Acher CW, Wynn M：A modern theory of paraplegia in the treatment of

aneurysms of the thoracoabdominal aorta : An analysis of technique specific observed/expected ratios for paralysis. J Vasc Surg 49 : 1117-1124, 2009

12) Miller III CC, Sutton VJ, Keyhani LK et al : Serum myoglobin and renal morbidity and mortality following thoracic and thoraco-abdominal aortic repair : Does rhabdomyolysis play a role? Eur J Vasc Endovasc Surg 37 : 388-394, 2009

13) Schepens MA, Heijmen RH, Ranschaert HW et al : Thoracoabdominal aortic aneurysm repair : Results of conventional open surgery. Eur J Vasc Endovasc Surg 37 : 640-645, 2009

14) Coselli JS, Green SY, Zarda S et al : Outcomes of open distal aortic aneurysm repair in patients with chronic DeBakey type I dissection. J Thorac Cardiovasc Surg 148 : 2986-2993, 2014

15) 垣花　学：大動脈手術における脊髄保護．麻酔 58 : 315-326, 2009

16) Kakinohana M, Miyata Y, Kawabata T et al : Bispectral index decreased to "0" in propofol anesthesia after a cross-clamping of descending thoracic aorta. Anesthesiology 99 : 1223-1225, 2003

Ⅶ. 特定の心疾患に対する麻酔管理

Q30 先天性心疾患の麻酔管理

回答：福岡市立こども病院
　　　手術・集中治療センター　水野圭一郎

✂ point

- 先天性心疾患の病態は，肺血流増加型，肺血流減少型，血流閉塞型の3つに大別される．
- チアノーゼの存在は右左シャントの存在を示すが，必ずしも肺血流が減少しているとはかぎらない．
- シャントの量と方向は，肺血管抵抗と体血管抵抗のバランスによって決まる．
- 酸素は薬と考えるべき．漫然と投与せず，使用の是非をしっかり判断したうえで投与する．
- 疾患ごとの解剖学的特徴と病態生理を理解し，循環動態の管理目標を設定し，周術期に遭遇しうる状態悪化を予測して対処できるように備えておくことが大切．

Q 先天性心疾患の病態は，どのように理解すればよいですか？

A 先天性心疾患は，構造の異常によって右心系と左心系の血液，肺循環と体循環が交錯するものが多いため，病態を理解するうえで，少しややこしいところがあります．血液の流れ方に注目すると，次の3つに類型化すること

ができます.

1. 肺血流増加型疾患

　肺で酸素化されて心臓に戻った血液は，左右シャントを通じて右心系に入り，再び肺へと循環します．シャントとなった血液は，心臓と肺との間をグルグルと回るばかりで，身体に血液が有効に回らない状態になります．身体の酸素需要に見合うだけの心拍出量を有効に送り出すことができない，心不全の状態です．心室中隔欠損，心房中隔欠損，動脈管開存，房室中隔欠損，大血管転位，総動脈幹などが含まれます．

2. 肺血流減少型疾患

　全身の臓器に酸素を運搬して心臓に戻った血液は，右左シャントを通じて左心系に入り，再び全身へと循環します．シャントとなった血液は心臓と身体との間をグルグルと回るばかりで，肺に血液が有効に回らない状態になります．身体の酸素需要に見合うだけの酸素化された血液を有効に送り出すことができない低酸素の状態で，低酸素血症を呈します．慢性的な低酸素状態への代償反応として血色素濃度が上昇しますが，新生児や乳児早期，低栄養状態では，血色素濃度の上昇を認めないこともあります．ファロー四徴，肺動脈閉鎖，などが含まれます．

3. 血流閉塞型疾患

　心血管系のどこかに閉塞があり，そのために心臓の圧負荷となる病態です．大動脈縮窄，大動脈弁狭窄，肺動脈弁狭窄などが含まれます．心内シャントがある疾患に閉塞性病変が合併すると，圧負荷の状態によってシャントの方向や量が修飾されます．

　また，血液の酸素化に注目すると，チアノーゼの有無[注]で分けることもできます．動脈血酸素飽和度の低下は，肺の酸素化に問題がないかぎり，右左シャントの存在を示します．肺血流の増減は必ずしも関係ありませんから，肺血流増加型のチアノーゼ性心疾患も，肺血流減少型のチアノーゼ性心疾患もあることに注意する必要があります．

注）チアノーゼの定義は「還元ヘモグロビン濃度が5 g/dL 以上となって血液もしくは組織が紫色になること」であり，動脈血酸素飽和度の低下を伴うすべての「チアノーゼ性疾患」で，臨床上チアノーゼが明らかに認められるとはかぎりません．

Q 肺血流増加型疾患の麻酔管理で注意する点は何ですか？

A 酸素には強力な肺血管拡張作用があるため，酸素を投与すると，ただでさえ増加している肺血流量を，さらに増加させて心不全が悪化する可能性があります．過換気も同様に，肺血管抵抗を下げます．そこで，肺血流増加型の先天性心疾患患者の麻酔では，できるだけ吸気酸素濃度を低く保ち（$F_IO_2=0.21$），過換気とならないように注意します．気管挿管などの際に，一時的に高い酸素濃度を使用するのはやむを得ませんが，漫然と高濃度酸素の投与を続けないようにします．特に，新生児期に心不全症状を呈するような症例では心機能に余裕がないため，窒素を用いてさらに吸気酸素濃度を0.15〜0.19程度に低く保つ低酸素療法を行うこともあります．過換気を避けようとする際に陥りやすい盲点として，低換気になってしまうことがあります．肺血流の増加によって肺内水分量も増加しているため，肺のコンプライアンスは一般に低下しています．つまり，十分に陽圧をかけないと肺が膨らみません．過換気を避けようとして換気を浅くしすぎると，容易に肺胞低換気に陥るため注意が必要です．調節呼吸を行う際は，吸気圧をやや高めにして肺胞を十分に膨張させることを心がけ，呼吸数を少なめに設定して，$ETCO_2$が40〜45 mmHg 程度になるようにします．

Q プロスタグランジン製剤を使用している場合に気をつけることはありますか？

A 肺血流が動脈管に依存している場合（肺動脈閉鎖など）や，体血流を動脈管に依存している場合（大動脈縮窄，大動脈離断，左心低形成など），体血流と肺血流の混合をはかる必要がある場合（大血管転位など）では，動脈管の閉鎖は命に関わります．プロスタグランジンE_1（PGE_1）は，動脈管の開存を維持するために投与します．PGE_1の代謝は速やかで，肺を通過する際に約80%が代謝されるため，投与中止から数分程度で作用が消失すると考えられます．一般に，酸素吸入による血中酸素分圧の上昇は，動脈管を閉鎖させ

る方向にはたらきます．PGE_1投与中に酸素を吸入した場合に，どの程度動脈管が閉鎖傾向を示すのかは詳細が不明です．このリスクを最小とするために，吸気酸素濃度は21％とするのを原則とします．ただ，経験的にはPGE_1が投与されている場合，短時間の酸素投与でただちに動脈管が閉鎖することはないようです．気管挿管や手術操作の影響などで，ベースラインから著しい酸素飽和度の低下がみられる場合や，そのおそれがある場合は，一時的に吸気酸素濃度を上げることはあってもよいでしょう．ただし，著明な低酸素血症を脱してベースラインまで酸素飽和度が改善すれば，速やかに酸素投与を中止するか吸入酸素濃度を下げるなどして，漫然と酸素を投与しないようにします．

Q 肺血流減少型疾患の麻酔管理で注意する点は何ですか？

すでに減少している肺血流を，さらに減らさないことが管理の基本です．肺血流・肺血管抵抗に対して，麻酔科医が介入できる因子を表1に示します．

表1 肺血管抵抗を変化させる因子

	肺血管抵抗減少	肺血管抵抗増加
酸　素	酸素投与	窒素投与 （低酸素療法）
換　気	低CO_2血症 （過換気）	高CO_2血症 （低換気） PEEP，肺の過膨張
酸塩基平衡	アルカローシス	アシドーシス
血液粘度	貧　血 （ヘマトクリット低値）	多　血 （ヘマトクリット高値）
血管拡張薬	一酸化窒素吸入 PDE Ⅲ阻害薬 ニトログリセリンなど	
麻酔深度 （交感神経刺激）	深麻酔 （交感神経刺激低下）	浅麻酔 （交感神経刺激増加）

左右の心室間に圧較差が生じないような大きな心室中隔欠損が存在する症例では，肺血流は肺血管抵抗と体血管抵抗のバランスによって決まります．このような場合は，体血管抵抗の減少によって肺血流が減少（体血流が増加）し，体血管抵抗の増加によって肺血流が増加（体血流が減少）します．フェニレフリンなどの血管収縮薬を投与することで，体血管抵抗を増加させて肺血流の増加をはかることができます（次項のファロー四徴の低酸素発作対策を参照）．

　モニタリング上の注意点としては，肺血流が減少するため $PaCO_2$ と $ETCO_2$ の較差が増大して，$ETCO_2$ は $PaCO_2$ よりも低値を示します．特に，ファロー四徴のように肺血流がダイナミックに変化する場合は，この較差の程度も変化するため，$ETCO_2$ の絶対値は換気の指標になりません．換気は肺血管抵抗に影響を及ぼす重要な因子なので，適宜血液ガス分析を行って適正換気となるように心がけることが大切です．

> **Q** ファロー四徴（TOF）の低酸素発作（スペル）の対策は，どのようにすればよいですか？

　ファロー四徴のスペル発作（tet spell）には，次の3つのメカニズムの関与が考えられます．

①体血管抵抗減少による VSD を介した右左シャントの増加
②容量血管拡張による左右心室容積の減少と，それに伴う漏斗部狭窄の増強
③心筋収縮力の増大による漏斗部狭窄の増強（漏斗部攣縮：infundibular spasm）

①のメカニズム（体血管抵抗減少）への対策

　体血管抵抗増加のための処置（大動脈圧迫などの機械的方法：手術開始前であれば，下行大動脈を用手的に圧迫，手術開始後で大動脈が剥離されていれば，外科医による大動脈圧迫）と，α刺激薬投与による薬理学的方法（フェニレフリン 3〜5 μg/kg ボーラス静注，または 1〜10 μg/kg/min 持続静注）が合理的です．

②のメカニズム（相対的循環血液量減少）への対策

積極的に輸液負荷を行います．TOF根治手術の麻酔管理における輸液製剤の選択は，人工心肺（CPB）が確立するまでの短時間の管理なので，等張晶質液で十分なことがほとんどですが，必要に応じてHESなどの膠質液を使用すると良いでしょう．スペル発作時の輸液負荷は5〜10 mL/kgをボーラス投与します．人工心肺確立に時間を要する場合や，非根治術（体肺シャント作成など）あるいは非心臓手術では，等張晶質液のみの輸液負荷では血液が希釈されるため，赤血球輸血を考慮します．

③のメカニズム（漏斗部攣縮）への対策

β遮断薬の投与が理にかなっています．術中に使用できるβ遮断薬の注射製剤はプロプラノロールが中心でしたが，作用時間が長く人工心肺離脱時の陰性変力作用の残存が懸念されてきました．最近になって，短時間作用性β遮断薬のエスモロールやランジオロールが使用可能となり，TOFの低酸素発作に有効であったとの報告もあります．TOFの低酸素発作に対する標準的なβ遮断薬とするには，もう少し検討が必要かもしれません．

上記の対策と同時に，スペル発生時は吸気酸素濃度を100％とします．

なお，スペル発作時は肺血流低下を示す$ETCO_2$の減少が最も鋭敏に反応し，やや遅れてパルスオキシメータによる酸素飽和度の低下が続きます．

> **Q** 肺高血圧クライシス（PH crisis）とは，どのような病態ですか？

高肺血流や肺静脈うっ滞などによって肺高血圧を呈し，肺動脈の中膜肥厚をきたしている場合，低酸素やアシドーシス，交感神経刺激（気道への機械的刺激など）によって肺動脈が反射性に攣縮しやすい状態になります．肺動脈が攣縮すると，肺血管抵抗が著しく上昇します．根治術後で心内シャントが無い場合は，右心の高負荷増大による右心不全をきたします．拡大した右室は左室を圧迫し，左室は前負荷の減少と右室からの圧迫によって心拍出量が激減します．一方，姑息術後で心内シャントがまだ残っている場合は，右左シャントが増加してチアノーゼが増強します．いずれも肺動脈の攣縮に

よって低酸素血症がひき起こされ，さらに肺動脈の攣縮を誘発するという悪循環を形成します．PH crisis を起こしやすい状況としては，新生児期に心不全を呈する肺血流増加型疾患（心室中隔欠損，大血管転位）に対する開心根治術や，開心姑息術（左室低形成症候群に対する Norwood 手術など），術前に著しい肺高血圧を呈する疾患（総肺静脈還流異常）などがあります．21-Trisomy 患者は肺動脈の中膜肥厚が早期に進行する傾向にあるため，乳児期の心室中隔欠損，房室中隔欠損根治術後にも注意が必要です．予防と治療は，低酸素血症の予防として高濃度酸素投与（$F_IO_2>0.4$），軽度過換気（$PaCO_2$ 30〜35 mmHg），血管拡張薬投与（PDE Ⅲ 阻害薬，ニトログリセリン），アシドーシス補正，気管吸引などの刺激の回避，深鎮静（フェンタニルと筋弛緩薬の持続静注）などで，利用できるようであれば，必要に応じて一酸化窒素吸入（5〜20 ppm）を行います．

Q 新生児期開心術の一般的な注意点は何ですか？

新生児の心筋は，収縮エレメントが少なく，心筋配列も比較的不揃いであるなどの未熟な点があります．筋小胞体からのカルシウム放出が不十分なため，筋線維の収縮に必須であるカルシウムの供給は，細胞外からのカルシウム流入に依存しています．このため，低カルシウム血症やカルシウムチャネル遮断薬投与で容易に収縮力が低下します．心拍出量は一回拍出量よりも心拍数に依存しており，心筋コンプライアンスは比較的低く，前負荷・後負荷の増大に弱いという特徴があります．したがって，心機能を最適化するためには，適切な前負荷を確保し，後負荷軽減をはかり，心拍数を維持し，過剰な輸液・輸血負荷を避けることが大切です．具体的には，積極的にカテコラミン（ドパミン 5〜10 μg/kg/min，必要であれば低濃度アドレナリン 0.02〜0.05 μg/kg/min）や PDE Ⅲ 阻害薬を使用して，適宜カルシウムを補充します．心拍数が遅い場合は，積極的にペーシングを行います．

表2 先天性心疾患 略語一覧

略語	英語	日本語
AA	aortic atresia	大動脈閉鎖
AORPA	anomalous origin of right pulmonary artery from the ascending aorta	右肺動脈上行大動脈起始
A-P Window	aortopulmonary window	大動脈肺動脈窓
AR	aortic regurgitation	大動脈閉鎖不全
AS	aortic stenosis	大動脈弁狭窄
ASD	atrial septal defect	心房中隔欠損
AV discordance	atrioventricular discordance	房室錯位
AVSD	atrioventricular septal defect (=CAVC, ECD)	房室中隔欠損
AVVR	atrioventricular valve regurgitation	房室弁逆流
BWG	Bland-White-Garland Syndrome	冠動脈肺動脈起始
CAVC	common atrio ventricular canal (=AVSD, ECD)	共通房室管孔
DCRV	double-chambered right ventricle (=TCRV)	右室二腔心
CoA	coarctation of aorta	大動脈縮窄
c-TGA	corrected transposition of great arteries	修正大血管転位
DILV	double-inlet left ventricle	両房室弁左室挿入
DIRV	double inlet right ventricle	両房室弁右室挿入
DOLV	double outlet left ventricle	両大血管左室起始
DORV	double outlet right ventricle	両大血管右室起始
ECD	endocardial cushion defect (=AVSD, CAVC)	心内膜床欠損
HLHS	hypoplastic left heart syndrome	左心低形成症候群
IAA	interrupted aortic arch	大動脈離断
LSVC	left superior vena cava	左上大静脈
LVOTO	left ventricular outflow tract obstruction	左室流出路閉塞
MA	mitral atresia	僧帽弁閉鎖
MAPCA	major aorto-pulmonary collateral artery	主要体肺側副動脈
MR	mitral regurgitation	僧帽弁逆流
MS	mitral stenosis	僧帽弁狭窄
PA	pulmonary atresia	肺動脈閉鎖
PA/IVS	pulmonary atresia with intact ventricle septum (=PPA)	純型肺動脈閉鎖
PAPVC	partial anomalous pulmonary venous connection (=PAPVD)	部分肺静脈還流異常
PAPVD	partial anomalous pulmonary venous drainage (=PAPVC)	部分肺静脈還流異常
PDA	patent ductus arteriosus	動脈管開存
PFO	patent foramen ovale	卵円孔開存
PLSVC	persistent of left superior vena cava	遺残左上大静脈
PPA	pure pulmonary atresia (=PA/IVS)	純型肺動脈閉鎖
PS	pulmonary stenosis	肺動脈（弁）狭窄
PVO	pulmonary venous obstruction	肺静脈閉塞
RAA	right aortic arch	右大動脈弓
RVOTO	right ventricular outflow tract obstruction	右室流出路閉塞
SA	single atrium	単心房
SAS	subaortic stenosis	大動脈弁下狭窄
SLV	single left ventricle	左室性単心室
SRV	single right ventricle	右室性単心室
SV	single ventricle	単心室
TA	tricuspid atresia	三尖弁閉鎖
TAPVC	total anomalous pulmonary venous connection (=TAPVD)	総肺静脈還流異常
TAPVD	total anomalous pulmonary venous drainage (=TAPVC)	総肺静脈還流異常
TCRV	two chambered right ventricle (=DCRV)	右室二腔心
TGA	transposition of great arteries	大血管転位
TOF	tetralogy of Fallot	ファロー四徴
TR	tricuspid regurgitation	三尖弁逆流
Truncus	truncus arteriosus	総動脈幹
VSD	ventricular septal defect	心室中隔欠損

先天性心疾患の疾患名の略語には，どのようなものがありますか？

先天性心疾患には複数の異常が組合さっていることも珍しくないため，簡便に表現するために英語表記の頭文字をとった略語がよく使われます（**表2**）．

[文　献]
1) Lake CL, Booker PD：Pediatric Cardiac Anesthesia, 4th ed. Lippincott Williams & Wilkins, Philadelphia, 2005
2) Kern FH, Ing RJ, Greeley WJ：Anesthesia for cardiovascular surgery. In "Smith's Anesthesia for Infants and Children, 7th edition" eds. Motoyama EK, Davis PJ. Mosby, Philadelphia, pp571-650, 2006
3) 社団法人日本循環器学会 online 循環器学用語集，第3版．
http://www.j-circ.or.jp/yougoshu/engine/

Ⅶ. 特定の心疾患に対する麻酔管理

Q31 収縮性心膜炎手術の麻酔管理

回答：東京慈恵会医科大学 麻酔科学講座　木村斉弘，坪川恒久

point
- 収縮性心膜炎は進行性であり，根本的治療は外科的心膜切除である．
- クスマウル徴候，心膜ノック音などの特徴的身体所見を示す．
- 右心不全を呈しており，輸液負荷は慎重に行う必要がある．
- 心膜を切除しても，回復しない場合もある．

　収縮性心膜炎の病態について教えてください

　心臓は，大動静脈，肺動静脈を基部とする袋状の心嚢のなかに収納されています．心嚢は二層の膜となっていて，内側の心筋に接しているほうを臓側心膜，肺側の膜を壁側心膜とよびます．この2つの膜の間（心嚢腔）には少量の水分（心嚢液；50 mL程度）が存在し，潤滑剤の役割を果たしています．臓側心膜は漿膜性であり，壁側心膜は内側が漿膜性，外側は線維性の構造となっています．健全な心膜は，ある程度伸縮性を有しています．

　急性心膜炎は様々な原因で発症します．炎症が持続すると心嚢液の貯留や心膜へのフィブリン沈着をきたし，その後の慢性的な変化で伸縮性を失いま

表1　収縮性心膜炎の原因

原　因	頻　度（％）
特発性・ウイルス性	33〜46
心臓手術後	18〜37
縦隔放射線療法後	9〜13
その他 　感染：結核，化膿性心膜炎 　外傷 　透析 　SLE 　関節リウマチ	8〜36

す．さらに進行すると心膜は硬く肥厚・石灰化し，時には臓側心膜と壁側心膜が癒着して心臓の運動を制限するようになってきます．このように，心室の拡張末期容量が制限されることが，収縮性心膜炎の病態の中心となります．収縮性心膜炎の原因としては特発性や心臓手術後が多く，腫瘍に対する縦隔への放射線療法後などが続きます．そのほか膠原病や，悪性腫瘍，外傷など様々な疾患から起こるとされています．以前は原因の約半数を占めるといわれていた結核性は，最近では少なくなっています（**表1**）[1]．

収縮性心膜炎の診断方法について教えてください

1．身体所見

　収縮性心膜炎患者は，拡張末期容量の制限により静脈還流が制限され，頸静脈怒張や下腿浮腫，肝腫大，腹水といった右心不全症状を呈します．心拍出量が減少するため，代償性に頻脈となります．長期にわたる静脈うっ血により肝障害，腎不全をきたすこともあります．さらに重症化すると左心不全症状も現れ，肺うっ血による労作時呼吸困難や咳嗽なども認めるようになります．

　本疾患に特徴的な身体所見として，①クスマウル徴候と，②心膜ノック音があります．

a）クスマウル徴候

自発呼吸の吸気時に頸静脈が怒張する現象のことを指します．左心不全では，自発呼吸の吸気時に胸腔内圧が低下することにより静脈うっ血が改善し頸静脈怒張が減弱します．しかし本疾患では心室の拡張末期容量が制限されており，吸気時に増加した静脈還流を右室に十分に流入させることができず，頸静脈怒張がむしろ増悪します．ただし，本疾患に特異的ではなく，三尖弁狭窄症，上大静脈症候群などでも認めます．また，さらに中心静脈圧が上昇すると頸静脈の拍動がみられなくなり，クスマウル徴候（－）と誤って判断する可能性があります．

b）心膜ノック音

拡張早期に心室急速充満期に一致して聴取される高調性の心音を心膜ノック音とよびます．心室への拡張早期の充満が拘縮した心膜により急速に停止されるために生じる音とされています．収縮性心膜炎に特異的であるといわれていますが，すべての症例で聴取するわけではありません．

2．診断方法

a）心電図

特に収縮性心膜炎に特異的な所見はありません．非特異的な ST-T 変化，僧帽弁疾患でみられるような mitral P 波などの報告があります．

b）画像診断

胸部 X 線単純写真において，収縮性心膜炎患者では心膜の石灰化を認めることがよく知られていますが，実際には収縮性心膜炎の 25〜30％にしか認められません[2]．また，画像上心膜の石灰化を認める患者が必ずしも収縮性心膜炎症状を示しているわけでもありません．CT 画像において，一般的に心膜の厚さは 2 mm 未満ですが，肥厚して 4 mm 以上になれば，収縮性心膜炎の補助的診断として有用ですが，収縮性心膜炎患者の 20％では，心膜の厚さが 2 mm 未満であることが知られています[2]．

c）超音波診断

非侵襲的診断には経胸壁エコーが用いられます．収縮性心膜炎の診断にあたっては，呼吸状態を同時に記録することと，十分な記録時間をとることが

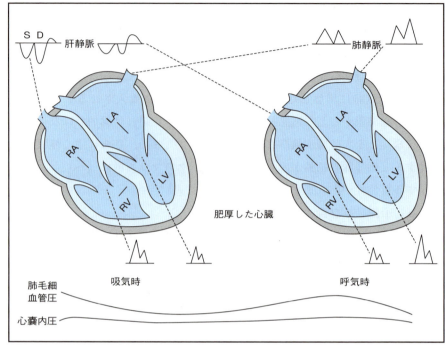

図 1 septal bounce（文献 3 より引用）

必要です．所見としては，以下のようなものが認められます．

　　①心室中隔

　心室の短軸あるいは長軸像，または M-mode で観察します．硬く拘縮した心膜により左右両心室腔の容量が限られているため，呼吸周期を通して心腔内の容量はほとんど一定となっています．そのため一方の心室の容量が増加すると，もう一方の心室の容量が影響を受け減少します（心室間相互依存：ventricular interdependence）．このときの心室中隔の動きは septal bounce とよばれています（**図 1**）[3]．

　　②下大静脈

　中心静脈圧の上昇を受けて，下大静脈は大きく拡張しています．

　　d）肝静脈ドップラー

　肝静脈の血流速度をパルスドップラーで観察していると，呼気時に大きな拡張期逆流を認めます．

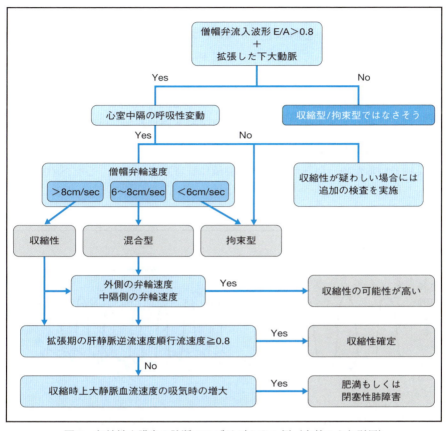

図 2 収縮性心膜炎の診断アルゴリズムの 1 例（文献 2 より引用）

①僧帽弁流入波形

僧帽弁流入波形は偽性正常型を示し，すなわち E/A＞0.8 となります．その際に，E 波の高さが大きな呼吸性変動を示すことも特徴的所見の一つです．

②僧帽弁輪速度

組織ドップラーで僧帽弁弁輪速度を観測したときに，e'が 8 cm/sec を超えていると，収縮性心膜炎の可能性が高くなります．

図 2 に経胸壁心エコーを用いた，メイヨークリニックで用いられている収縮性心膜炎の診断アルゴリズムの 1 例を示します[2]．

3．圧波形

　伸展性の乏しい硬い心膜で心臓が覆われていることにより，拡張期血流充満が制限されてしまっているため，拡張末期には両心房・両心室の4つの心腔内圧が上昇し，等圧となります（equilibrium of diastolic pressure）．なかでも特徴的な波形として，右室圧波形で dip-and-plateau pattern（square root sign）がみられます．これは，心房圧が上昇したことにより拡張早期は心室への充満速度が急峻なものとなります．しかし硬い心膜により拡張制限を受けているため，限られた心室内容積に短時間で到達し，心室への血液充

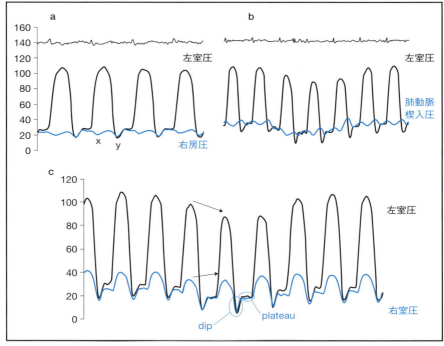

図3　収縮性心膜炎の心臓カテーテル所見（文献2より引用）
　a：右房圧と左室圧拡張末期に左右の充満圧が上昇し，かつ等しくなる：右房圧のx，y谷が深くなる．
　b：肺動脈楔入圧と左室圧の圧勾配が拡張期に大きな呼吸性変動をみせていて，胸腔内圧と心腔内圧の解離を示している．
　c：右室圧と左室圧両心室間の不一致がみられる速い充満圧波形の存在は，肺高血圧がないことを示している．

満は突然停止します．そして拡張中期から後期にかけては心室圧の上昇はみられなくなって形成されるものです（図3）[2]．dip-and-plateau は，頻脈時にはみられないことがあるので注意が必要です．

   収縮性心膜炎周辺の疾患には，どのようなものがありますか

   1．心タンポナーデ

　心嚢内に液体が貯留して，心臓の機能が障害された状態をいいます．正常人でも心嚢液は 50 mL 程度存在しています．急性では，わずかに液体が増えただけでも心嚢内圧が上昇し，心臓の拡張が障害されますが，慢性に発症してくる場合は，心嚢が拡大して代償するため1,000 mLに達しても臨床症状がない場合もあります．心タンポナーデでは奇脈をよく観察します．これは，吸気時に血圧が低下して脈を触れにくくなる現象のことです．収縮性心膜炎でも観察されることはありますが，心タンポナーデ時のような極端なものではありません．逆にクスマウル徴候は収縮性心膜炎で認められますが，心タンポナーデでは稀です．心タンポナーデの機序ですが，正常人では吸気時には肺静脈圧/左房圧が低下しますが，胸腔の陰圧が心室にも伝わり左室の拡張を助長するため左室充満圧が増加して，拍出量が増加します．心タンポナーデの場合，心嚢内に貯留する液体により常に圧が存在して圧が左室をつぶしてしまうため，吸気時の充満圧は逆に減少してしまい，血圧も低下します．これが奇脈という現象です．**表2**に収縮性心膜炎と心タンポナーデの比較を示します[4]．

　心タンポナーデは緊急に対処する必要があるので，診断が重要になります．診断には心エコーが有用です．心タンポナーデの心エコー上の所見としては，**表3**のようなものがあります[4]．

2．拘束型心筋症（restricted cardiomyopathy）

　収縮性心膜炎は，心筋の外側にある心膜の変性による障害であるのに対して，拘束型心筋症は心筋そのものの障害により拡張障害をきたす病態です．

表2 収縮性心膜炎と心タンポナーデの比較

収縮性心膜炎	心タンポナーデ
胸腔内圧の変動が心囊内に波及しない	胸腔内圧の変動が心囊内に波及する
吸気時に静脈還流量は増加しない	吸気時に静脈還流量は増加する
心室中隔の偏位は左室腔の狭小化により起こる	心室中隔の偏位は右室腔の拡大により起こる
吸気時には右房圧は上昇するが，肺動脈楔入圧は減少する	吸気時にはいずれの圧も低下する
中心静脈圧，右房圧のy谷の振幅が増大する	中心静脈圧，右房圧のy谷の振幅が減少する

表3 心タンポナーデに特徴的な心エコー所見

- 心周期の1/3以上で右房が虚脱する
- 拡張期に右室が虚脱する
- 下大静脈が拡張し，呼吸性変動がない
- ドップラーにて僧帽弁，三尖弁流入速度の呼吸性変動が大きい
- 拡張期肺静脈血流速度が吸気時に減少し，拡張期に増加する
- 心室の大きさに呼吸性変動がみられる
- 肝静脈血流速度が呼気時に減少，または逆流を認める

原因としてはアミロイドーシス，ヘモジデローシス，サルコイドーシス，強皮症，放射線治療後などに起きてくる二次的なものと，原因不明の特発性のものがあり，後者は難病に指定されています．特徴としては，心室の拡張，肥大を伴わず，収縮力は正常であるが拡張能が著しく障害されていて，心不全を呈しています．収縮性心膜炎の治療が手術であるのに対して，拘束型心筋症では内科的治療が中心となります．表4に鑑別点を示します[1]．

3．一過性収縮性心膜炎 (transient constrictive cardiomyopathy)

かつては急性と考えられていましたが，現在は抗炎症療法に反応を示す収縮性心膜炎と定義されています．予後は良好で手術は不要です．

4．滲出性収縮性心膜炎 (effusive-constrictive pericarditis)

心囊液の貯留により心タンポナーデを呈しているために，心囊穿刺を行っ

表4 収縮性心膜炎と拘束型心筋症の鑑別

臨床的特徴	収縮性心膜炎	拘束型心筋症
拡張早期の心音	よくみられる	時々
拡張末期の心音	めったにない	よくみられる
心房の拡大	中等度	高度
伝導障害	めったにない	よくみられる
QRSの振幅	正常あるいは減少	正常あるいは増大
奇脈	よくみられるが軽い	めったにない
心膜の性状	肥厚	正常
左室肥大	めったにない	よくみられる
僧帽弁三尖弁逆流	めったにない	よくみられる
僧帽弁流入速度	正常〜増加	減少
僧帽弁の変動	よくみられる (≧25％)	めったにない
肺静脈速度	呼吸性変動 (≧25％); S：D＞1	小さい S：D＜1
僧帽弁輪速度	E′＞8 cm・sec^{-1}	E′＜8 cm・sec^{-1}
中心静脈圧	呼吸変動なし	正常

S：systolic, D：diastolic

(文献1より引用)

たにもかかわらず右房圧が高い状態のことを指します．心タンポナーデにより隠されていましたが心室のコンプライアンスが低下していたことを意味しています．結核性心膜炎症例でみられることが多いのですが，その他の原因疾患でも発症します[5]．難治性の場合は心膜切除術を考慮します．

  収縮性心膜炎の治療について教えてください

 1．内科的治療

　収縮性心膜炎も炎症性疾患であり，特に炎症のマーカーが高値を示している場合は，NSAIDs，ステロイド，コルヒチンなどの抗炎症療法を行います．しかし，このような治療の有効性を示唆するエビデンスは乏しい状況です．対症療法としては，右心不全に準じた治療を行いますが，適切な血液量の管理が重要となります．

2．手 術

　収縮性心膜炎は，治療しなかった場合，予後不良な疾患ですから，時期をみて手術を行う必要があります．様々な術式が提案されていますが，一般的には，胸骨正中切開により横隔膜面から後方の心膜を左横隔神経まで切除する術式が選択されます．前方の心膜切除法（両横隔神経間の心膜を切除する）は，改善を認めなかったり再発したりすることがあるため，あまり選択されません．予後は，収縮性心膜炎の原因に依存しています．クリーブランドクリニックからの報告では，特発性の場合 7 年生存率は 88％なのに対して，心臓手術後のものは 66％，放射線治療後の収縮心膜炎では 27％です．30 日生存率でも，特発性では 2.7％なのに対して，放射線治療後は 21.4％であり，放射線治療後の収縮性心膜炎の手術成績は良くありません[2]．術前の右房圧が高く（15.1 vs 7.4 mmHg），左房径が大きい群（33.7 vs 47.9 mm）では術後の回復が望めないとする報告もあります[6]から，適切な時期に手術を決断することは重要です．

収縮性心膜炎患者の麻酔の管理方法について教えてください

1．術前の状態把握

　病歴を確認します．術前に循環動態，肝腎機能評価を含めた生化学的評価，心エコー検査（術後に比較するため）を把握します．うっ血性肝障害のある症例では，凝固能の評価を行い必要な輸血製剤の準備をする必要があります．ガス分析，BNP，呼吸状態，耐運動能などにより左心不全，それに伴う肺障害の有無について確認します．画像診断による心膜の切除範囲を確認します．広範囲にわたる場合は，出血が多くなることが予想されるため，十分な準備血と急速輸液ルートを確保する必要があります．

2．モニタリング

　人工心肺を使用するかどうかを確認しておきます．モニタリングは，通常の心臓手術と同様ですが，肺動脈カテーテルは必須になります．肺動脈カ

テーテル挿入時に右房圧波形，右室圧波形を記録しておきます．右室圧波形では典型的なdip and plateauを認めるかどうかを確認してください．うっ血性肝障害をきたしているような症例では凝固障害があり，また粘膜が易出血性になっている可能性があり，経食道エコーの使用は出血のリスクを伴います．リスクとベネフィットのバランスを考えてください．

3．循環動態の確認と管理

収縮性心膜炎患者では心拍出量を維持するために，頻脈により一回拍出量の減少が代償されています．したがって，脈拍数の低下は心拍出量低下をきたしますから，脈拍数を維持するような麻酔管理を行う必要があります．輸液負荷を行っても心拍出量増加は得られず，右心不全が悪化しますから，必要最小限輸液にとどめる必要があります．血圧の低下には後負荷を上昇させる薬剤を使用して対処します．しかし，hypovolemicになった場合には，すぐにcollapseとなってしまいますから，心エコーにより心室のサイズを常に観察しておく必要があります．

4．術中の麻酔管理
a）麻酔薬

麻酔薬は吸入麻酔薬，静脈麻酔薬どちらでも使用可能です．オピオイドに関しても特に制限はありませんが，徐脈をきたさないように気をつける必要があります．

b）手術による合併症

癒着の程度により出血量は大きく左右されます．壁側と臓側の心膜が癒着しているような症例では，心筋表面からの出血量が多くなりますから，凝固能の監視，コントロールも必要になります．臓側の心膜剥離の際に誤って冠動脈を傷つけると，心筋虚血症状を呈することがあります．心電図，経食道エコーなどにより観察します．また，心膜内を横隔神経が下降しています．癒着で神経の同定が困難な場合に，誤って傷つけてしまうと呼吸運動が大きく障害されてしまいます．術者に横隔神経障害の可能性について確認し，術後に呼吸運動を胸部X線または経胸壁エコーにより確認します．また，心膜

を切除しても心機能は回復しない可能性を念頭におかなければなりません．特に人工心肺を使用して手術した場合には，低心拍出量，不整脈，心タンポナーデに注意が必要です．

[文　献]
1) Grocott HP, Gulati H, Srinathan S et al：Anesthesia and the patient with pericardial disease. Can J Anaesth 58：952-966, 2011
2) Miranda WR, Oh JK：Constrictive Pericarditis：A Practical Clinical Approach. Prog Cardiovasc Dis 59：369-379, 2017
3) Oliver W, Mauermann W, Nuttall G：Uncommon cardiac disease. In "Kaplan's Cardiac Anesthesia, 6th ed" Elsevier, St. Louis, 2011
4) Vakamudi S, Ho N, Cremer PC：Pericardial Effusions：Causes, Diagnosis, and Management. Prog Cardiovasc Dis 59：380-388, 2017
5) Miranda WR, Oh JK：Effusive-Constrictive Pericarditis. Cardiol Clin 35：551-558, 2017
6) 松原広己, 別府慎太郎, 小山　潤 他：収縮性心膜炎における心膜剝離術不成功例の術前予測．J Cardiol 25：89-94, 1995

Ⅶ. 特定の心疾患に対する麻酔管理

Q32 心臓移植術の麻酔管理

回答：大阪大学医学部
麻酔・集中治療医学講座 入嵩西 毅, 藤野裕士

point

- 日本における脳死からの臓器移植数は少なく，左心補助人工心臓（LVAD）を装着した待機症例がほとんどである．
- 人工心肺導入までは，LVAD装着患者の循環管理の基本に則る．
- 「移植心は『良い心臓』だから人工心肺の離脱は簡単！」という思い込みを捨てて，臨機応変な循環管理を心がける．
- 神経性コントロールを受けない移植心の心拍出量は，左室前負荷に依存する．
- 右心不全対策は人工心肺離脱の大きな鍵となる．

Q 日本における心臓移植の現況について教えてください

A 国内における，脳死下臓器提供による心臓移植は2015年12月末までに266例行われました．一方，世界では毎年4,000例以上の心臓移植が行われており，1982年から2012年6月末までに約11万人の人が心移植を受けました．

心臓移植の5年生存率は93.3％，10年生存率は91.6％で，登録日から移植日までの平均待機期間は，1,029日でした．国内で心臓移植を受けた266人の

うち246人(92.5%)に左心補助人工心臓(LVAD)が装着されていました．

 心臓移植の適応となる疾患にはどのようなものがありますか？

心臓移植以外の治療法では，救命もしくは延命の望めない末期重症心不全が心臓移植の対象となります．適応となる代表的な心疾患を以下に挙げます（**表1**）．

表1　心臓移植の適応となる代表的な心疾患

1．特発性心筋症
　　1）拡張型心筋症
　　2）肥大型心筋症拡張相
　　3）拘束型心筋症
2．虚血性心疾患
3．心臓弁膜症
4．先天性心疾患（外科的に修復のできない場合）
5．その他　心筋炎，サルコイドーシス，心臓腫瘍，薬剤性心筋障害など

 レシピエントはどのように決定されるのですか？

ドナーが発生したとき，まず登録されたレシピエントの中から，①血液型（ABO型）が合っている，②ドナーリンパ球に対するクロスマッチ検査が陰性である，③体重差が20%以内である，という3つの条件にあったレシピエントが選ばれます．そのレシピエントの中から，医学的緊急度（Status分類）のStatus 1の患者が優先されます．

術前評価や準備では，どのようなことに注意すべきでしょうか？

心不全の原因と病態について知ることは，いうまでもなく重要なことです．特に肺高血圧の有無とその程度は，人工心肺離脱時の右室機能に大きく影響します．また移植登録からの待機期間が長いことは先に述べましたが，ほとんどの患者にはLVADの装着術など，複数回の心臓手術歴があり，心臓移植術においては癒着剥離のために，人工心肺の導入までに相当の時間を要することが予想されますので，ドナー心の到着時期を考慮して入室時刻を調整する必要があります．

術前の画像検査では，心エコーでの右室機能をチェックしておくことが重要です．レシピエントにはLVAD装着で日常生活に問題のない患者だけではなく，LVADが装着されていながらも右室機能の低下により移植を急ぐ患者も含まれます．これを見過ごすと，手術開始から人工心肺導入までの循環管理に難渋することになります．CTで両側の内頸静脈から上大静脈までの血管の評価も重要です．特に植込み型ペースメーカーのリードが無名静脈から上大静脈を経由している症例では，左内頸静脈からの肺動脈カテーテル留置が困難になることがあります．

過去に心臓手術歴がある患者がほとんどであるため，手術開始から人工心肺導入までの癒着剥離や，人工心肺離脱後の剥離部位からの出血コントロールに難渋することが多く，赤血球液，新鮮凍結血漿，濃厚血小板の輸血の準備が必要になります．深夜・早朝に開始されることも少なくないので，マンパワーの確保は非常に重大となります．

 どのようなモニターを選択すればよいでしょうか？

標準的モニターに加えて，観血的動脈圧と中心静脈圧は必須のモニターです．肺動脈カテーテルは，人工心肺離脱後の右心機能の評価に有用です．経食道心エコー（TEE）は移植された心臓の心機能の評価にとどまらず，心

腔内血栓や吻合部狭窄の有無の確認および肺動脈カテーテルの誘導など，非常に多くの情報をもたらします．

 麻酔の導入に関して注意すべきことはありますか？

1．麻酔導入

　麻酔の導入の前に，覚醒下に橈骨動脈より動脈ラインを確保します．静脈ラインは上肢に太いものが確保されていることが望ましいですが，中心静脈から大量輸液が可能なラインを確保することが予定されているので，輸液と薬剤投与が確実に行われるのであれば，太いラインに固執することなく先へ進んでもよいと考えます．

　麻酔導入は重症心不全患者の麻酔に準じて，導入薬を慎重に投与します．導入薬の選択は，ミダゾラム，ケタミン，プロポフォール，フェンタニル，レミフェンタニルを，麻酔担当医が最も慣れているものを組合せて選択します．プロポフォールとレミフェンタニルによる全静脈麻酔（TIVA）を用いる例も増えてきましたが，末梢血管抵抗の急激な低下による低血圧に注意しつつ，低用量から投与を開始して徐々に投与速度を上げていくことを勧めます．麻酔の導入によって術前の水分制限による循環血液量不足が顕在化し，低血圧を招くこともありますが，LVADが装着されている例がほとんどですので，血管収縮薬と輸液負荷を適切に行えば比較的安定した血行動態が得られます．ただ，右心機能が低下している症例では，エフェドリンやドブタミンなどの強心薬の使用も考慮します．

　心臓移植術は緊急症例ではありますが，レシピエントの決定から患者の入室までは手続きや関係各所への調整のために時間を要することがほとんどですので，患者がfull stomachである場合は多くありません．したがって，循環変動の大きい迅速導入（rapid sequence induction）をあえて選択する必要性は低いと考えます．

2．カテーテル類の留置

　気管挿管後は，内頸静脈から中心静脈カテーテル（CVC）と大口径シース

カテーテル，肺動脈カテーテル（PAC）を留置します．左右どちらの内頸静脈を選択するかについては，術後の心筋生検のために右内頸静脈を残しておくことを前提に，心臓移植手術では左内頸静脈を選択することが勧められていましたが，多くのレシピエントが左鎖骨下静脈から無名静脈経由でペースメーカー植込みがされているため，左内頸静脈からは CVC と PAC が通過しにくく，留置に時間を要することも危惧されます．心臓移植手術は，移植心の到着の時間を逆算して麻酔導入の時間も設定されていますので，導入に時間を費やすと，そのあとのタイムテーブルに支障をきたします．したがって，左右どちらの内頸静脈を選択するにしても，穿刺部位の決定には無駄に時間を費やすことのないよう判断を迅速に下すべきです．カテーテルの留置が困難な場合には，X 線透視装置も活用してください．なお，PAC の先端を肺動脈まで進めてもかまいませんが，人工心肺の導入前には，上大静脈切離部位より近位まで浅くすることを忘れないでください．

3．麻酔維持

麻酔維持は麻酔導入と同様に，麻酔担当医が最も慣れているものを選択してください．重症心不全患者の麻酔管理に準じて，フェンタニルとベンゾジアゼピン系の鎮静薬を基本として適宜吸入麻酔薬を加えるのもよいし，プロポフォールとレミフェンタニルによる TIVA でもかまいません．重症心不全であることを過剰に意識しすぎて，鎮静と鎮痛が不十分にならないように注意してください．

LVAD を装着されている例がほとんどですので，人工心肺の導入までは，LVAD 患者の循環管理の基本を抑えつつ血行動態の維持に努めます（表 2）．すなわち，①左室前負荷の維持，②肺血管抵抗上昇の抑制，③右心機能の補助，がその要点になります．①については，胸腔内の癒着剥離に伴う出血に対して，適宜輸血を行います．TEE によって左室が虚脱していないか，右室と左室の大きさが適切であるかを観察します．②については，左心系への前負荷を維持するために，肺血管抵抗の上昇を抑制して右心系の後負荷を軽減する必要があります．具体的には肺の過膨脹・無気肺・高二酸化炭素血症を避け，一酸化窒素（NO）の使用も考慮すべきです．③については，強心薬のドブタミンやアドレナリンを適宜使用して，心収縮力を補助します．ミルリ

表2　人工心肺前の麻酔管理の留意点

> ポイント：LVADの循環管理の基本を抑える
> ①左室前負荷の維持
> ・癒着剥離の際の出血に対して輸血
> ・経食道心エコーによる左室・右室形態の観察
> ②肺血管抵抗上昇の抑制
> ・hypoxia, acidemiaおよび肺の過膨張は避ける
> ・一酸化窒素の投与
> ③右心機能の補助
> ・強心薬・PDEⅢ阻害薬の投与

ノンなどのホスホジエステラーゼⅢ阻害薬は，強心作用と肺血管抵抗減少効果を有するので，心臓移植の麻酔管理には適しています．

　心臓移植では健康な心臓が移植されるのですから，人工心肺からの離脱は簡単ですよね？

　人工心肺からの離脱が常に簡単だとはかぎりません．

　脳死患者の心臓は体内から過剰に分泌される内因性のカテコラミンに曝される結果，心筋のβ受容体のダウンレギュレーションを惹起して，移植後の強心薬の必要量が多くなることがあります．また，摘出前に長期間に強心薬を投与された場合にもこの傾向が強くなります．また，移植心の虚血時間が長い，心筋保護が不十分といった原因も，左室の機能障害の原因となり，人工心肺からの離脱を困難にします．

　心血管作動薬の投与によっても人工心肺離脱困難を脱することができない場合には，経皮的機械的心肺補助や大動脈バルーンパンピングなどの機械的補助循環を用いて，左室機能の回復を待つ必要があります．

　移植された心臓にはどのような特殊性がありますか？

　移植された心臓はいわゆる神経性コントロールを受けないため，その循

環動態は前負荷に大きく依存するとされています．したがって，心臓移植の麻酔では hypovolemia は避けなければいけません．また移植心は神経性コントロールを受けないいわゆる除神経心であり，カテコラミンなどの心臓および血管に直接作用する薬物の反応性は保たれますが，アトロピン，ネオスチグミンなどの間接的な循環作用は失われます．除神経心に対して循環作動薬を投与する場合には，その作用機序を理解したうえで使用する必要があります．

Q 人工心肺離脱時の麻酔管理のポイントについて教えてください（表3）

A 移植心は神経性コントロールを受けない除神経心なので，循環血液量不足を代償するために頻脈になることはありません．したがって心拍出量を維持するためには，循環血液量不足を避けて左室前負荷を十分に保つとともに，心拍数をコントロールする必要があります．また右心不全対策にも留意しなければなりません．

1．左室前負荷の維持

LVAD が装着されていた症例がほとんどであり，人工心肺の離脱時には胸

表3　人工心肺離脱時の麻酔管理の留意点

ポイント：除神経心の特徴を知る，右心機能を補助する
①左室前負荷の維持
・心拍出量が前負荷に依存
・hypovolemia を避ける
・癒着剥離部位からの oozing に対して輸血
・経食道心エコーによる左室前負荷の評価
②心拍数のコントロール
・刺激伝導系の回復が不十分
・β刺激薬
・ペーシング
③右心系の循環補助と後負荷軽減
・強心薬（ドブタミン，アドレナリン）
・血管拡張薬（一酸化窒素）
・PDEⅢ阻害薬（ミルリノン）

腔内をはじめあらゆる創部からの出血が持続します．移植心の心拍出量は前負荷に大きく依存していますので，循環血液量の減少には注意が必要です．中心静脈圧やTEEで右心系，左心系の前負荷を評価しつつ，赤血球濃厚液，新鮮凍結血漿，濃厚血小板を適宜投与します．

2．心拍数のコントロール

移植された心臓は伝導系の回復が十分でなく，完全房室ブロックがよくみられます．ドパミンやドブタミンなどのβアドレナリン刺激薬の投与後も自己心拍が再開しなければ，電気的ペーシングを開始します．

3．右心不全対策

移植心の左室機能が十分であっても，右室機能が不十分であれば人工心肺からの離脱は非常に困難になります．すなわち右心不全対策は人工心肺離脱の大きな鍵となります．

術前の肺高血圧の存在は右心不全の大きな要因のひとつです．右室の収縮能と容量負荷・圧負荷の評価には経食道心エコーが有用です．右室自由壁の動き，三尖弁逆流の程度，そして心室中隔・心尖を含めた右室形態の評価により右心不全が評価されます．その対策としては，強心薬の使用と，肺血管抵抗のコントロールが挙げられます．ミルリノンには肺血管抵抗を下げる作用があり，このような状況での使用に適しています．ただしミルリノンははじめにloading doseが必要であり，体血圧の低下をもたらす場合があるので，ノルアドレナリンなどの血管収縮薬との併用が血圧の維持には必要です．体血圧の低下を招かずに肺血管抵抗を下げる目的で，一酸化窒素（NO）の使用は非常に有効ですが，無気肺の解除・吸入酸素濃度のコントロール・高二酸化炭素血症の回避なども肺血管抵抗の低下に寄与しますので忘れてはいけません．

Ⅶ. 特定の心疾患に対する麻酔管理

Q33 経カテーテル大動脈弁留置術の麻酔管理

回答：国立循環器病研究センター麻酔科　大西佳彦（おおにしよしひこ）

point

- 経カテーテル大動脈弁留置術（TAVI）の適応は高齢者や合併症をもち合わせた症例がほとんどであり，多くの問題点を抱えている．コーディネーター，心臓外科医，内科医，看護師，臨床工学技士を含めたハートチームとして麻酔科医も検討会に出席して問題点を共有することが重要となる．

- TAVIのアプローチには大腿動脈アプローチが60～70%，左室心尖部アプローチが15～30%を占める．それ以外に上行大動脈アプローチ，腋窩動脈アプローチ，腹部大動脈アプローチなどがある．

- TAVIの手術時間は2時間前後であるが，バルーン拡大から生体弁が装着される前後20～30分間はラピッドペーシング，呼吸停止，循環作動薬投与と休む暇はない．カテーテル操作者と密な連携をとって麻酔循環管理に集中することが要求される．

- TAVIの合併症は弁装着前後だけではない．ガイドワイヤーによる心室穿孔，心房への迷入や腱索可動制限による僧帽弁逆流などのトラブルに注意する．

- TAVIの適応となる大動脈弁狭窄症症例ではもともと循環血液量が少ない症例が多く，カテーテル操作での出血や麻酔による血管拡張で容易に不足するため維持に留意する．TAVIではカテーテル操作やバルーン拡大により体血圧が大きく低下する．反対に生体弁装着後は体血圧が上昇することが多い．昇圧薬と降圧薬の両方をいつでも投与できるように準備しておくことが必要である．

> **Q** 経カテーテル大動脈弁留置手術（transcatheter aortic valve implantation：TAVI）では多職種の人が手術室に配置されています．麻酔科医はどの位置でどのような業務をすればよいのでしょうか？

A TAVIの手術はハイブリッド手術室で行うことになっています（図1）．多くは80 m² 程度の広い手術室で行われますが，50 m² 程度の狭いハイブリッド手術室もあります．麻酔科医は通常の手術と同様に症例の頭側に位置します．麻酔器が右側，エコー装置本体が左側に配置されます．経食道心エコー（TEE）の操作は循環器内科医が行う施設も多いようです．その場合に内科医は，麻酔科医の左横後ろ側に位置することになります．

術者としてメインの医師と2〜4名の助手の医師，そして手洗い看護師が清潔操作を行います．外回りには看護師1〜2名と放射線技師1名，外回り医師1名，業者が1名入室しています．新規にTAVIを開始する施設では指導するプロクターの医師もいます．操作室では放射線技師1名，スタンバイの臨床工学技士1〜2名が待機しています．多職種の人が狭い室内に多くいるため適切な配置が重要です．

大腿動静脈操作時から人工弁装着の胸部画像まで大きくベッドが移動するため，麻酔器の蛇管は2 m 程度の長さが推奨されます．エコープローブや持続点滴ラインも可動性に余裕をもった長さで対処できるようにしておきましょう．心尖部アプローチの場合にはメインの術者が症例の左側に位置する

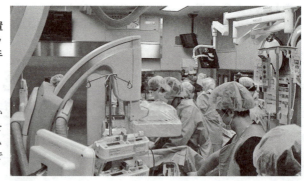

図1 麻酔科医の立つ位置から見たハイブリッド手術室でのTAVI手術の様子
心臓外科医，内科医，看護師，放射線技師，臨床工学技士が狭い室内でチーム医療を行っている．チーム間での連携が重要である．

ため，大型スクリーンが頭側左側に位置することから全体的に右側へ少し移動します．上行大動脈や右腋窩動脈アプローチでは症例の右頭側にメインの術者が位置するため全体に大きく左側に移動します．

　麻酔科医の業務は全身麻酔と循環呼吸管理となります．特色としてラピッドペーシングが挙げられます．バルーン拡張時や生体弁装着時に使用します．ラピッドペーシング用のテンポラリペーシングリードは，麻酔科医が内頚静脈から挿入する施設が多いようですが，術者が大腿静脈から挿入する施設もあります．挿入時のコツとして先端が右室心尖部から流出路に位置する部位に誘導して，リード線がたわまないようにすることです．

　心尖部アプローチの症例では術後鎮痛のため左傍脊椎ブロックを施行すると有効なようです．循環モニタリングとしては観血的動脈圧，中心静脈圧の持続モニタリングとTEEを活用することになります．心尖部アプローチでは出血量が増えることや心収縮力が若干低下することから，肺動脈カテーテルを使用することも多いです．

　TEEは心室容量，収縮力評価などモニタリングとしても有用ですし，弁逆流の程度，大動脈の性状などの確認もできます．また，タンポナーデ，弁輪部破裂などの重篤な合併症の早期発見にも必要です．内科医がTAVIの評価を行っている施設でも，必要に応じて麻酔科医がプローブ操作して迅速に評価診断してください．

Q 日本でTAVIに使用できる弁の種類と特徴，麻酔循環管理について教えてください

現在日本で使用できるTAVI用の弁としては，バルーン拡張型タイプと自己拡張型タイプの2種類があります（図2）．バルーン拡張型タイプとして2013年10月にサピエンXTが保険償還されました．サピエンXTは大腿動脈アプローチだけでなく心尖部アプローチやその他のアプローチも可能です．症例数は約2年間で2,500症例と順調に増加してきました．2016年1月には国内初の自己拡張型タイプのCoreValveが使用可能となり，同年12月からは改良されたEvolut Rも使用が可能となりました（図3）．2016年5月

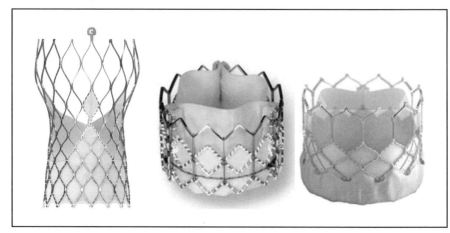

図2　日本で使用できる TAVI 用の弁
　左：Evolut R（メドトロニック），中：サピエン XT（エドワーズ ライフサイエンス），右：エドワーズ サピエン3（エドワーズ ライフサイエンス）．

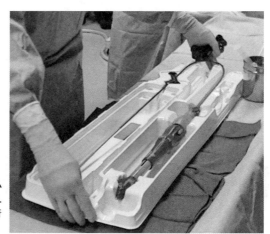

図3　Evolut R のデリバリーシステム
　基本的に大腿動脈から挿入される．先端に人工弁が装着されている．

にはサピエン XT を改良したエドワーズ サピエン3が使用可能となっています．2016年の1年間で5,000症例を超えると推定されており，認定施設数も100を超えています．

　サピエン XT は牛心膜を加工処理した生体弁であり，バルーンを利用して大動脈弁位に圧着を行うタイプの TAVI です．大きさは20，23，26，29 mm

の4サイズが使用可能です．ほとんどの症例で生体弁を装着する前にバルーンで前拡張を行います．その後，同じくバルーンを使って生体弁を大動脈弁輪部に圧着することになります．そのときには造影透視を行うので，呼吸停止して160〜200 bpmでラピッドペーシングを行います．体血圧が一時的に低下するので，その前に心室容量が不足しないように十分な輸液負荷を行い，昇圧薬を使用して体血圧を10〜20 mmHg程度高めにしておきます．ラピッドペーシングが長引くと，その後も徐脈や低血圧が続くこともあります．60〜70 bpmのバックアップペーシングやネオシネジン静注などの昇圧薬投与の準備は必要です．

　サピエンXTの心尖部アプローチでは，左第4もしくは5肋間を小切開して左室心尖部からアプローチすることになります．心尖部アプローチでは穿刺部から持続的に出血していることがあるので容量管理に注意してください．また左室の縦方向の収縮は制限されるため，心機能維持にも注意しましょう．左室流出路がS字状に狭小化した症例では，カテーテル通過時に僧帽弁の解放を制限することがあります．バルーン拡張や生体弁圧着時には空気が混入することや，cuspの石灰化部位で冠動脈入口部が閉塞することがあるので，冠動脈トラブルに注意してください．

　エドワーズ サピエン3はサピエンXTの改良型で，左室流出路側に外巻きカフを装着してparavalvular leakageを軽減する仕組みになっています．またカテーテル内への収納も若干細くなり，大腿動脈アプローチの適応が拡大しています．日本では心尖部アプローチの認可はまだ取れていません．

　Evolut Rは自己拡張型の人工弁であり，ぶた心膜を加工処理した生体弁です．形状的にST junctionを超えて上行大動脈まで圧着されるため，Valsalva洞が狭い症例でも使用可能です．スープラアニュラーポジションにて弁が機能するためより良好な血行動態を実現できる反面，圧着される部位が長いため，術後の房室ブロック発生率はサピエンに比べて高いようです．自己拡張タイプのためバルーンでの前拡張を必要としないことも多いです．生体弁装着時もゆっくりと拡張していくため，ラピッドペーシングを必要としない症例が多いです．ペーシングを行う場合でも80〜100 bpm程度で軽度低血圧として行います．拡張がゆっくりのため体収縮期圧は一時的に40〜60 mmHg

程度まで低下した後に，徐々に回復してきます．Evolut R では装着後に paravalvular leakage を認めても，その後もゆっくりと拡張することから正確な評価は 10 分程度してから行います．二尖弁に近いような弁輪弁尖部石灰化病変が強い症例では，Evolut R が適応となることが多いようです．

> **Q** TAVI でのトラブルが起きやすいのはどのタイミングでしょうか？開胸手術操作や緊急人工心肺が必要となるのはどのようなときでしょうか？

A TAVI では様々な合併症が起きます．まず，ペーシングカテーテルによる右室穿孔が起こることも稀にあります．時間経過とともに心囊液貯留がみられるときには注意します．大腿動脈から最終的に挿入されるガイドワイヤも非常に硬いため，左心室穿孔からの心タンポナーデが起こることがあります．その場合には緊急人工心肺となる可能性が大です．TEE で心タンポナーデの有無を迅速に診断します．また，硬いガイドワイヤーが僧帽弁腱索の一部を巻き込んで，弁の可動性制限から僧帽弁逆流が生じることがあります．時には僧帽弁を越えて左房内に迷入することもあります．TEE で確認できたら，術者にすぐ伝えて位置を変えてもらいましょう．ガイドワイヤーや本体カテーテルでの僧帽弁前尖の可動性制限や大動脈弁狭窄にも注意が必要です．稀ですが，ガイドワイヤーにより大動脈解離が起こる可能性もあります．

　バルーン前拡張や生体弁圧着時には弁輪破裂のリスクがあります．特に弁輪部に大きな石灰化がある症例では，慎重なバルーニングが必要です．近位上行大動脈に解離が起こる症例もあります．バルーニングにより大動脈弁 cusp が反転したまま戻りが悪く，重度の大動脈弁逆流が起こることも稀にあります．石灰化病変が顕著な症例では Evolut R 選択のほうが安全かもしれません．生体弁装着後は素早く TEE で確認を行いましょう．左冠尖や右冠尖の石灰部位が冠動脈閉塞をひき起こすこともあります．無冠尖部位の弁輪に大きな石灰化がある症例が最も多くみられ，Valsalva 洞への弁輪破裂の可能性があります．TEE で心膜横洞内への血腫や血液貯留が確認できます．その場合には開胸止血とドレナージが必要となります．早急な PCPS 装着が必要

となることもあります．

　生体弁圧着時には冠動脈トラブルの可能性があります．特に弁輪部から冠動脈開口部まで 11 mm 以下の症例ではリスクが高くなります．生体弁留置による冠動脈狭窄のリスクが高い症例では，いつでもステント留置が可能なように，あらかじめ冠動脈内にガイドワイヤーを挿入しておくこともあります．特に左冠動脈が大きく閉塞すると心停止となります．

　生体弁装着後は paravalvular leakage の確認が重要です．やはり石灰化が強い部位にリークは起こりやすいです．Evolut R やエドワーズ サピエン 3 では時間とともに paravalvular leakage が減少してくる可能性があるので，10 分程度は経過をみることもあります．

　paravalvular leakage の評価は生体弁装着後迅速に評価診断することが要求されます．評価には大動脈弁輪部短軸像と直交する長軸像の 2 方向から観察します．カラー画像の X-plane などのモードが有用となります．短軸像では弁輪周囲に占める逆流部位の割合で評価します．長軸像では通常の逆流ジェットの到達距離や幅で評価することになります[1]．paravalvular leakage が多く残存する症例は予後が悪いとされており，必要に応じてバルーンによる再拡張が行われます．残存逆流が重度の場合には，もう一つ生体弁を装着する（valve in valve）こともあります．

　生体弁装着後に房室ブロックが起こることがあります．テンポラリーペーシングで 60～70 bpm の心室ペーシングを行います．しばらくすると洞調律に戻る症例が多いようです．術後 1 日ほどして回復する例もありますが，5～10％程度は永久ペースメーカーの植込みが必要になります．

Q チーム医療について教えてください

　TAVI の治療には多職種の人員が関与しています．手術前の検討により，左室流出路が狭窄している，僧帽弁逆流があるなど様々な問題点や，どのような合併症が起こりやすいのかを把握することができます．麻酔循環管理にとっても有用な情報が得られます．症例の精神状態や他の合併症を把握

しておくことも大事です.

　術前のCT画像から使用する生体弁の種類やサイズが決定されますが, 時に体動や呼吸停止がうまくできず画像が正確でないこともあります. そうした症例では麻酔導入後の3-D TEEにて弁輪サイズを計測することがサイズ決定に有用となります[2].

　高齢者や様々な合併症をもち併せた症例が対象となるため, 周術期を通じた管理が重要となります. 心尖部アプローチでは傍脊椎神経叢ブロックなどの鎮痛対策, 早期抜管を考慮した呼吸管理, 術後の不整脈への対応などを考慮した術中麻酔管理が要求されます.

　バルーン拡張時やTAVI装着時には術者は手術手技に集中しており, 呼吸停止やラピッドペーシング停止などの指示を忘れているときもあります. 麻酔科医が声かけをしながら, 適切な操作を迅速に行うことがチーム医療には大切です. 手術室入室までは主治医とコーディネーターが中心となりますが, 手術室内では麻酔科医が中心となって, 適切な配置や手順の確認を行うことが重要と考えます.

[文　献]

1) Shibayama K, Mihara H, Jilaihawi H et al: 3D assessment of features associated with transvalvular aortic regurgitation after TAVR: A real-time 3D TEE study. JACC Cardiovasc Imaging 9: 114-123, 2016
2) Patel PA, Gutsche JT, Vernick WJ et al: The functional aortic annulus in the 3D era: Focus on transcatheter aortic valve replacement for the perioperative echocardiographer. J Cardiothorac Vasc Anesth 29: 240-245, 2015

Ⅶ. 特定の心疾患に対する麻酔管理

Q34 低侵襲心臓手術（MICS）の麻酔管理

回答：長崎大学医学部麻酔学教室　一ノ宮大雅，原 哲也

point

- 麻酔導入前に人工心肺の送血管，脱血管の挿入部位確認を必ず行う．
- 心臓の評価や合併症予防のためにTEEを活用することが重要である．
- 一側肺換気の影響を理解した，呼吸・循環管理を行わなければならない．
- 人工心肺離脱前の心腔内遺残空気除去を十分に行う．
- multimodal analgesiaの施行により，早期回復を促す．

低侵襲心臓手術（MICS）とはどういった手術ですか？

低侵襲心臓手術（minimally invasive cardiac surgery：MICS）は，生体への侵襲が少ない心臓手術の総称です．off pump coronary bypass grafting（OPCAB）として確立された人工心肺を使用しない冠動脈バイパス手術と，人工心肺を使用するものの胸骨部分切開や肋間小開胸などにより従来の胸骨正中切開より手術創を小さくすることで，侵襲の軽減と術後早期回復，美容的効果を目的とした手術の大きく2つに分けられます[1]．OPCABについては別項で解説されているため割愛します．また胸骨部分切開でのMICSは

人工心肺の確立や麻酔管理の点で胸骨正中切開とそれほど変わらないため，本項では肋間小開胸による MICS について解説します．

 MICS の適応や利点，欠点について教えてください

手術手技の向上，手術器具や人工心肺などデバイスの開発・発展に伴い MICS の適応は拡大しており，僧帽弁疾患，大動脈弁疾患，三尖弁疾患，心房中隔欠損，心房腫瘍，冠動脈疾患と多くの疾患を対象に行われています．一方，適応となりにくい症例としては，術野側の開胸手術の既往，上行大動脈の高度石灰化，高度の胸郭変形や肥満など手術アプローチの制限が問題となる場合や，大腿動脈の高度石灰化，大腿静脈や上下大静脈の奇形や閉塞など人工心肺の確立に問題がある場合が挙げられます．また MICS においては TEE が重要な役割をなすため，TEE 挿入が禁忌となる症例も適応となりにくいです．その他，重度の肺疾患では一側肺換気での維持が困難なことがあり，また高度低心機能，肝，腎機能障害症例では人工心肺時間・大動脈遮断時間の延長が臓器障害リスクを増加させる可能性があるため，MICS の適応に関して慎重な検討が必要とされます．

正中切開に対する利点としては，出血による再手術リスクや輸血量の削減，縦隔炎を含めた創部感染の回避，術後呼吸機能の温存，人工呼吸器時間・ICU 滞在日数・在院日数の減少，早期社会復帰，創部が目立たないなどが挙げられます[2,3]．欠点としては，視野展開に制限があり対象構造物の全体像を直視できない，手術手技が困難で手術時間・人工心肺時間・大動脈遮断時間が長くなる可能性，大腿動脈からの逆行性送血による逆行性解離や脳梗塞リスク，下肢虚血，鼠径部感染・リンパ漏，神経合併症などがあります．

 MICS の麻酔管理について教えてください

 麻酔薬の選択は通常の心臓麻酔と同様ですが，鎮静薬については吸入麻

酔薬に比べてプロポフォールのほうが使用しやすいです．MICS では一側肺換気中の酸素化維持が困難となる可能性が高く，低酸素性肺血管収縮（hypoxic pulmonary vasoconstriction：HPV）に与える影響が少ないプロポフォールは一側肺換気中の麻酔薬として適しています．また人工心肺中の鎮静レベルをコントロールしやすい点でも，吸入麻酔薬と比べて優れています．一方で，臨床投与量のセボフルランは HPV を抑制しないとされ[4]，心臓麻酔における吸入麻酔薬の心筋保護作用は一定の支持を受けています[5]．各薬剤の利点・欠点を考慮して，麻酔薬の選択を行ってください．

MICS では良好な視野を得るために術側肺の虚脱が必要であり，ダブルルーメンチューブや気管支ブロッカーを用いた一側肺換気を行います．ダブルルーメンチューブでは確実な一側肺換気を行えますが，手術終了後に気管チューブへの入れ替えが必要です．気管支ブロッカーでは気管チューブ入れ替えの必要はないものの，術野操作の影響による位置異常から，確実かつ十分な肺の虚脱を得ることが困難な場合があります．特に僧帽弁の手術では視野確保のために十分な右肺の虚脱が求められるため，入れ替えの煩雑さはあるもののダブルルーメンチューブのほうが管理しやすいです．

動脈圧カテーテルや中心静脈カテーテルの確保は，人工心肺確立の影響を大きく受けます．右腋窩送血を必要とする症例では，動脈圧カテーテルは左上肢に確保します．中心静脈カテーテルは脱血管用のシースとともに右内頸

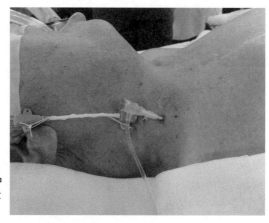

図1 右内頸静脈に挿入された中心静脈カテーテル（頭側）と脱血管用シース（尾側）

静脈に確保することが一般的です（図1）．動脈の誤穿刺や静脈損傷は脱血管留置に影響を与えるため，カテーテル挿入に際してはエコーを用いるなど慎重に行う必要があります．また TEE を用いて，ガイドワイヤーの先端が上大静脈にあることを確認してください．

MICS では TEE が非常に大きな役割をなします．弁や心機能評価，心腔内遺残空気の確認に加え，術野の視野制限を補うための可視範囲外の心臓の観察，末梢血管からの人工心肺用カテーテルの安全な挿入，適切な心筋保護の施行においても重要です[6]．

その他の特殊モニターとして，人工心肺の送脱血が適切に行えているか，合併症が発生していないかを評価するために，局所組織酸素飽和度を用いた脳および下肢の虚血評価は有用です．下肢の虚血評価を行う場合は，両側の腓腹筋にプローブを装着します．また肺動脈カテーテルの代わりに，必要時は低侵襲血行動態モニタリングや中心静脈カテーテルによる持続中心静脈血酸素飽和度測定を行うのも良いでしょう．

術野が狭いため直接電極の使用による術野での除細動は困難であり，体外式除細動パッドを術前に装着します．貼付部位は皮膚切開の位置を考慮してください．

> **Q** MICS での送血管，脱血管の挿入部位はどこが選択されるのでしょうか？

> **A** MICS での人工心肺確立は手術の種類や患者の状況によって異なりますが，基本的には大腿動脈に送血管を挿入し逆行性送血を行います．大腿動脈に挿入した送血管の径が細く十分な流量の確保が困難な場合は，対側の大腿動脈または右腋窩動脈に送血管を追加します．大動脈の石灰化や粥状硬化が強い症例でも，脳梗塞リスクを減らすために右腋窩動脈からの順行性送血を追加します．脱血管は大腿静脈から挿入し，脱血管1本で管理を行う場合は先端を上大静脈まで進めます．三尖弁形成などのために右房切開が必要な場合や，左房切開でも術野の確保を優先する場合は，大腿静脈に加え右内頸静脈にも脱血管を挿入し，脱血管2本で管理を行います．このとき，大腿静脈，

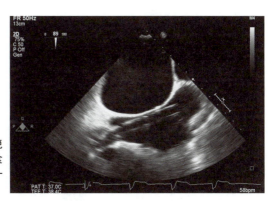

図2 大腿静脈から挿入された脱血管を描出している中部食道上下大静脈断面（mid-esophageal bicaval view）

右内頸静脈の脱血管の先端位置はそれぞれ下大静脈，上大静脈内にします．送血管，脱血管の挿入に際しては合併症を回避するために，ガイドワイヤーやカニューレの位置をTEEで必ず確認してください．送血管のガイドワイヤーの確認には胸部下行大動脈を，脱血管のガイドワイヤーおよびカニューレの確認にはmid-esophageal bicaval viewを描出します（**図2**）．このとき注意すべきことは，まず画像を描出し，それからガイドワイヤーやカニューレを挿入してもらうことです．そうすれば，ほかの構造物と間違えたり，先端位置を誤認する危険性は少なくなります．大腿静脈からは肝静脈や，卵円孔を介した左房内への迷入が起こりやすいため注意しましょう．

Q MICSにおける一側肺換気の管理の特徴について教えてください

 MICSでは仰臥位に近い体位での一側肺換気が必要とされ，完全な側臥位で行う肺切除術などと比べ，体位による換気血流比の改善が望めません．加えて心不全の患者は全身酸素需給バランスの悪化からシャント血の酸素化（混合静脈血酸素飽和度）も低下している可能性が高く，肺の拡散障害を伴うことも多いです．以上のことから，MICSでは一側肺換気開始に伴い酸素化が著しく低下することがあります．対策としては，positive endo-expiratory pressure（PEEP）を中心とした気管挿管後の適切な人工呼吸器設定，換気

肺の十分なリクルートメント，気管内分泌物の除去など，一般的な呼吸管理をしっかりと行うことが最も重要です．そのうえで，鎮静・鎮痛・低体温による酸素消費量の減少，カテコラミンの投与や適切な輸液・輸血による酸素運搬能の改善により，シャント血の酸素化を改善させることで酸素化の維持をはかります．それでも酸素化の維持が困難な場合は，虚脱肺にジャクソンリース回路を用いて continuous positive airway pressure（CPAP）を加えたり，間欠的な両肺換気を行うこともできますが，これらの方法は手術の進行に大きな影響を与えます．できるだけ手術手技を妨げない麻酔管理を心がけましょう．一方で，両肺換気を躊躇してはいけない状況もあります．片肺換気中はHPVにより肺血管抵抗が上昇しますが，術前に右心不全・肺高血圧が指摘されている症例や，心拍再開後の心不全状態の心臓において，この肺血管抵抗の上昇が循環動態を破綻させる可能性があります．一側肺換気に伴い循環動態が悪化した場合は，速やかに両肺換気を再開しましょう．

Q 人工心肺前の管理について教えてください

 麻酔導入後に手術体位が決まったら，確実な一側肺換気を行うために再度ダブルルーメンチューブや気管支ブロッカーの位置確認を行ってください．なお，術中にヘパリンを投与するため，気管支鏡による気道内の観察や吸引処置に際しては愛護的な操作が重要です．またTEEで大動脈の石灰化や可動性プラーク，動脈解離の再評価を行い，必要があれば人工心肺用カニューレ挿入部位の変更を検討してください．肋間小開胸に合わせて一側肺換気を開始しますが，呼吸・循環へ与える影響が大きいため適宜必要な介入を行ってください．送血管，脱血管の挿入に際しては，TEEを用いて合併症を回避しましょう．

Q 人工心肺中の管理について教えてください

A 人工心肺が開始されたら，偽腔送血や動脈解離の有無を TEE で確認してください．人工心肺中の灌流量や灌流圧の管理については従来の心臓手術と大きな違いはありません．ただし末梢静脈からでは十分な太さの脱血管を挿入できず，落差脱血法だけでは十分な脱血が得られないことが多いです．この場合は，吸引脱血補助法（vaccum assisted venous drainage：VAVD）が必要となります．また単純な位置異常も脱血不良の原因です．脱血不良による静脈圧の上昇は臓器灌流不全につながるため，中心静脈圧の上昇や局所酸素飽和度の低下，顔面・結膜浮腫など脱血不良のサインを認めた場合は，速やかに脱血管の位置や吸引圧の調整を行ってください．送血管挿入部より末梢の下肢虚血所見が認められたら，末梢側への追加灌流を考慮しなければなりません．心筋保護液注入時は左室が過伸展していないか確認し，問題があれば速やかに術者に伝えてください．なお，右小開胸 MICS の場合，左肺に適当な PEEP を付加することで心臓が右方移動し，視野や術操作の改善が得られます．術者の希望に合わせて調節しましょう．

Q 大動脈遮断解除～人工心肺離脱後の管理について教えてください

A 心拍再開後は，人工心肺流量を一時的に下げ心臓への容量負荷を行い，弁やシャント修復の成否，心筋壁運動，心腔内遺残空気などの評価を TEE で行います．なお，胸骨正中切開による心臓手術と異なり，心臓の脱転や直接圧迫による遺残空気の除去は困難です．TEE で遺残空気を認めたら，手術台の調整や胸郭全体を揺らすことで左室・大動脈基部ベントからの脱気を促す必要があります．また心臓に容量負荷を行い心拍出量を増やすことも，心腔内の遺残空気を除去するうえで重要です．特に肺静脈内からの気泡は肺血流増加に合わせて出現するので，心拍出量が少ない時点での遺残空気の評価では不十分です．遺残空気の冠動脈迷入により右心収縮不全になると，一側肺

換気時の呼吸・循環管理が非常に困難となります．遺残空気の除去は十分に行いましょう．

　止血も含め問題なければ，人工心肺を離脱します．人工心肺離脱時は心拍出量が十分でないことが多く，酸素化維持のためにまずは両肺換気を行います．またこのときに，肺のリクルートメントを十分に行うことで肺血管抵抗を低下させることは非常に重要です．容量負荷に合わせて心拍出量が増加してきたら人工心肺の流量を減量し，心拍出量や灌流圧が十分であれば停止します．容量負荷をしても動脈圧や心拍出量の増加が得られずに中心静脈圧が上昇するようであれば，TEEなどを用いて原因の検索を行います．弁や壁運動の評価，心電図や電解質異常のチェックを行い，異常があれば適宜必要な介入を行ってください．なお人工心肺離脱後に止血確認やペースメーカー留置のために一側肺換気が再び必要となります．前述のように一側肺換気に伴い肺血管抵抗が上昇するため，肺高血圧や右心収縮不全を伴う症例では強心薬や肺血管拡張薬による一時的なサポートが必要となる可能性が高いです．人工心肺離脱後の酸素化は，心拍出量増加や貧血の是正に伴い改善します．

　胸骨切開を伴う手術と比べて，肋間小開胸の手術では術後止血に難渋することはそれほど多くありません．しかし，視野が不良で出血点の確認が不十分になる可能性があるため，原因不明の循環血液量減少を認めた場合は速やかに術者に伝えましょう．

　またMICSでは，数％の頻度で再膨張性肺水腫が起こると報告されています[7]．発症機序については，人工心肺に伴う虚血再灌流傷害やサイトカイン産生による肺血管透過性の亢進が関与すると考えられており，人工心肺時間との関連が示唆されています．

Q 術後疼痛管理にはどのようなアプローチがあるのでしょうか？

A 　一般的にMICSは胸骨正中切開に比べて術後痛が少ないとされています[2]が，肋間小開胸では差がないという報告もあります[3]．術後早期回復をはかるため，MICSにおいてもやはり積極的な鎮痛が必要です．禁忌がなけれ

ばNSAIDs, アセトアミノフェンの定時投与を基本に, 超音波ガイド下の持続傍脊椎神経ブロックや, 術野から直接カテーテルを挿入した肋間神経ブロックなどによるmultimodal analgesiaを心がけましょう.

[文　献]

1) 工藤樹彦, 志水秀行：本邦における低侵襲心臓手術の現況　2. 総論. 日外会誌 117：100-103, 2016
2) 古市結富子, 清水　淳, 田端　実 他：当院における右小開胸アプローチによるMinimally Invasive Cardiac Surgery (MICS) に対する麻酔管理について. 日臨麻会誌 32：402-407, 2012
3) 岡本一真, 工藤樹彦, 志水秀行：本邦における低侵襲心臓手術の現況　7. MICS僧帽弁形成術のルーチン化. 日外会誌 117：124-129, 2016
4) Karzai W, Schwarzkopf K：Hypoxemia during one-lung ventilation：prediction, prevention, and treatment. Anesthesiology 110：1402-1411, 2009
5) Kunst G, Klein AA：Peri-operative anaesthetic myocardial preconditioning and protection-cellular mechanisms and clinical relevance in cardiac anaesthesia. Anaesthesia 70：467-482, 2015
6) Malik V, Jha AK, Kapoor PM：Anesthetic challenges in minimally invasive cardiac surgery：Are we moving in a right direction? Ann Card Anaesth 19：489-497, 2016
7) Irisawa Y, Hiraoka A, Totsugawa T et al：Re-expansion pulmonary oedema after minimally invasive cardiac surgery with right mini-thoracotomy. Eur J Cardiothorac Surg 49：500-505, 2016

Ⅶ. 特定の心疾患に対する麻酔管理

Q35 ステントグラフト内挿術の麻酔管理

回答・鳥取大学医学部器官制御外科学講座
　　・麻酔・集中治療医学分野
舩木一美, 湊 弘之, 稲垣喜三

point

- 大動脈疾患に対するステントグラフト内挿術は，腹部大動脈瘤や，胸部大動脈瘤などの動脈瘤のみならず，大動脈解離の分野でも広く普及している．
- 胸部ステントグラフトの圧着（landing）部位が zone 0-1 の弓部大動脈瘤や胸腹部大動脈瘤においては，バイパス手術を併用したハイブリット治療（debranching TEVAR）や Fenestrated/Branched タイプのステントグラフトデバイスを用いた TEVAR が行われている．
- 大動脈疾患患者は，高齢者が多く，合併症を有することも多いため，全身状態の把握が重要である．また，手術内容について，術者と事前に意思疎通をはかっておくことが肝要である．
- 全身麻酔が高リスクと考えられる症例では，区域・局所麻酔が有利かもしれないが，手術中にヘパリンを用いるため注意が必要である．一方で，全身麻酔にも利点が多いため，全身麻酔を用いる施設は多い．
- ステントグラフト留置後は，低血圧を避ける．特に，脊髄虚血のリスクが高い症例では，collateral network concept の概念を基に積極的に昇圧薬を用いて血圧を維持するだけでなく，脳脊髄液ドレナージを用いて脳脊髄圧を管理することもある．

Q ステントグラフトの適応について教えてください

A ステントグラフトを留置する部位により，胸部であれば TEVAR（thoracic endovascular aortic repair），腹部であれば EVAR（endovascular aortic repair）とよばれます．大動脈疾患に対するステントグラフト内挿術は，腹部大動脈瘤や胸部大動脈瘤，大動脈解離の分野でそれぞれ広く普及しており，その適応については 2011 年度版日本循環器病学会のガイドライン[1]や 2010 年度版 ACCF/AHA/AATS/ASA/SCA/SCAI/SIR/STS/SVM ガイドライン[2]に示されています（**表 1，2**）．

表 1　胸性大動脈瘤・大動脈解離に対するステントグラフト治療

Class I	
1．外科手術のバックアップ	（Level C）
2．外傷性大動脈損傷※	（Level B）
3．合併症を有する急性 B 型大動脈解離※	（Level B）
Class II a	
1．外科ハイリスク下行大動脈瘤※	（Level B）
2．下行大動脈瘤破裂例※	（Level C）
Class II b	
1．外科ローリスク下行大動脈瘤※	（Level C）
2．外科ハイリスク弓部大動脈瘤・胸腹部大動脈瘤に対するハイブリッド使用	（Level C）
3．偽腔拡大傾向のある慢性解離※	（Level B）
Class III	
1．無症候 55 mm 以下の胸部大動脈瘤に対するインターベンション	（Level C）
2．外科治療ローリスクの弓部・胸腹部大動脈瘤	（Level B）

（※解剖学的適応のある場合）

〔文献 1，p54 より引用
http://www.j-circ.or.jp/guideline/pdf/JCS2011_takamoto_h.pdf（2018 年 1 月閲覧）〕

表2　腹部大動脈瘤に対するステントグラフト治療

Class I
1. 解剖学的条件のうち中枢 neck の条件を満たした場合の適応　　　　　　（Level A）
2. 外科手術チームのバックアップ　　　　　　　　　　　　　　　　　　（Level C）
3. DSA 機能を有する X 線透視装置のある部屋での施行　　　　　　　　　（Level C）
4. ステントグラフト内挿術後慢性期の生涯にわたる経過観察　　　　　　（Level C）
5. 最大短径　男性 55 mm 以上，女性 50 mm 以上の AAA に対する適応　（Level A）

Class II a
1. 外科手術ハイリスク症例に対する適応（解剖学的適応のある場合）　　（Level C）

Class II b
1. 小径動脈瘤（AAA 40 mm 以上 50 mm 未満）に対する適応　　　　　　（Level B）
2. 緊急，破裂症例に対する適応　　　　　　　　　　　　　　　　　　　（Level C）
3. 解剖学的適応のうち中枢 neck 以外を満たさない場合の適応　　　　　 （Level B）
4. 内腸骨動脈のうち一方の順行性血流の温存　　　　　　　　　　　　　（Level C）

Class III
1. 感染性動脈瘤に対する適応　　　　　　　　　　　　　　　　　　　　（Level B）
2. 解剖学的適応のうち中枢 neck の条件を満たさない場合の適応　　　　 （Level A）

〔文献 1，p61 より引用
http://www.j-circ.or.jp/guideline/pdf/JCS2011_takamoto_h.pdf（2018 年 1 月閲覧）〕

Q zone 分類について教えてください

A 胸部ステントグラフトが大動脈のどの部位に圧着（landing）するかについての解剖学的分類として，zone 分類[3]が用いられています（**図 1**）.

　TEVAR では，landing zone 2 以遠が良い適応となります．landing zone 0-1 の弓部大動脈瘤や胸腹部大動脈瘤においてステントグラフトを用いる際には，これらの領域の重要な分枝について血行再建を行う必要があります．このため，バイパス手術を併用したハイブリット治療（debranching TEVAR）（**図 2**）や Fenestrated/Branched タイプのステントグラフトデバイスを用いた TEVAR が行われます．

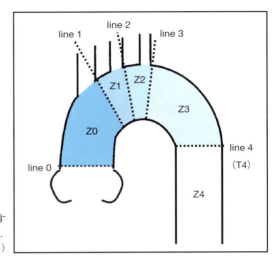

図 1　Zone 分類
　ステントグラフトを留置する際の中枢側 landing の分類.
　（文献 3 より引用）

Q　術前評価では，どのようなことに注意すべきでしょうか？

 大動脈瘤の部位や大きさ，性状，大動脈瘤による症状の有無を確認しておきます．特に，気管の偏位や食道に圧排があると，気管挿管や経食道心エコー挿入の障害となることがあります．術者にどのようなデバイスを使用するのか，debranching 手術を併用するのかを確認しておくことが肝要です．脊髄虚血のリスクが高い症例では，脳脊髄液ドレナージを事前に挿入しておくことがあります．当施設では脳脊髄液ドレナージを行う際は，前日に行っています．landing zone 0–2 の場合には，血管内操作によって生じる塞栓子による脳梗塞のリスクがあります．術前から神経学的評価を行っておくことが大切です．

　大動脈疾患患者は，多くが高齢者で，全身性の動脈硬化病変を基礎とした高血圧や虚血性心疾患，脳血管障害，腎機能障害，呼吸機能障害あるいは糖尿病などの合併症を有している割合は高い[4]ため，全身状態を把握しておきます．特に，術後の急性腎傷害（acute renal injury：AKI）は，術後罹患率や死亡率の増加に関連する[5]ため，造影剤を比較的大量に使用するステント

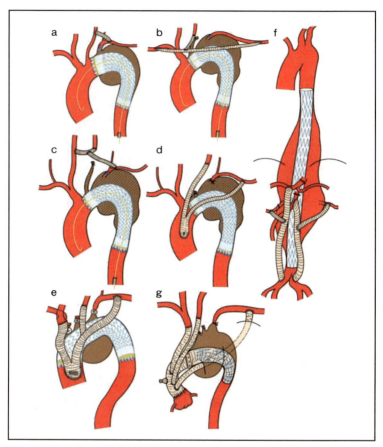

図2 胸部ステントグラフト・ハイブリッド手術
- a：左総頚-左鎖骨下動脈バイパス＋TEVAR（1 debranch＋TEVAR）
- b：右腋窩-左総頚・左鎖骨下動脈バイパス＋TEVAR（2 debranch＋TEVAR）大腿動脈ならびに右腋窩動脈，左鎖骨下動脈，左総頚動脈より送血を施行し，弓部大動脈を腕頭動脈と左総頚動脈との間で open．
- c：左総頚-左総頚・左鎖骨下動脈バイパス＋TEVAR（2 debranch＋TEVAR）
- d：上行大動脈-左総頚・左腋窩動脈バイパス＋TEVAR（2 debranch＋TEVAR）
- e：上行大動脈-腕頭・左総頚・左腋窩動脈バイパス＋TEVAR（3 debranch＋TEVAR）
- f：腸骨-腹腔・上腸間膜・左右腎動脈バイパス＋TEVAR
- g：オープンステントグラフト法（上行・弓部手術を伴う）
  上行大動脈と弓部分枝は4分枝付き人工血管にて再建．下行大動脈には末梢側のみステントを固定したステントグラフトを挿入し，上行の人工血管と下行に挿入したステントグラフトを，弓部大動脈にて縫合する．

〔文献1，p58 より引用
http://www.j-circ.or.jp/guideline/pdf/JCS2011_takamoto_h.pdf（2018年1月閲覧）〕

グラフト内挿術では注意が必要です．術前から腎機能が低下している症例では，術後に腎代替療法が必要となることもあります．

Q どのような麻酔法を用いますか？

A 腹部大動脈瘤を対象としたEUROSTARデータでは，入院期間や早期合併症が区域・局所麻酔で低いことが示されています[6]．全身麻酔が高リスクと考えられる症例では区域・局所麻酔が有利かもしれません．ただし，術前からの抗凝固薬療法および手術中のヘパリン投与のため，脊髄くも膜下麻酔，硬膜外麻酔，深部末梢神経ブロックについては注意が必要です（特に，硬膜外血腫による神経麻痺は重篤な合併症です）．そして，手術時間の延長による痛みの出現や安静の保持，血管損傷などによる区域・局所麻酔から全身麻酔への変更について，麻酔科医は常に準備しておく必要もあります．一方，EUROSTARデータでは，区域・局所麻酔と全身麻酔を比較しても術後30日までの周術期死亡には有意差はありませんでした[6]．血管分枝部病変に対するハイブリット手術や長時間手術，出血が多くなるような症例では，全身麻酔が有用です．また，全身麻酔では呼吸停止を容易に行えるため，造影による診断やステント留置の正確性が向上します．当施設では，このような理由から全身麻酔を第一選択としています．日本ステントグラフト実施基準管理委員会の資料でも，多くの施設で全身麻酔が選択されていることが示されています[4]．

Q 麻酔管理はどのようなところに注意する必要がありますか？

A 全身麻酔には，短時間作用型の薬剤が適しています．ただし，病変部位により脊髄虚血の可能性がある場合には，術中の脊髄機能評価として運動誘発電位（motor evoked potential：MEP）が用いられることがあります．その際は，MEPのモニタリングの精度を低下させる薬剤（例えば揮発性吸入麻

酔薬)の使用は回避します．手術中の血行動態を容易に把握するために観血的動脈圧はモニターしますが，landing zone や手術手技によって橈骨動脈圧が観察できなくなる場合もあるため，足背動脈などに観血的動脈圧ラインを確保することもあります．中心静脈カテーテルの挿入は患者の状態に応じて行いますが，TEVAR の場合は挿入しておくべきです．シース留置部位からの出血は過少評価されやすく，血管損傷による大量出血も稀に起きますので，輸血ルートは確保しておきます．加えて，近赤外線分光法(near-infrared spectroscopy：NIRS)による中枢神経系のモニタリングを行うこともあります(特に landing zone 0-2)．

TEVAR では，胸部大動脈へのステントグラフト留置時には末梢側へのずれを防ぐために，ATP(アデノシン三リン酸ナトリウム)を用いた心停止や rapid pacing による血圧低下などが行われていましたが，最近ではデバイスの性能が向上し，そのような調節の必要性は低下しています．拡張時の高血圧には適切に対応する必要がありますが，デバイス留置後は低血圧を避けます．特に，脊髄虚血のリスクが高い症例では，Griepp らが提唱している collateral network concept の概念[7]を基に積極的に昇圧薬を用いて血圧を維持するとともに，脳脊髄液ドレナージも活用します．シバリングが生じると血行動態が乱れ，心筋虚血のリスクが高まりますので，積極的に加温し，低体温を避けます．低体温となった場合は，十分に復温した後に覚醒させて抜管します．通常，切開創は小さいので，術後の疼痛は軽度ですが，切開創が大きい症例では局所麻酔や区域麻酔の併用が有用です．

ステントグラフト内挿術の適応の拡大に伴い，緊急手術として実施されることは稀ではなく，手術室外で行うこともあります．緊急事態に備えて，常日頃から周術期管理チームの全員で，蘇生法や手術室への搬送計画などに習熟しておくべきです．

 エンドリークについて教えてください

 エンドリークとは，ステントグラフト留置後に瘤囊内に血液が持続的に

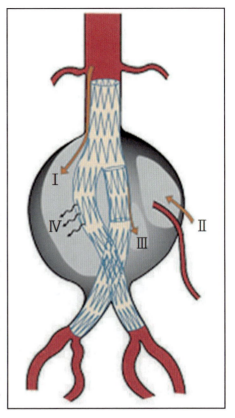

図3 エンドリーク
　TypeⅠ：ステントグラフトと宿主大動脈との接合不全に基づいた leak で，perigraft leak とも呼ばれる．
　TypeⅡ：大動脈瘤側枝からの逆流に伴う leak で，side branch endoleak とも呼ばれる．
　TypeⅢ：ステントグラフト-ステントグラフト間の接合部，あるいはステントグラフトのグラフト損傷等に伴う leak で connection leak あるいは fabric leak とも呼ばれる．
　TypeⅣ：ステントグラフトの porosity からの leak で porosity-leak とも呼ばれる．
　TypeⅤ：画像診断上，明らかな Endoleak は指摘できないが，徐々に拡大傾向をきたすもので，Endotension とも呼ばれる．
〔文献1，p60 より引用　http://www.j-circ.or.jp/guideline/pdf/JCS2011_takamoto_h.pdf（2018年1月閲覧）〕

流れることを意味します[1]．ステントグラフト留置前と比較して，瘤囊内の血圧は減少していますが，エンドリークが残存していると瘤が縮小せず，最悪の場合拡大して破裂することもあります．発生原因によりエンドリークは，4つのタイプに分類されます（図3）．術者の技術の向上およびデバイスの改良により，エンドリークの頻度は減少し，最近では10〜20％程度とされています．TypeⅠおよびTypeⅢは予後不良であり，追加の処置が必要となります．また，経時的にエンドリークが生じることもあるため，定期的な画像検査が必要です．

[文献]

1) 日本循環器学会・循環器病ガイドラインシリーズ：大動脈瘤・大動脈瘤解離診療ガイドライン（2011年改訂版）
http://www.j-circ.or.jp/guideline/pdf/JCS2011_takamoto_h.pdf
2) Hiratzka LF, Creager MA, Isselbacher EM et al：Surgery for Aortic Dilatation in Patients With Bicuspid Aortic Valves：A Statement of Clarification From the American College of Cardiology/American Heart Association Task Force on Clinical Practice Guidelines. Circulation 121：e266-e369, 2010
3) Mitchell RS, Ishimaru S, Ehrlich MP et al：First International Summit on Thoracic Aortic Endografting：roundtable on thoracic aortic dissection as an indication for endografting. J Endovasc Ther Suppl 2：II 98- II 105, 2002
4) ステントグラフト実施基準管理委員会ホームページ：治療成績.
http://stentgraft.jp/pro/result/
5) Hu J, Chen R, Liu S et al：Global Incidence and Outcomes of Adult Patients With Acute Kidney Injury After Cardiac Surgery：A Systematic Review and Meta-Analysis. J Cardiothorac Vasc Anesth 30：82-89, 2016
6) Ruppert V, Leurs LJ, Steckmeier B et al：Influence of anesthesia type on outcome after endovascular aortic aneurysm repair：an analysis based on EUROSTAR data. J Vasc Surg 44：16-21, 2006
7) Griepp RB, Griepp EB：Spinal cord perfusion and protection during descending thoracic and thoracoabdominal aortic surgery：the collateral network concept. Ann Thorac Surg 83：S865-S869, 2007

Ⅶ. 特定の心疾患に対する麻酔管理

Q36 再開胸手術の麻酔管理

回答：順天堂大学医学部附属順天堂医院
麻酔科・ペインクリニック　山本牧子，林田眞和

point

- 再開胸手術は，冠動脈バイパス術，弁疾患手術，胸部大動脈手術後の疾患再発や新たに生じた心疾患，先天性心疾患の根治的・姑息的手術後の追加手術などが対象となる．
- 初回手術に比べ，再開胸手術では，癒着剥離のために人工心肺（CPB）開始までの時間がかかり，剥離操作やカニュレーション操作による循環変動が大きく，血管や心房・心室損傷による大出血の可能性も増す．
- CPB時間や大動脈クロスクランプ時間も長く，CPB後の出血傾向と各臓器機能障害も生じやすい．
- 再開胸手術では，循環動態維持，CPB前後の大量出血，臓器機能維持に向けた入念な対策が必要となる．

Q 再開胸手術の対象となる疾患や手術は何ですか？

A 冠動脈バイパス術後の冠動脈疾患の再発，弁手術後の弁機能不全の発生，胸部大動脈瘤・解離に対する大動脈グラフト置換術後の瘤や解離の発生，チアノーゼ性先天性心疾患に対する段階的手術などが，再開胸手術の適応・対象となります．また，長命化に伴い，前回手術を受けた疾患とは別の新た

な心臓・大血管疾患の発生により，再開胸手術を受ける症例も増えています．

Q 再開胸手術のリスクは何ですか？

手術の種類にかかわらず，一般論として，再開胸手術のリスクは初回開胸手術より確実に増します[1]．まず，患者の症状や病変が，再手術を要するほど悪化しています．また成人患者は，初回手術時より再手術時で，より高齢となっています．術野の癒着と，前回手術後の心大血管の偏移のために，不用意な胸骨切開，胸骨切開後の開創，癒着剥離の際に，大動脈，無名静脈，上下大静脈，右房，右室や冠動脈グラフト，（肺動脈閉鎖症などでの）肺動脈導管などを損傷し，思わぬ出血を招く危険性があります．また，術野の癒着剥離のために，人工心肺（CPB）開始までの時間が延長し，剥離操作やカニュレーション時の心臓・大血管の圧排による低血圧や不整脈などの循環変動も大きく，長く，頻回に生じます．さらに，CPB時間や大動脈クロスクランプ時間も初回手術と比べると長く，CPB後の血小板・凝固能障害，出血傾向，

表1 再開胸術に伴う麻酔のリスク

●術前危険因子	●術中危険因子	●術後危険因子
・高齢 ・進行病変 ・心筋虚血の存在 ・高率に合併する心機能低下 ・循環動態悪化による緊急手術	・再開胸・癒着剥離に基づく手術の困難さ ・大出血の生じる可能性 ・高率に生じる循環動態悪化 ・CPB前期間の延長 ・CPB時間の延長 ・十分な心筋保護の困難さ ・心筋虚血発生の増加 ・CPB後時間の延長 ・術中出血とウージングの増加 ・大量の血液および血液成分輸血の必要性	・心筋虚血と循環動態悪化の頻度の増加 ・循環の薬物学的治療や，機械的循環補助の必要性の増加 ・臓器機能不全（心，肺，肝，腎，中枢神経）の発生の増加 ・術後出血発生率と輸血必要量の増加 ・再開胸止血術の必要性の増加 ・術後人工呼吸期間の延長 ・ICU滞在期間の延長 ・病院滞在期間の延長

（文献1を参照して作成）

心・肺・肝・腎機能障害や中枢神経系合併症が生じやすくなります．これらの理由により，再開胸手術では初回開胸手術に比べ，死亡率，合併症発生率，ICU・病院滞在日数などいずれも増加します[1]（**表 1**）．

> **Q** 再開胸時の特別な手術操作にはどのようなものがありますか？

再開胸手術では，術前 CT で，大動脈，無名静脈，冠動脈グラフト，肺動脈導管，右房と右室が胸骨正中に密接していて，胸骨切開時の損傷の可能性が高い場合，大出血時にすぐに CBP を開始できるように，胸骨切開前に大腿動静脈を剝離・確保しておくか，大腿動静脈カニュレーション後に胸骨切開を行うこともあります．胸骨再切開時には，イチョウ歯の電気鋸で表面から少しずつ開けるか，胸骨の下端から背面を剝離しながら直剪などで少しずつ開けるかの方法が採られます．いずれもその間，麻酔科医が通常の電気鋸による胸骨切開時のように，人工呼吸を中断する必要はありません．

胸骨切開後には，胸骨の裏面を左右 3～5 cm 幅で剝離し受動化しておく必要があります．それによって開創鉤で胸骨を広げた際に，右房や右室がその前面の癒着組織とともに過伸展され，裂けてしまう可能性を防止できます．初期の剝離は，カニュレーションのための大動脈や右房の剝離に留め，CPB 開始，大動脈クロスクランプ，心停止液注入後に左室の剝離・受動化を行う外科医もいます．そのほうが，左室が不動化されているため，剝離が容易となります．一方で，CPB 時間や大動脈クロスクランプ時間の短縮のために，循環動態変動が許すかぎり，CPB 開始前にできるだけ広範囲の心臓大血管の剝離と受動化を試みる外科医もいます．

万が一，胸骨切開中・後に心・大血管損傷を生じその修復に難渋する場合は，出血部を圧迫し，出血を回収しつつ大腿動静脈送脱血で CPB を開始して損傷部の修復を試みますが，稀ながら高度低体温・循環停止を要する場合もあります．右房・大静脈損傷では，CPB 確立後の回路への空気引き込みによるトラブルにも注意が必要です．

再手術では，CPB 時間の延長とサクションによる出血吸引の増加のため，

CPB後に血小板・凝固能障害から出血傾向を生じる可能性があるので，CPB施行中に，術野全般の止血，特に心臓や大血管背面の止血を可及的に達成する必要があります．心膜の止血時には，左横隔神経の損傷に注意が必要です．CPB離脱時には，心拍数調節による循環動態最適化のため，心房と心室に一時的ペースメーカーのワイヤーを留置します．

Q 冠動脈バイパス術後の再手術のリスクは何ですか？

 前回の冠動脈バイパス術を受けた後に，冠動脈病変による狭心症症状の再発，急性心筋梗塞の発生，心筋収縮力低下のいずれかを生じ，カテーテル治療で対処できない患者が再手術の適応となります[1]．これらはグラフトの再狭窄や閉塞（静脈グラフトに多い）によることもあれば，新たな冠動脈病変の発生によることもあります．加齢に伴い新たに発生した弁疾患や胸部大動脈疾患が再開胸手術の対象となることもあります．

初回手術に比べ，剥離・カニュレーション操作中の循環動態変動は大きく，頻回，長時間となるため心筋虚血を生じやすく，また剥離中の開存グラフトの損傷，静脈グラフト内のプラークの冠動脈内への移動により，心筋虚血を生じる場合もあります．

大動脈クロスクランプ中の心筋保護も，心筋保護液の分布が不均一，不完全となりがちです．例えば，冠動脈前下行枝の90〜99％病変の遠位を内胸動脈グラフトが灌流していたとします．大動脈クロスクランプ後，大動脈根部から注入した冷却心停止液は，内胸動脈灌流域では洗い流され，同部とその周囲の心筋温を高めてしまいます．内胸動脈グラフトをクランプした場合，大動脈根部から注入した冷却心停止液は内胸動脈グラフトの灌流域には十分到達しません．冠静脈洞からの逆行性心停止液注入でも，このような灌流液の不均等分布は生じます．したがって，不完全な心筋保護に由来するクロスクランプ解除後の心機能低下が生じる可能性があります．

Off-pump冠動脈バイパスでは，クロスクランプ中の心筋保護の問題を回避できます．しかし，心臓の脱転やスタビライザー装着による循環変動がた

だでさえ大きい同手術中に，心大血管やグラフトの癒着剥離中の循環動態変化がより大きく長時間にわたり生じることになるので，心筋虚血や循環動態悪化を生じる可能性は，初回手術より増します．再手術では，off-pumpバイパス手術でも虚血発生時の急激な循環動態悪化に備えて，あらかじめ大腿動静脈をCPB送脱血カニュレーション用に確保したり，大動脈バルーンポンプ（IABP）を挿入するほうが無難かもしれません．

 弁疾患術後の再手術のリスクは何ですか？

 弁疾患の再手術の適応となるのは，①僧帽弁狭窄に対する交連切開術や僧帽弁閉鎖不全に対する弁形成術後の疾患再発，②生体弁や機械弁の機能不全，③弁周囲逆流の発生や悪化，④弁心内膜炎の発生，⑤弁血栓の発生，などです．特に②〜⑤では緊急手術を要することもあります．また，新たなほかの弁疾患・冠動脈疾患・胸部大動脈疾患で再開胸手術を要することもあります．弁の再手術では，高齢，女性，緊急再手術，左室機能低下，うっ血性心不全，心内膜炎，僧帽弁再手術，冠動脈疾患合併，術後出血，既往手術回数，弁置換数などが危険因子となります．

先天性心疾患の再手術のリスクは何ですか？

肺動脈閉鎖などに対する肺動脈導管の成長に応じた導管拡張術・置換術，単心室症などにおけるシャント術後の段階的グレン手術やフォンタン手術/大静脈肺動脈連結手術（TCPC）などが，再手術の適応となります．これらの場合，初回の手術時から後日の再開胸が想定されているため，別のアプローチ（側開胸と正中開胸）を用いたり，癒着防止シートを用いたり，不要な部分の手術操作を減らすなど，癒着を減らす努力がはらわれます．それでもチアノーゼ性心疾患では，側副血行路の発達に基づく出血が多くなることや，CPB前の心臓大血管癒着剥離時に心臓・大血管圧排により，低血圧のみ

ならずチアノーゼの増強が頻繁に生じることに注意が必要です[2]．この点で，麻酔科医と外科医がより密接にコミュニケーションを取り合う必要があります．

 再開胸術の麻酔中のモニターは何ですか？

 麻酔中のモニターは，通常の多誘導心電図，観血的・非観血的動脈圧，中心静脈圧，経食道心エコー（TEE），経皮的酸素飽和度，呼気終末酸素飽和度に加えて，成人の再開胸手術では，大きな循環動態変化に備えて肺動脈カテーテルを挿入し，中心静脈圧，肺動脈（楔入）圧，心拍出量と混合静脈血酸素飽和度を測定するのが良いと考えます．動脈圧と釣り合わない肺動脈血圧の上昇をきっかけに，心筋虚血，急性心不全，僧帽弁逆流などの急性の循環動態変化が検出される機会も多いのです．また，特に静脈麻酔薬を使用する際は，Bispectral index（BIS）など脳波計で意識レベルや大脳皮質機能をモニターすることが重要です．低心拍出量，低血圧，低体温，長時間CPBによって肝血流と肝代謝能は低下するので，静脈麻酔薬の血中濃度が予想外に高まる可能性があります．BISなどを指標として投与速度を調節する必要があります．また近赤外線分光法による脳組織の酸素飽和度のモニターと併用すると，BISは術中脳虚血の検出にも役立ちます[2]．CPB後に出血傾向を認める場合は，活性化凝固時間（ACT）だけでなく，ROTEM®などを用いたほかの凝固能検査を行い，出血傾向の原因が，①ヘパリンの存在，②フィブリノーゲンの不足，③血小板の不足，④線溶系の亢進のいずれなのか鑑別するのも有用です．

再開胸手術麻酔の麻酔薬の選択はどのようにしますか？

再開胸手術においても，特別な麻酔薬を選択する必要はなく，日頃の心臓麻酔で使い慣れている麻酔薬を使用するのが最良です．術後の異常高血圧

は，術後出血の原因ともなり，再開胸手術後には長時間の人工呼吸管理を要するので，レミフェンタニルで鎮痛管理を行っていた場合は，手術終了前に十分量のフェンタニルに切り替えておきます．

循環作動薬は，各疾患での循環動態に応じたものを準備します．長時間CPB中の好中球活性化による肺障害の軽減のためにステロイド（メチルプレドニゾロン）やエラスターゼ阻害薬（ウリナスタチンやシベレスタット）の投与，腎保護薬（カルペリチド）の投与，出血量低減のためトラネキサム酸の持続投与などを施行している施設もあります．

Q 再開胸手術の麻酔管理の注意点は何ですか？

再手術においては，術前の心機能・心血管の病態生理・画像診断を熟知するのはもちろんのこと，前医の分も含めて，前回の手術・麻酔記録・術後経過を把握することも重要です．前回問題なく終わった症例でも，リスクが上がり苦労する傾向にありますが，前回CPB離脱に苦労した症例・術後ICUに長期入院した症例では，前回同様またはそれ以上の管理が必要となることが予想されます．画像としては，CTで胸骨に大血管や心臓や冠動脈グラフトなどが密接していないか，大腿動静脈の太さが十分あるか，大腿動脈より近位部の動脈硬化の有無と程度はどうかを確認します．前回，心膜を閉鎖していれば心臓が胸骨に癒着していないので，胸骨正中からアプローチしやすいかもしれません．逆に止血に難渋し組織接着剤を使用していれば，癒着が強いと予想されます．外科医と情報共有し，安全なアプローチを検討すべきです．

再開胸時の麻酔管理においては，胸骨切開や心大血管の剥離時に突然の大出血が生じうることを念頭におき，急速輸血路と十分な準備血と昇圧薬を準備します．胸骨正中からアプローチする症例では，開胸前は心臓を小さく保つ（中心静脈圧を低めに保つ）のが有利です．可能なら麻酔導入後に希釈式自己血を採取すれば，中心静脈圧を下げるとともに同種輸血の必要量を減らせます．ただし，循環作動薬も適宜動員して各臓器の血流を維持できる循環

動態は保つべきです．開胸後，心周囲の癒着剥離の時点では，心大血管の圧迫により循環動態の変動が大きくなりますので，開胸後は十分な輸液を行います．大出血や循環動態の極度の悪化に対して，いつでもCPBを開始できるように，ヘパリンを準備し，低体温・循環停止にも備えておく必要があります．術前から中心静脈圧が高い症例などで，大腿動静脈からCPBを開始し開胸する場合は，CPB時間がさらに延長します．CPB時間や大動脈クロスクランプ時間が延長することや，不十分な心筋保護の結果としてCPB離脱時に低心機能状態を生じ得ますので，循環作動薬の必要量やIABPなどの補助循環を要する機会も増えます．また，出血傾向をきたすこともあります．剥離面や吻合部からのウージングが続く可能性も考慮し，赤血球・新鮮凍結血漿・血小板など血液製剤も十分確保しておくことも必要です．CPB離脱後にも圧迫止血で血圧が低下する機会も増します．心臓だけでなく，肺・肝・腎・中枢神経などの機能不全発生のリスクも高くなりますので，麻酔科医にとっては，術者と十分なコミュニケーションをとりつつ，循環動態を最大限に安定させることが最も重要な責務となります．

[文　献]

1) Estafanous FG, Loop FD：Cardiac reoperations. In "Cardiac Anesthesia" ed. Kaplan JA. W. B. Saunders, Philadelphia, pp865-876, 1993
2) 林田眞和，山本牧子：組織酸素飽和度モニター．"エビデンスで読み解く小児麻酔"川名　信，蔵谷紀文　編．克誠堂出版，pp85-89, 2016

VIII 補助循環とペーシング

Ⅷ. 補助循環とペーシング

Q37 大動脈内バルーンポンプ（IABP：intraaortic balloon pumping）

回答：新須磨病院 麻酔科 中馬理一郎

point

- 薬物療法に抵抗性の重症心不全に対し最初に考慮される，現在最も普及している補助循環装置である．
- 心臓手術では，ハイリスクCABGに対し術前から，OPCAB（off-pump CABG）中の血行動態悪化時や，人工心肺（CPB）離脱困難時に使用される．
- バルーンは適正なサイズを選択し，留置位置に注意する．
- IABPの効果を十分に得るためには，バルーンのインフレーション（拡張），デフレーション（収縮）の至適タイミングの設定が重要である．
- 大動脈解離（AD），下肢虚血，バルーン破裂などの合併症に注意し，その早期発見に努める．

Q 大動脈内バルーンポンプ（IABP）は，どのようなメカニズムで心不全に陥った心臓をサポートするのですか？

A 下行大動脈に留置したバルーンを，拡張期にインフレーションすることで拡張期血圧が上昇し，冠血流量の増加により心筋への酸素供給を増大させ（diastolic augmentation），収縮期直前にバルーンをデフレーションすることで，左室からの血液の駆出を容易にし（後負荷の減少：収縮期血圧の低下

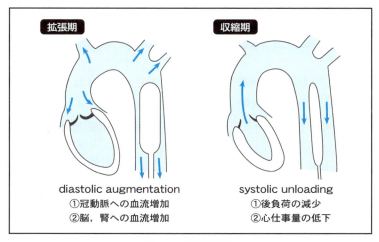

図1　IABPの効果

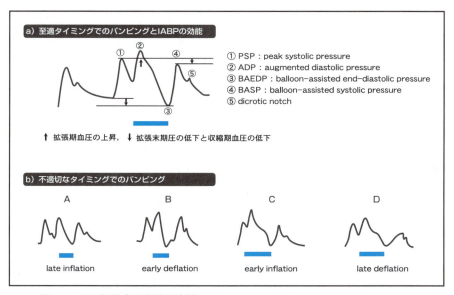

図2　IABP作動時の動脈圧波形
　　　各波形の下の青太線はバルーンの拡張時期を示す．（説明は本文参照）

と左室拡張末期圧の低下をもたらす），左室の仕事量が低下し心筋の酸素消費量を減少させます（systolic unloading）．この2つのメカニズムにより，心筋の酸素需要供給バランスを改善させます（図1，2a）．

バルーンサイズの選択，留置位置はどのようにしますか？

 バルーンの先端は，胸部下行大動脈の鎖骨下動脈分枝部から 1〜2 cm 末梢側に留置し，下端は通常腎動脈分枝よりも中枢側に位置するようにします（腹部の重要な分枝にかかると腸管虚血などの臓器不全をひき起こす可能性がある）．そのため適切なバルーンサイズのカテーテルを選択する必要があり，通常身長からバルーンサイズ（大人では 30〜40 mL）を決定します（カテーテル径は主に 7，7.5，8F の 3 種類があり，それぞれに数種類の容量のバルーンがある）．同じバルーン容量でも製造各社によりバルーンの長さが違い，一般にバルーンは日本人には長すぎると指摘されていますが[1]，近年日本人の体型に合わせたバルーンが開発されており（ショートバルーンカテーテル），特に低身長の場合にはバルーン選択に注意します．バルーン先端位置の確認には経食道心エコー（TEE）が有用であり，IAB 挿入前に大動脈弁逆流の有無，下行大動脈のアテローム変化なども観察できます．

バルーンのインフレーション・デフレーションのタイミングの設定は，どのように行いますか？

インフレーションは，大動脈弁が閉鎖した直後（心電図上 T 波の頂点あるいは下降脚），デフレーションは左室が収縮する直前（P 波の直後か QRS 波の直前）で行います．同期状態の評価は動脈圧波形で行い，dicrotic notch（収縮期の終わりを示す）でインフレーションし，拡張期の終わりにデフレーションしていることを確認します．最大の augmentation が得られているかどうかはアシスト比を 1 : 2 に設定して，パンピングの on，off の波形を比較して評価し，タイミングを調整します（図 2 a）．

不適切なタイミングでパンピングすると，どのような影響が起こりますか？

 以下に，主な影響について記述します（図2b）．

1．late inflation

動脈波形上 dicrotic notch が認められ，その後にバルーンがインフレーションされ，十分な augmentation が得られない．

2．early deflation

augmentation が最大限得られず，unloading も損なわれ，収縮波形が増高する（収縮期圧が低下しない）．

3．early inflation

自己収縮圧とバルーンの圧が重なる．大動脈弁が閉鎖する前に血液が逆流し，左室拡張末期圧は上昇し，心臓の負担（後負荷）が増える．

4．late deflation

心臓が収縮し始めるときにもバルーンがインフレーションしているため，心臓の駆出を妨げることになり，逆に仕事量は増加し左室拡張末期圧の低下が認められない．

いずれにせよ，十分な augmentation が得られないか，逆に心臓の仕事量を増大させる結果になるので，パンピングのタイミングは重要で，注意深く調整します．

トリガーはどのように行いますか？ どんなところに注意しますか？

機種によって少し異なりますが，トリガーモードの種類として，心電図，動脈圧，ペーシング（A,V），af，internal などがあります．通常，心電図トリガー（R波をトリガーとする）で使用されます．不整脈，特にafのときはうまくトリガーがかかり難いので，afモードを選択します（自動的にリズム変化に追従してR波収縮モードに切替わる機種もある）．

手術中は電気メスを使用するので動脈圧トリガーで使用することが多いで

すが，体外循環離脱時は血圧が安定せず動脈圧でトリガーし難いことがあるので，注意します（心電図トリガーを使用）．体外循環中で心臓が停止している状態では，internal モードを使用します．また術中は，心拍数の急激な変化，不整脈，低血圧などの血行動態の変化が生じやすいので，トリガーしにくい，あるいはパンピングがうまくいかないことがあり，**常に動脈圧波形に注意して有効な augmentation が得られているか監視します**．augmentation がうまく得られていないと判断したら，場合によっては一度パンピングを off にして再度 on にして，インフレーション，デフレーションのタイミングを再調整，あるいはトリガーモードを変更します．

Q どんな患者に IABP の適応がありますか？

A

適切な薬物治療，適切な前負荷の維持（輸液などの容量負荷）にもかかわらず，収縮期血圧＜90 mmHg，心係数＜2.0 L/min/m^2，肺動脈楔入圧＞20 mmHg が持続する心源性ショックや難治性心不全が，適応となります．日本循環器学会の急性心不全治療ガイドライン[2]によれば，内科的治療に抵抗する急性心不全，心原性ショック（クラス I *，レベル B***），急性冠症候群における梗塞領域の拡大予防，狭心痛の緩解，切迫梗塞の予防，虚血・低心拍出状態による重症不整脈改善（クラス IIa**，レベル B***）が挙げられています．

心臓手術に関連しては，
　①緊急手術を要する急性冠症候群
　②急性心筋梗塞の機械的合併症（心破裂，心室中隔穿孔）
　③急性僧帽弁閉鎖不全（腱索断裂，急性心筋梗塞による乳頭筋断裂など）

---

*クラス I：手技，治療が有効，有用であるというエビデンスがあるか，あるいは見解が広く一致している．
**クラス IIa：手技，治療が有効，有用であるというエビデンス，見解から有用，有効である可能性が高い．
***レベル B：400 例以下の症例を対象とした複数の多施設無作為介入臨床試験．よくデザインされた比較検討試験．大規模コホート試験などで実証されたもの．

④ハイリスク CABG（クラスⅡa**，レベル B***）[2)]や低左心機能症例など，体外循環開始前に心原性ショックに陥るリスクが高いと思われる症例

⑤OPCAB 中の血行動態悪化時

⑥体外循環からの離脱困難時

などが挙げられます．

①～③は，手術室入室前から IAB が挿入されています．

④は予防的な使用（scheduled IABP）で，通常麻酔導入後に挿入されます．場合によっては，あらかじめ大腿動脈に 4F 程度のシースを留置しておき，急変時に簡便に IAB が挿入できるように準備します（pending standby IABP）．

  IAB の挿入が禁忌となる場合がありますか？

 1．高度の大動脈弁閉鎖不全

大動脈弁逆流が増大します．

2．大動脈解離，大動脈瘤

解離の進展や瘤の破裂の危険性が増大します．

3．高度の大動脈粥状硬化病変や下肢閉塞性動脈硬化症（相対的禁忌）

重度の石灰化病変はバルーン損傷の可能性があります．また腹部・胸部大動脈の高度蛇行や屈曲はバルーンの拡張不全や血管損傷のリスクがあり，腸骨動脈から総大腿動脈における重度の閉塞性動脈硬化症は下肢の虚血をひき起こします．

  IABP 施行中の合併症には，どんなものがありますか？

下肢虚血，穿刺部の血腫，動脈損傷，脊髄動脈虚血（神経障害），腹部臓器虚血（腸管虚血など），感染症，塞栓症，バルーン損傷，ガスリーク，血小板減少症などがあります．挿入部の出血の有無，挿入側の下肢の色調，温

度，足背動脈の拍動などに注意します．施行が数日に及ぶ場合は，バルーンの位置も定期的にチェックする必要があります．

 バルーン，回路に関するトラブルには，どんなものがありますか？

ガスリーク，バルーンの破裂，回路のキンキングなどがあります．ガスリークのアラームが認められたら，バルーンのカテーテル，延長チューブの各接続部の確認を行います．接続に問題がなければバルーンの損傷を疑います．バルーンが破裂すると中のヘリウムガスが漏れ，ガス塞栓を起こすことがあります．また，中に流入した血液が凝固すると，大動脈内よりバルーンが抜去不能となることもあります．頻回にガスリークアラームが鳴るときは破裂を疑い，バルーン内への血液の逆流がないかチェックします．バルーンの損傷が確認された場合は，即座にバルーンを交換します．バルーン損傷の原因としては，挿入時の損傷や石灰化した血管と接触パンピングを繰返すことでバルーンが摩滅，劣化されることなどがいわれています．ガスリークは

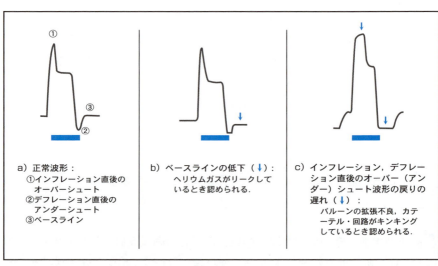

図3　IABPのバルーン内圧波形
　　　各波形の下の青太線はバルーンの拡張時期を示す．

内圧波形のベースラインが下がることで，回路のキンキングはインフレーション，デフレーション時にみられるオーバー（アンダー）シュート波形が変化することで発見できます（図3）．正常なバルーン内圧波形を理解し，バルーン内圧波形にも注意する必要があります．

合併症は，どのような患者に起こりやすいといわれていますか？

重篤な IABP 関連合併症の危険因子として，①末梢血管障害，②高齢者（年齢≧75歳），③女性，④BSA＜1.65 m^{2}が指摘され[3]．その他，糖尿病，高血圧，長い治療期間，より大きなカテーテルサイズ，低心拍出量などが挙げられています．

IABP からのウィーニングは，どのように行いますか？

ウィーニング開始の血行動態の指標としては，収縮期血圧＞90 mmHg，心係数＞2.2 L/min/m^2，肺動脈楔入圧＜20 mmHg が一つの目安ですが，不整脈の消失，尿量の確保（0.5 mL/kg/hr 以上）など，実際の臨床状態から総合判断して行います．

ウィーニングには，アシスト比を減じていく方法（アシスト比ウィーニング）とバルーン容量を減じる方法（ボリュームウィーニング）の2種類がありますが，通常前者の方法で行われることが多いです．血行動態を監視しながら，アシスト比を 1：2，1：3，1：4，1：8（製品によりアシスト比の設定は違うが，1：8ではほとんど補助効果がないといわれている）と数時間空けて減少させていきます．血栓形成のリスクがあるので，アシストを off にした状態にすることはなく，1：3 あるいは 1：4 で血行動態に問題がなければウィーニング完了となり，バルーンを抜去することになります．

IABPを使用しても低心拍出量状態が続くときはどうすればよいですか？

IABPは圧力補助手段であり，その流量補助効果は15〜20％といわれ，それ以上の補助が必要な場合は流量補助効果のあるPCPSなどの補助循環装置の適応[2]となり，しばしばIABPと併用されます。

[文　献]

1) Igari T：The length of the aorta from the subclavian artery to the renal artery based on computed tomographic measurements in Japanese adults. J Artif Organs 9：267-270, 2006
2) 日本循環器学会・循環器病ガイドラインシリーズ：急性心不全治療ガイドライン（2011年改訂版）．
http://www.j-circ.or.jp/guideline/pdf/JCS2011_izumi_h.pdf
3) Ferguson JJ, Cohen M, Freedman RJ et al：The current practice of intra-aortic balloon counterpulsation：results from the Benchmark Registry. J Am Coll Cardiol 38：1456-1462, 2001

Ⅷ. 補助循環とペーシング

Q38 補助人工心臓（VAD）

回答：九州大学大学院医学研究院 麻酔・蘇生学　辛島裕士，外 須美夫

point
- 我が国で使用可能なVADの種類を把握する．
- 体外設置型VADと植込型VADのそれぞれの適応を理解する．
- LVAD植込術の際のLVAD駆動開始時の麻酔管理のポイントを理解する．

Q 補助人工心臓（VAD）とは何ですか？

A 英語ではventricular assist device，直訳すれば心室補助装置となります．つまり，何らかの原因で著しく低下した心臓のポンプ機能の肩代わりを行う装置です．VAS(ventricular assist system)とも表現されます．左心を補助するLVAD(left VAD)，右心を補助するRVAD(right VAD)があります．LVADでは胸部大動脈に接続した送血管と，左室または左房に挿入した脱血管をポンプ本体に接続し，RVADでは肺動脈に接続した送血管と，右室または右房に挿入した脱血管をポンプ本体に接続します．LVADとRVADを同時に装着する場合をBiVADまたはBVAD(biventricular assist device)とよびます．

VAD には，どのような種類がありますか？

 VAD は大きく，体外設置型，植込型，経皮的の 3 種類に分けられます．

ニプロ VAD

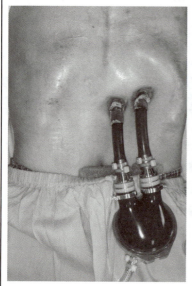
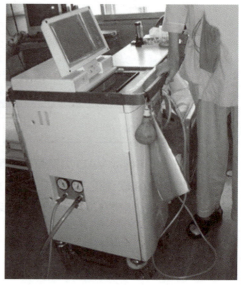

EXCOR

  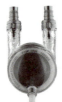 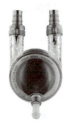 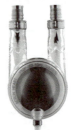 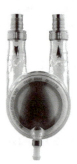

図 1　体外設置型 VAD
　上段：ニプロ VAD（九州大学病院心臓血管外科より提供）．下段：EXCOR（Berlin Heart 提供）．左より 10，15，25，30，50，60 mL の血液ポンプ．体格に応じてサイズを選択する．

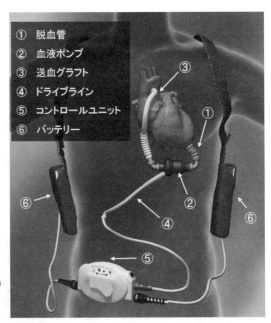

図2 植込型 VAD（HeartMate II）の構造
（ニプロ/Abbott 提供）

　体外設置型 VAD は，ポンプ本体を体外に置き，送脱血管が皮膚を貫通してポンプ本体に接続します．現在，日本で成人に使用可能な体外設置型 VAD はニプロ（東洋紡）VAD（**図1**）と AB5000（Abiomed 社）で，空気圧駆動により送り出される血流は拍動流となります．駆動装置が大きく，また血液ポンプが体外に設置されることから慎重な管理が要求され，入院加療が原則となります．小児用の拍動式体外設置型 VAD である EXCOR は，ポンプサイズが 10〜60 mL の 6 種類を取り揃えており（**図1**），体重 3 kg の新生児から 50 kg 超までの体格に応じた装着が可能です（ニプロ VAD は 70 mL，AB5000 は 95 mL）．

　植込型 VAD は，ポンプ本体を体内（横隔膜上に設けたポンプポケット，もしくは心嚢内）に置き，ポンプの電力供給および制御を担うドライブラインが皮膚を貫通して体外のコントロールユニットに接続します（**図2**）．植込型 VAD の最大の利点は，条件が整えば退院，在宅療養，社会復帰が可能となることです．現在，植込型 VAD の保険適用は左心補助のみであり，保険

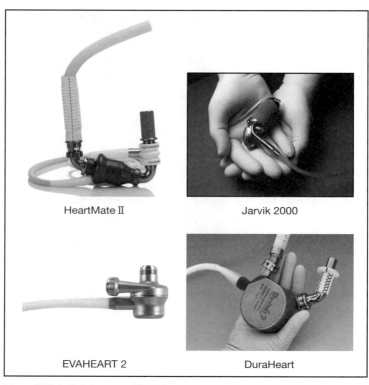

図3 保険収載されている植込型 VAD
写真は，ニプロ/Abbott（HeartMate II），センチュリーメディカル（Jarvik 2000），サンメディカル技術研究所（EVAHEART 2），テルモ（DuraHeart）より提供．ただし，DuraHeart は 2017 年 3 月末をもって新規植込みを終了している．

収載されているのは EVAHEART 2, DuraHeart, HeartMate II, Jarvik 2000 の 4 種類です（ただし，DuraHeart は 2017 年 3 月末をもって新規植込みを終了している）（図3）．ポンプ駆動方式は，前二者が遠心ポンプ，後二者が軸流ポンプでいずれも連続流となります．2016 年 11 月の時点で，世界で最も多く使用されているのは HeartMate II です．植込型 VAD はポンプの小型化が進みつつあり，EVAHEART と DuraHeart では体表面積が 1.4 m^2，HeartMate II では 1.3 m^2，Jarvik 2000 では 1.1～1.2 m^2 まで装着が可能です．

経皮的 VAD は，これまで日本では未導入でしたが，2016 年 9 月に Impella（Abiomed 社）が承認されました．逆行性に大動脈弁を越えて左室にカテー

テル型の軸流ポンプを挿入するもので，短期の心室補助を目的に使用されます．今後，使用頻度が増えてくるものと考えられます．

> **Q** INTERMACS Profile，J-MACS Profile とは何ですか？

 INTERMACS とは Interagency Registry of Mechanically Assisted Circulatory Support の略語で，米国の補助人工心臓の市販後レジストリです．このレジストリ用に補助人工心臓を必要とする重症度とその緊急性について分類したのが INTERMACS Profile です（**表 1**）[1,2]．J-MACS は我が国の補助人工心臓の市販後レジストリで，J-MACS Profile は INTERMACS Profile を基に作成されているので，基本的にレベルは同等です（以後，「Profile」と記載）．多くの症例が Profile 1～3 の状態で装着されています[3]．

表1 INTERMACS（J-MACS）Profile

レベル	INTERMACS	J-MACS	INTERMACS の ニックネーム	VAD 適応決定 までの時間
1	Critical cardiogenic shock	重度の心原性ショック	Crash and burn	hours
2	Progressive decline	進行性の衰弱	Sliding fast	days
3	Stable but inotrope dependent	安定した強心薬依存	Dependent stability	few weeks
4	Resting symptoms	安静時症状	Frequent flyer	months
5	Exertion intolerant	運動不耐容	House-bound	
6	Exertion limited	軽労作可能状態	Walking wounded	
7	Advanced NYHA Ⅲ	安定状態		

AHA/ACC　Stage A　Stage B　Stage C　Stage D
　　　　NHYA　　　Ⅰ　　　ⅡⅢ　　　Ⅳ
　　　　INTERMACS/J-MACS　7 6 5 4　3 2 1
　　　　心臓移植医学的緊急度　　　　2　　1

〔文献 2，p154 より引用 http://www.j-circ.or.jp/guideline/pdf/JCS2013_kyo_h.pdf（2018 年 1 月閲覧）〕

体外設置型 VAD と植込型 VAD，それぞれの適応はどうやって決めるのですか？

体外設置型 VAD の適応は Profile 1，つまり心原性ショックに陥った状態です[4]（**図 4**）．また，Profile 2 で移植承認適応前に用いることもあります．急性発症で移植適応を議論する時間がない，または肝腎機能や高次脳機能などの臓器障害が回復するかどうかわからない，人工呼吸管理下でインフォームドコンセントが取れないなどの症例において，移植適応判断ができるまでの救命目的での装着となります（bridge to decision：BTD）．疾患としては，移植登録の申請中に血行動態が破綻した場合，急性心筋梗塞，劇症型心筋炎，慢性心不全の急性増悪，拡張型心筋症の初発の心不全で急速な経過を辿るもの，周産期心筋症などです．薬物治療に不応性であることが多く，大部分の症例で PCPS（percutaneous cardiopulmonary support：経皮的心肺補助装置）により循環が補助されています．右心機能が良ければ，体外設置型 VAD に変更することで左室脱血により肺うっ血を解除しやすくなり，臓器障害を

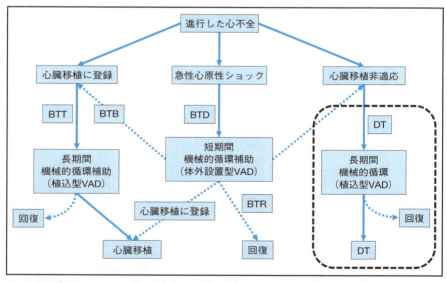

図 4　体外設置型 VAD，植込型 VAD，心臓移植，DT のフローチャート
点線枠内の DT に関しては，現時点では保険適用外．

含めた全身状態の改善が期待できます．心原性ショックの状態を離脱でき，移植適応ありとなった場合は，植込型 VAD への植替えが時に行われ，これを bridge to bridge（BTB）といいます．また，劇症型心筋炎では多くの症例が時間経過とともに心機能が改善し体外式 VAD からの離脱が可能となり，これを bridge to recovery（BTR）とよびます．同様に，心筋症においても一部の症例は VAD 装着後に自己心機能が回復し VAD からの離脱が可能となることがあります．

その他の特殊な例として，右心補助を VAD で施行する必要があるとき（植込型 RVAD は保険適用外）や，体格的に植込型 VAD が困難である小児症例などは慢性の経過でも体外設置型 VAD を装着することがあります．

植込型 VAD は，多くの症例が Profile 2〜3 の状態で装着されています．ただし，Profile 2 で植込型 VAD を装着した症例は Profile 3 以下で装着した症例と比較して術後の予後が悪く[3]，Profile 3 が最適のタイミングと考えられますが，Profile 4 以下の心不全であっても VAD を装着したほうが良いという報告もあります．現時点では，植込型 VAD は我が国では心臓移植へのブリッジ使用（bridge to transplantation：BTT）に限定されています（図4）．なお，BTT の適応は，年齢は 65 歳未満が望ましく，BMI は 25 が上限です．

原則として，心臓移植実施施設では施設内移植適応検討会が適応ありと判断（および非心臓移植実施施設では連携心臓移植実施施設の承認）した後に日本循環器学会（日循）の心臓移植委員会に移植適応検討申請を行い，承認されれば植込型 VAD の植込みを施行します．しかし，患者が Profile 2（進行する血行動態悪化状態）となり救命のために緊急性がある場合は，日循の移植適応承認を待たずに施設内移植適応検討会の判断（および非心臓移植実施施設では連携心臓移植実施施設の承認）のみで植込型 VAD の植込みを優先し，事後に日循に報告し事後検証を受けるという方法も可能になりました．

destination therapy（DT）とは何ですか？

 心臓移植の非適応者に対する植込型 VAD 使用，言い換えれば心臓移植を前提としない植込型 VAD 使用のことをいいます（図 4）．長期在宅治療と訳されています．欧米では心臓移植代替治療として DT がすでに行われていますが，我が国では保険適用はなく，2016 年 11 月現在治験が進行中で，早期の導入が望まれているところです．65 歳以上で心臓以外の臓器障害のない症例などが DT の対象になると考えられます．

 LVAD 植込術に際して弁逆流がある場合はどうするのですか？

 大動脈弁逆流は，中等度以上では血行動態維持が困難となる可能性があるので生体弁置換を考慮します．また，機械弁がすでに装着されている患者では機械弁位の血栓形成のリスクがあるので，生体弁への変更を検討します．

三尖弁逆流は，中等度以上では右心機能を保つうえでは制御しておいたほうが良く，特に術前の右心不全が強い場合は三尖弁輪形成術を施行します．

僧帽弁逆流は，VAD 装着後は左室の容量負荷軽減により減少することが期待できるため，中等度まではそのままにしておくことが多いようです．ただし，VAD 離脱の可能性が高い症例では積極的に僧帽弁輪形成術を行っておくほうが良いと考えられます．

なお，麻酔下での弁機能の評価は過小評価となる場合があるので注意が必要です．

 CPB 離脱時の LVAD 駆動開始に伴い注意するポイントは何ですか？

 遺残空気の除去，右心機能の補助，そして左右心室内腔の大きさの維持がポイントとなります．このため経食道心エコー（TEE）による観察が非常

に重要となります．

　遺残空気に関しては，VAD植込術では肺静脈ベントチューブはVADによる空気引き込みの可能性から基本的に行いません．そのため，ポンプを接続する際に十分な空気抜きを行っておくことが重要です．しかし，それでも遺残空気が存在することがありますのでVAD開始前に十分に除去を行っておきます．またVAD開始後に，左室前負荷が不足し左室内腔が虚脱した場合には，脱血管吻合部周囲より大量の空気を引き込むことがあるのでTEEによる注意深い観察が必要です．

　LVADが装着されると左心系の循環は機械で補助されますが，良好な補助のために必要なのは適正な前負荷と後負荷です．そのためには右心がしっかりと機能しておく必要があります．このために，TEEでの左右心室のサイズとバランス，および中心静脈圧と肺動脈圧を参考にしながら輸液・輸血による前負荷の維持，肺血管抵抗を下げるためのPDEⅢ阻害薬投与や一酸化窒素吸入，およびカテコラミン投与（ドブタミン＞ドパミン）を行います．

　左室内腔が小さい場合に，右心不全によるものか，肺高血圧によるものか，循環血液量が不足しているためか，補助が過剰なのかを鑑別し対処します．それでも人工心肺から離脱不能な右心不全が認められた場合は，RVADが必要となります．

[文　献]

1) Stevenson LW, Pagani FD, Young JB et al：INTERMACS profiles of advanced heart failure：the current picture. J Heart Lung Transplant 28：535-541, 2009
2) 日本循環器学会・循環器病ガイドラインシリーズ：重症心不全に対する植込型補助人工心臓治療ガイドライン（2013年改訂版）http://www.j-circ.or.jp/guideline/pdf/JCS2013_kyo_h.pdf（参照2018年1月）
3) Kirklin JK, Naftel DC, Pagani FD et al：Sixth INTERMACS annual report：a 10,000-patient database. J Heart Lung Transplant 33：555-564, 2014
4) Kinugawa K：How to treat stage D heart failure?-When to implant left ventricular assist devices in the era of continuous flow pumps? Circ J 75：2038-2045, 2011

Ⅷ. 補助循環とペーシング

Q39 心臓ペーシングと除細動

回答：元大阪大学医学部附属病院集中治療部 宇治満喜子，奈良県立医科大学附属病院麻酔科学教室集中治療部 井上聡己

point
- 心臓ペーシングには体内式と体外式があり，各種モードがある．
- ペースメーカーを植込んでいる患者が，手術を受ける際に注意しなければならないことがある．
- 除細動が有効な心電図波形と，それ以外を区別する必要がある．

Q 心臓ペーシングには，どのようなものがありますか？

A 心臓ペーシングには体内式と体外式があり，一般的にペースメーカーとよばれるのは体内式のもので，現在多くの人が装着しています．体外式ペーシングは，体の表面にペーシングパッドを貼って緊急的に行うもので，手術室や救急外来などで行われます．ペーシングの適応になるのは，洞不全症候群，房室ブロック，慢性2枝，3枝ブロック，徐脈性心房細動，過敏性頸動脈洞症候群，神経調節性失神などです[1,2]．

Q ペースメーカーのコードの読み方について教えてください

 A ペースメーカーの一般コードは North American Society of Pacing and Electrophysiology（NASPE）と British Pacing and Electrophysiology Group（BPEG）から合同事業として発表され，NBG コードとよばれています．

　ペースメーカーコードはペーシング，センシング，抑制，同期などの機能を表す 3〜5 個のアルファベットから成り，1 番目の文字がペーシング部位，2 番目がセンシング部位，3 番目が反応，4 番目がプログラム機能，5 番目が頻脈対策機能を示します（**表 1**）．

表 1　ペースメーカー NBG コード

部位	I	II	III	IV	V
項目	刺激部位	感知部位	反応様式	プログラム機能 心拍応答機能	抗頻拍機能
文字	O：なし A：心房 V：心室 D：両者(A+V) 　（S：Single）	O：なし A：心房 V：心室 D：両者(A+V) 　（S：Single）	O：なし T：トリガー I：抑制 D：両者 　（T+I）	O：なし P：心拍数，出力のみプログラミング可能 M：3 種類以上のパラメーターがプログラミング可能 C：交信機能 R：心拍応答機能	O：なし P：抗頻拍ペーシング S：電気ショック D：両者 　（P+S）

（文献 3 より引用）

 Q 麻酔担当の患者がペースメーカーを植込んでいます．気をつけることは何ですか？

A まず，患者の植込まれているペースメーカーのモードと原疾患を把握します．患者はペースメーカー手帳を必ずもっていますので，確認します．手帳には，患者の基本情報に加えて，ペースメーカーとリードの機種，適応疾患，設定などが書き込まれています．ペースメーカーの業者に連絡をとり，

手術当日にペースメーカーのモードをすぐに変更してもらえるように準備します．手術中に気を付けることは，使用する電気メスによって電磁干渉が起こり，ペースメーカーが正しく作動しない可能性があるということです．可能であれば，単極電気メス（Bovie）の使用を避け，双極電気メス（Bipolar）を使用してもらうように外科医に依頼しますが，双極電気メスは効果が弱いため，使いにくいようです．電気を使わない，ソノサージ，ハーモニックは問題なく使えます[4]．

ペースメーカー本体と電気メス，対極板の間隔はできるだけ離したほうが良く，15 cm 以内は禁忌という説もありますが，頭より上，胃より下の手術では問題なく使えるともいわれます．ペースメーカーのモードはペースメーカー本体と術野が十分離れていれば，必ずしも固定レートにする必要はありません．十分に距離がとれない場合は，電磁干渉の危険性が高いので，固定レートにモードを変更します．術前術後に作動状態のチェックは必須ですし，いつでもレートの変更ができるように，プログラマーを手元に置いておくことも必要です．植込み型除細動器の場合は，誤って除細動を行ってしまうことを避けるため，麻酔導入前に動作停止状態にするべきです．手術中は，緊急時に備えて体外式除細動器の準備も忘れないようにしましょう．手術終了後に元の設定に戻してもらいます．

> **Q** 麻酔科医が手術室で実際に使用するペースメーカーとしては，どんなものがありますか？

麻酔科医が手術室で実際に使用する状況としては，緊急で行う徐脈の一時ペーシングが考えられます．経静脈心内膜ペーシング法と非観血的体表ペーシング法があります．経静脈心内膜ペーシングは，最も信頼性のあるペーシング法であるといわれています．穿刺部位には，内頸静脈，鎖骨下静脈，大腿静脈，外頸静脈，前肘静脈がありますが，緊急の場合は，最も確実にカテーテルを右室に進められ，麻酔科医が最も慣れている内頸静脈を選択するのが良いでしょう．透視を見ながら，また先端圧をモニタリングしながらカテーテルを進めていき，ペーシング至適部位に留置します．非観血的体

表ペーシングには，経皮的ペーシング（transcutaneous pacing：TCP）があります．TCPの良い点は，非侵襲的に迅速にペーシングを始められること，また出血性合併症を避けられることがあります．ペーシングのパッドを胸壁に心臓を挟むように貼ります．実際ペーシングを行うときは，一貫した補足が認められる閾値エネルギーより5〜10 mA 高くセットします．衝撃が強いため，意識下ではsedationが必要なときがあります．

Q 除細動が有効な心電図波形には，どのようなものがありますか？

A 心停止状態においては，心室細動（ventricular fibrillation：VF），無脈性心室頻拍（pulseless ventricular tachycardia）を同定したら直ちにショックを行うことが推奨されています．単相性除細動器よりも二相性除細動器を使用することが推奨されていますが[5]，単相性除細動器では360 Jで行います．二相性除細動器では，装置特異的なエネルギー量（一般に矩形性の二相

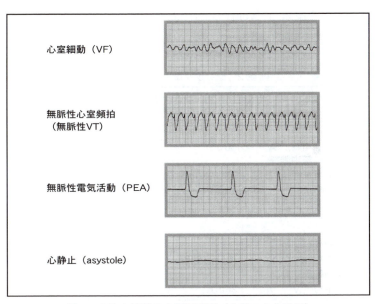

図1　心停止状態の心電図波形（文献6より引用）

性波形では120 J，二相性切断指数波形では150〜200 Jが設定されたエネルギー量）で，不明な場合は装置の最大設定量（だいたい200 J）を設定します．二相性波形の種類による違いは決定的でありません[5]．心停止状態には，ほかに心静止（asystole），無脈性電気活動（pulseless electrical activity：PEA）がありますが，これらには除細動は無効です（図1）．

Q 同期下カルジオバージョンについて教えてください

不安定な頻拍の場合，つまり，頻拍によって，意識障害・胸部不快感・息切れ・低血圧などがひき起こされている場合，同期下カルジオバージョンが必要です．同期下で行うのは，心臓の再分極中（心電図上ではT波として現れる）にショックが行われると心室細動をひき起こしやすい（shock on T）ため，そこを避けてショックを行うためです．センサーを利用して，QRS群のピークに同期するようにショックを施行します．不安定な頻拍には心房細動，心房粗動，リエントリー性心室頻拍（supraventricular tachycardia：SVT），単形性心室頻拍（ventricular tachycardia：VT），多形性VT，形が

表2　ショックエネルギー量

同期電気ショック	推奨エネルギー量
二相性除細動器	
心房細動	120〜200 J
心房粗動，SVT	50 Jから
単相性除細動器	
心房細動	100〜200 J（場合によっては360 J）
単形性VT	100 Jから
心房粗動，SVT	50 Jから
非同期ショック	
二相性除細動器	
多形性VT，VF	個別推奨量（120〜200 J）または200 J
単相性除細動器	
多形性VT，VF	360 J

（文献5，7を参照して作成）

不確かな広い QRS 幅の頻拍があります．エネルギー量を表に示します（**表2**）．手術室では，胸腔内操作により（肺葉切除術など）手術中に心房細動が惹起されてしまった場合，手術終了後に全麻下のまま同期下カルジオバージョンを行うこともあります．なお，洞性頻脈にはカルジオバージョンは効果がありません．

メモ

●人工心肺下大動脈遮断解除直後のペーシングについて

　開心術や大血管手術など，心停止下で行われる手術では，大動脈遮断解除直後は心静止（asystole）のことがよくあります．そのときにペーシングを行いますが，最初は心室ペーシング（VVI）で，output は最大（20 mA）にしています．感度は spike on T を避けるために 3 mV 以上には上げないようにしています．レートは 40〜50 bpm から，徐々に 60→80→ と上げていきます．刺激伝導障害のない患者では，しばらくして心房から心室への刺激伝導が繋がってきたら，心房ペーシングに（電気メスの干渉によるアンダーセンシングを避けるために AOO にします）変更，また，自己レートがペーシングレートより速くなってきたら，ペーシングは off します．

●ICD 植込み術の麻酔，術中 sedation について

　ICD 植込み術は，局所麻酔下で行われることが多いですが，除細動動作チェックの際は，患者に与える衝撃が大きいため，その際，sedation を行います．マスクにより酸素を投与し，十分酸素化した後，ショック直前にチアミラール 3〜5 mg/kg 程度を投与します．除細動中は安全のため患者に触らないようにします．呼吸はいったん止まってもすぐに再開することが多いですが，弱い場合はバッグマスクでアシストします．

●ICD 植込み患者の術中管理について

　ICD 植込み患者では術中の電磁干渉が問題となります．電気メスを感知して頻回にショックが作動する場合が考えられますので，手術中は ICD のプログラムを一時的に停止させ，体外式の除細動器を装着することが勧められます[8]．

●植込み型ペースメーカー患者の除細動について

　植込み型ペースメーカー患者の場合，8 cm 離せば問題なかったとの報告もありますが[9]，術中などは不可能なことも多く，本体直上を避けることで対応すればよいと考えられます．

[文　献]

1) Rozner MA：Chapter43 Implantable cardiac pulse generators：pacemakers and cardioverter—defibrillators. In "Miller Anesthesia, 7th ed" Churchill Livingstone, pp1387-1409, 2009
2) Rozner MA：第35章　埋め込み型パルスジェネレータ：ペースメーカと除細動器．"ミラー麻酔科学，6th ed" メディカルサイエンスインターナショナル，pp1103-1118, 2007
3) 相澤義房 編：新 目で見る循環器病シリーズ19 心臓ペースメーカ・植込み型除細動器．メジカルビュー社，2005
4) 麻酔科診療プラクティス17 麻酔科トラブルシューティング．文光堂，pp46-47, 2005
5) Link MS, Berkow LC, Kudenchuk PJ et al：Part 7：Adult Advanced Cardiovascular Life Support：2015 American Heart Association Guidelines Update for Cardiopulmonary Resuscitation and Emergency Cardiovascular Care. Circulation 132：S444-S464, 2015
6) 大阪府医師会　編：二次救命処置コースガイド．ACLS大阪．2008
7) Neumar RW, Otto CW, Link MS et al：Part 8：adult advanced cardiovascular life support：2010 American Heart Association Guidelines for Cardiopulmonary Resuscitation and Emergency Cardiovascular Care. Circulation 122：S729-S767, 2010
8) 循環器病の診断と治療に関するガイドライン（2007年度合同研究班報告）：非心臓手術における合併心疾患の評価と管理に関するガイドライン（2008年改訂版）．日本循環器学会，2008
9) Manegold JC, Israel CW, Ehrlich JR et al：External cardioversion of atrial fibrillation in patients with implanted pacemaker or cardioverter-defibrillator systems：a randomized comparison of monophasic and biphasic shock energy application. Eur Heart J 28：1731-1738, 2007

Ⅷ. 補助循環とペーシング

Q40 PCPS（percutaneous cardiopulmonary support：経皮的心肺補助装置）

回答：佐世保市総合医療センター 救急集中治療科　槇田徹次（まきたてつじ）

point
- PCPS の基本構造，操作方法をよく理解する．
- 抗凝固療法のリスクと必要性について，個々の患者でよく考慮する．
- 適応基準を施設内で決めておく必要がある．
- ECMO として適応時は，送血部位による血流分布に注意する．
- 回路の組み立て，送脱血管留置ができるようになれば，緊急循環危機に対する大きな武器になる．

PCPS の定義と基本的な構造を教えてください

PCPS を含む機械的循環補助は，薬物療法のみでは改善の得られない患者に対し，機械的手段を用いて心臓のポンプ機能の一部，または大部分を補助ないし代行することで，全身の循環維持と不全心の回復をはかります．機械的循環補助は，圧補助循環（IABP）と流量補助循環（PCPS，VAS）に分類できます．

PCPS は日本で名付けられ，「遠心ポンプと膜型人工肺を用いた閉鎖回路の

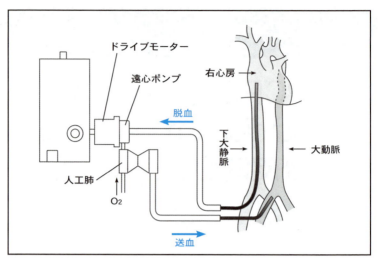

図1　PCPSの基本構造
大腿静脈より挿入したカニューレを右心房付近まで挿入し，そこから遠心ポンプで静脈血を脱血し，膜型人工肺で酸素化した後，大腿動脈に挿入されたカニューレから送血する．

（文献1，2より引用）

人工心肺で，カニューレーション部位は大腿動静脈とする」と定義されます．

　経皮的または外科的にカニューレを大腿静脈から右心房に挿入して静脈血を脱血し，膜型人工肺でガス交換を行って動脈側へ送血します（**図1**）．PCPSは右心室の前負荷を軽減させますが，送血部位により左心室の後負荷は増加します．心拍出量の70％程度の補助が可能です．

　カニューレは薄型で屈曲しにくいもので，送血用は外径5〜6 mm（15〜18 Fr），脱血用は外径7〜8 mm（21〜24 Fr）が，成人では主に使用されています．右大腿静脈からはほとんど右房に挿入可能ですが，左大腿静脈からは解剖学的に難しいことがあります．

　遠心ポンプを使用しているので，脱血が不良であったり，末梢血管抵抗が増加している状況では回転数と流量は相関しないことがあり，付属している電磁流量計で流量を定期的にチェックする必要があります．

PCPS は どんな適応基準があるのですか？

 一般的に重症の心不全，急性心筋炎，重症冠動脈疾患に対する PCI 中の循環補助，肺や気管支手術，重症呼吸不全などの呼吸補助手段（ECMO）などがあります．

心不全の診断基準として，心係数 1.8 L/min/m^2 以下，一回心拍出係数 20 mL/beat/m^2 以下，収縮期圧 90 mmHg 以下，心拍数 80 回/min 以上，尿量 0.5 mL/hr 以下などがあります．一方，薬物療法の最大限量としてドパミン 10 μg/kg/min，ドブタミン 10 μg/kg/min，エピネフリン 0.2 μg/kg/min，ミルリノン 0.75 μg/kg/min などがあり，心不全患者に対しこれらの薬物を 2 剤以上併用してもなお改善がみられないときに，機械的循環補助の適応となります．

多くの場合，まずは IABP が選択されますが，広範囲の心筋梗塞（特に左主幹部病変を責任血管とする急性心筋梗塞や陳旧性心筋梗塞後の再梗塞）によるポンプ失調，左室自由壁破裂や乳頭筋断裂を主とする機械的合併症による心原性ショックで，極めて自己心拍出量が低下した症例には PCPS が最初から適応となり，必要であれば IABP も併用されます．

PCI 施行時の心停止を含む急激な循環変動時には緊急的に使用され，PCI 中に低心機能になることが予想される場合は，待機的に使用されます．実際には大腿動静脈に細いシースを入れておき，ベッドサイドに PCPS をプライミングせずに置いておきます．

救急部での PCPS の適応は？

医療スタッフのトレーニングにより，緊急時に比較的簡便に施行が可能であることから，救急外来や血管造影室に設置している施設もあります．回路の組み立て，送脱血管の挿入ができるようになれば，致死的急性循環不全に対する治療手段として有用です．

従来の救命処置に反応しない院内心肺停止患者，および以下の基準を満たす院外心肺停止患者に対する心肺脳蘇生に適応があります．

①目撃された心停止
②非外傷患者
③発症前のADL良好
④20分以上の二次救命処置でも心拍再開しない

　このようなPCPSを使用した積極的心肺蘇生法を，ECPR（extracorporeal CPR）とよんでいます．2015年に発表されたAHAのCPRガイドラインでは，ECPRは従来のCPRに反応しなかった一部の心停止患者に考慮してもよいとされましたが，ECPRは多大な資源とコストがかかるため，有益な可能性が高い患者に限って考慮すべきとされています．PCPSの施行できる施設ではそれぞれの施設に見合った適応基準を決めておく必要があります．

 PCPSの実際の管理の方法を教えてください

1．抗凝固療法
　ヘパリンコーティングされた回路が使用できるため，抗凝固療法はACT値（150〜200秒を目安）を参考にしますが，患者の凝固・出血状態を考慮し，個々に抗凝固薬の種類および投与量を設定します．

2．離　脱
　一般的な循環モニターをしながら，心機能の回復を心エコーなどで確認後，必要ならカテコラミンのサポートを増やしながら流量を減量していきます．1 L/min以下に流量が低下すると回路内血栓の危険性が高まってくるので，その時点で停止するかどうか決定します．カテーテルの抜去は圧迫止血でも可能ですが，ひき続き抗凝固が必要な場合は外科的に抜去します．

3．限　界
　非生理的な非拍動流であることや，抗凝固療法が必要であることから，その長期使用にあたっては未だ解決すべき点も多く，1週間程度がその長期使用の限界であると思われます．

PCPS の合併症には，どんなものがありますか？

 刺入部出血，下肢阻血などがあります．下肢の阻血に対しては大腿動脈に人工血管を吻合し，そこから送血したり，PCPSの送血側の分枝から末梢動脈へ血流を流すなどの工夫が必要です．

また，PCPSは閉鎖回路のためリザーバーがなく，空気が混入すると動脈側へ送血されてしまうので，細心の注意が必要です．回路を使った急速な容量負荷は禁忌です．

PCPS を装着している患者の麻酔や，PCPSを装着してから人工心肺（CPB）からの離脱する患者では，何に気をつけなければいけませんか？

まずPCPSの基本構造，操作を十分理解していることが必要です．もちろんそれを制御する臨床工学技士（ME）がいる場合は非常に助かりますが，彼らとの十分な連帯を保つことも重要です．

麻酔薬は血管拡張をもたらすことが多く，血液がプールされ容量が低下すると脱血が不良となるので，十分な前負荷を保つことが必要です．多くの場合，麻酔導入後にかなりの容量負荷を必要とします．単純な目安としては，容量が不足するとPCPS回路が定期的に振動する（しゃくる）ようになります．

観血的動脈圧や中心静脈圧などの通常のモニターに加え，経食道心エコー（TEE）を用い脱血カニューレの位置を確認したり，大動脈弁の開閉の有無，心室壁の動き，心室腔の大きさなどを観察し，必要なカテコラミン投与や容量負荷などを行います．

呼吸に関して，酸素化はPCPSの人工肺で行われるので，必要最小限の換気条件を設定することができます．しかし，送血部位および自己の肺による酸素化の程度によっては，血液酸素含量が部位により異なるので，十分注意します．

Q 呼吸補助目的での PCPS について教えてください

A 呼吸補助を目的とした体外循環は，呼吸 ECMO（respiratory extracorporeal membrane oxygenation）とよばれます．一般的に送脱血部位や人工肺の選択が異なる以外は，PCPS の装置を使用することが多いです．静脈へ送血する（V-V ECMO）ことにより，循環補助はできませんが動脈に送血する（V-A ECMO）ことに比べ，動脈穿刺の必要がなく下肢の阻血が起こらず，全身を均一に酸素化でき脳への酸素化は有利になります．呼吸補助と循環補助の両方が必要なときの V-A ECMO では血流の分布を理解することが重要になります．PCPS の流量と自己の心拍出量の割合により，冠動脈や腕頭動脈の血流がどちらから供給されるかで，灌流される血液酸素含量が異なります．右上肢に観血的動脈圧やパルスオキシメーターを装着することである程度予測することができます．

［文　献］
1) 槇田徹次，澄川耕二：機械的循環補助．"周術期循環管理" 澄川耕二 編．克誠堂出版，pp249-258，2011
2) 槇田徹次：体外式膜型人工肺．"TEXT 麻酔・蘇生学（4 版）" 土肥修司，澄川耕二 編．南山堂，pp52-53，2014

IX

術後管理

IX. 術後管理

Q41 術後の呼吸管理

回答：大分大学医学部麻酔科学講座　小山淑正，日高正剛，北野敬明

point

- 心臓手術後は，手術，人工心肺，麻酔など様々な要因で呼吸機能が低下する．
- 呼吸仕事量の増加は，循環器系の仕事量も増大して循環不全の原因となるため，呼吸管理を循環管理の一環として認識する．
- 早期抜管は，呼吸器合併症の軽減，早期離床回復，入院費削減を促進する．
- 呼吸器離脱困難症例の多くは，換気需要と換気能力の不均衡による換気不全が原因である．

Q 心臓手術後の呼吸機能に影響を及ぼす因子には，どのようなものがありますか？

A 心臓手術後患者の呼吸機能に影響を及ぼす因子は，以下のように分類することができます．

1．手術による影響

手術術式の多くが胸骨正中切開であり，胸骨は分割され，機能的残気量（FRC）は50％以上の低下，1秒量（$FEV_{1.0}$），努力性肺活量（FVC）も大きく低下します[1]．術中に挿入される縦隔・胸腔ドレーンの存在も，呼吸機能

低下の一因となります．

　手術の多くが仰臥位であり，手術中に横隔膜が頭側に挙上されるとともに，胸郭コンプライアンスが変化します．これにより，換気血流不均衡が悪化します[2]．

　近年では，胸骨正中切開を行わず，手術中に分離肺換気を行い，側方小開胸で手術を行う術式も増えてきましたが，稀に術後に片側性の肺水腫をきたすことが報告されています．原因は明らかでありませんが，手術時間や人工心肺時間の延長による分離肺換気時間（肺虚脱時間）の延長や炎症性メディエーター産生の影響，術前のステロイド使用患者における術中のステロイド不足との関連が指摘されています[3]．

2．人工心肺による影響

　人工心肺（cardiopulmonary bypass：CPB）は，血液と体外循環回路の接触，肺循環・換気の停止，組織虚血・再灌流傷害により，サイトカインなどの炎症性メディエーターを活性化し，全身性炎症反応症候群から急性肺傷害（非心原性肺水腫）をひき起こす危険性があると考えられています[4]．

　また，CPB 中の人工呼吸停止で，肺は虚脱し，肺サーファクタントも減少します．さらに，CPB 中の低体温，血液希釈による膠質浸透圧低下，過剰輸液による肺うっ血（心原性肺水腫），輸血関連急性肺傷害の併発は増悪因子となります．

　実際に，on-pump CABG と off-pump CABG との比較では，CPB を用いない CABG では肺合併症が減少したことが示されています[5]．

3．麻酔による影響

　手術中に使用する麻酔薬と筋弛緩薬の残存は，術後早期の呼吸機能に影響するため，短時間作用型の麻酔薬の使用が好ましいとされます．また，術後疼痛は深呼吸や喀痰を困難にして呼吸機能を悪化させるので，適切な疼痛管理の継続が必要です．これらのことは，早期抜管を目指した fast-track cardiac care を行ううえで，特に念頭におくべきです．

4．術前からの併存疾患による影響

　心臓手術を受ける患者は，高齢で，慢性閉塞性肺疾患（COPD）を合併している人，喫煙歴のある人，肥満の人が多く，もともと術後に呼吸障害を合

併するリスクが高いといえます.

5. 術後心機能低下による影響

心臓手術後には，体外循環の影響，心筋浮腫や心筋虚血，不完全な手術修復，低体温，薬物などが原因で，心機能の低下が遷延する場合があります．左室機能不全による肺静脈圧上昇は肺水腫を生じ，また，これらの患者に使用する強心薬や血管作動薬は肺内シャント率を変化させ，換気血流不均衡を悪化させます[6]．

Q 心臓手術後の呼吸管理で注意すべき点はありますか？

A 心臓手術後には，肺活量や機能的残気量の減少が起こります．これは低酸素血症の原因になると同時に，肺コンプライアンスの減少から自発呼吸仕事量を増加させます．肺水腫などに代表される呼吸不全が合併すると，さらに自発呼吸仕事量は増加し，酸素消費量は増大します．心機能低下症例では，これに見合った心拍出量の維持が困難なため，容易に循環不全となります．ですから，心臓手術後の呼吸管理は，循環管理の一環として認識するべきです．

酸素化を改善し，呼吸仕事量を軽減する手段としてPEEP（positive end-expiratory pressure）は一般的に広く用いられており，PEEPを高くすると機能的残気量の増加，肺コンプライアンス（C_p）の増加，肺内シャント率（Q_V/Q_T）の減少から換気・血流比不均衡が是正され，動脈血酸素化（PaO_2/F_IO_2）は改善します．しかし，高いPEEPをかける場合，気道・胸腔内圧が上昇するため，静脈還流減少，肺血管抵抗上昇，心臓拡張障害などにより心拍出量（CO）は低下する危険性があります[7]（**図1**）．組織への酸素運搬量（DO_2）は，

$$DO_2 = CO \times (1.34 \times Hb \times SaO_2/100 + 0.0031 \times PaO_2) \times 10$$

Hb＝ヘモグロビン（g/dL），SaO_2＝動脈血酸素飽和度（％），PaO_2＝動脈血酸素分圧（mmHg）

の式で示されるように，心拍出量にも規定されます．したがって，心拍出量を犠牲にしてのPEEPによる酸素化改善の試みは，かえって逆効果になります．まずは，血行動態の安定化とのバランスが重要となります．適正な輸液

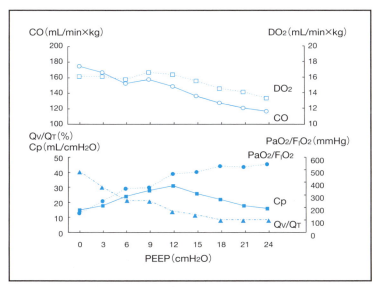

図1　PEEP が呼吸・循環に及ぼす影響（文献 7 を参照して作成）

管理による前負荷の維持，カテコラミン使用による心収縮力増加により対処しますが，肺高血圧症例では一酸化窒素吸入療法（**メモ①**）や，高度の循環呼吸不全症例では機械的循環補助装置（経皮的心肺補助装置，大動脈内バルーンポンプ）の適応も考慮します．

メモ

①一酸化窒素吸入療法

　CPB による肺の虚血再灌流傷害や各種炎症性メディエーターの産生により，手術後に肺血管抵抗が増加します．弁膜症による肺高血圧を伴った症例や，右心機能が低下した症例では，肺血管抵抗の増加により，さらに右心機能を増悪させ，血行動態の破綻をきたしやすくなります．さらに，肺の酸素化障害も伴うことがほとんどで，低酸素血症は肺血管抵抗をさらに悪化させ，悪循環に陥ります．我が国で 2015 年 10 月から成人心臓手術周術期の肺高血圧に対する一酸化窒素吸入療法の保険適用が追加されました．上記のような状態に対し，一酸化窒素吸入療法は肺血管抵抗の低下と肺の酸素化を改善させ，悪循環を遮断できます．一酸化窒素吸入療法は呼吸状態と血行動態の両者を改善しうる治療法として期待されています[8]．

心臓手術後の人工呼吸器離脱の時期・基準について教えてください

 近年，手術，麻酔法，人工心肺技術の改良により，心臓手術後の人工呼吸期間は短縮傾向にあります．早期抜管は，呼吸器合併症の軽減，早期離床回復，集中治療室滞在日数の短縮，入院費削減を促進することが期待されているため，これを目指した周術期管理（fast-track cardiac care）が行われています．

fast-track cardiac careのメタアナリシスでは死亡率，心筋梗塞，脳梗塞，再挿管といった合併症を増加させずに，人工呼吸期間の短縮（11時間短縮），集中治療室滞在時間を減少させましたが，入院期間短縮は認めませんでした[9]．ただし，当然のことながら人工呼吸器離脱条件を満たすことが前提であり，術後に循環不全，呼吸機能低下，意識障害，出血，低体温が持続するようなハイリスクの症例では早期抜管は避けるべきです．

人工呼吸器離脱における補助換気の減少は，呼吸筋仕事量の増加により血流需要を高め，胸腔内圧の低下により心前負荷を増加させることになり，循環器系の仕事量も増大します．そのため，心臓手術後の心予備能が低下した患者では，ウィーニングの負荷に耐えうる状態であるかを把握しなければなりません．人工呼吸器からの離脱を考慮できる状態と判断された際に，自発呼吸トライアル（spontaneous breathing trial：SBT）を行い，人工呼吸離脱の負荷に耐えうる状態であるかを判断します（**表1**）．

人工呼吸器離脱困難の原因について教えてください

人工呼吸管理の目的は，適切な動脈血の酸素化，肺胞換気の維持，呼吸仕事量の軽減です．したがって，呼吸器離脱困難の原因は，そのどこかにあると考えられます．心臓手術後に多いのは，換気需要と換気能力の不均衡による換気不全であり，これに関与する要因を以下に示します．

・**換気需要の増加**：発熱，悪寒，疼痛，異化亢進，死腔増加，呼吸仕事量

表1 人工呼吸器離脱に関する3学会（日本集中治療医学会・日本呼吸療法医学会・日本クリティカルケア看護学会）合同プロトコル（ただし一部，著者が再構成）

A．SBT開始安全基準
1 酸素化が十分である
 ・$F_IO_2≦0.5$ かつ $PEEP≦8\ cmH_2O$ のもとで $SpO_2＞90\%$
2 血行動態が安定している
 ・急性の心筋虚血，重篤な不整脈がない
 ・心拍数≦140 bpm
 ・昇圧薬の使用について少量は容認する
 （DOA≦5 μg/kg/min，DOB≦5 μg/kg/min，NAD≦0.05 μg/kg/min）
3 十分な吸気努力がある
 ・一回換気量＞5 mL/kg
 ・分時換気量＜15 L/分
 ・Rapid shallow breathing index
 （1分間の呼吸回数/一回換気量［L］）＜105回/min/L
 ・呼吸性アシドーシスがない（pH＞7.25）
4 異常呼吸パターンを認めない
 ・呼吸補助筋の過剰な使用がない
 ・シーソー呼吸（奇異性呼吸）がない
5 全身状態が安定している
 ・発熱がない
 ・重篤な電解質異常を認めない
 ・重篤な貧血を認めない
 ・重篤な体液過剰を認めない
6 自発的な覚醒が得られる
 ・指示で開眼や動作が容易に可能である
 ・鎮静薬を中止して30分以上過ぎても，以下の状態とならない
 興奮状態，持続的な不安状態，鎮痛薬を投与しても痛みをコントロールできない
 新たな不整脈

B．SBTの実施方法
1 SBTの方法
 患者が以下の条件に耐えられるかどうかを1日1回，評価する
 条件：吸入酸素濃度50%以下の設定で，$CPAP≦5\ cmH_2O$（$PS≦5\ cmH_2O$）またはTピース30分間継続し，以下の基準で評価する（120分以上は継続しない）．耐えられなければ，SBT前の条件設定に戻し，不適合の原因について検討し，対策を講じる
2 SBT成功基準
 ・呼吸数＜30回/分
 ・開始前と比べて明らかな低下がない（例えば$SpO_2≧94\%$，$PaO_2≧70\ mmHg$）
 ・心拍数＜140 bpm，新たな不整脈や心筋虚血の徴候を認めない
 ・過度の血圧上昇を認めない
 ・以下の呼吸促迫の徴候を認めない（SBT前の状態と比較する）
 呼吸補助筋の過剰な使用がない，シーソー呼吸（奇異性呼吸），冷汗，重度の呼吸困難感，不安感，不穏状態

の増加（メモ②）
- **換気能力の低下**：意識障害（中枢神経障害，鎮静薬），肥満，呼吸筋衰弱（薬物，栄養障害），横隔神経損傷に伴う横隔膜機能不全

> **メモ**
>
> **②呼吸仕事量**
>
> 呼吸仕事量の増加は，肺コンプライアンスの低下（肺水腫，胸水，肺炎）や，気道/換気抵抗の上昇（上気道炎・浮腫，気管支攣縮，狭い気管内チューブ内径）が原因で起こります．このような患者の呼吸器離脱の過程（ウィーニング）では，循環動態への影響に注意します．

Q 人工呼吸器離脱困難症例の対処法を教えてください

A 心臓手術後の人工呼吸器離脱困難症例への対処法を示します（**表2**）．呼吸不全の原因のなかで治療可能なものを同定し，適切に対処することが重要になります．

　非侵襲的陽圧換気（noninvasive positive pressure ventilation：NPPV）は人工呼吸器の離脱支援目的で使用され（**表3**），一般的な呼吸器離脱基準を満たさない患者でも，NPPVを施行することで抜管時期を早めることが可能です．ウィーニングできない症例に対するNPPVの適用は，肺炎や気管切開症例を減らし，有効な手段であることが示されています[10]．

　さらに最近では，鼻カニューレから20〜50 L/minの高流量の酸素を流すシステムであるネーザルハイフロー（NHF）が注目を集めています．NPPVと比較して快適性や忍容性が改善し，QOLの改善も期待できます．NHFとベンチュリーマスクとの比較では，NHFのほうが酸素化が良好であり，再挿管率も低く，快適性が良かったと報告されています[11]．さらに，NPPVと比較しても再挿管率に差がなく，むしろ皮膚トラブルはNHFで少なかったという結果が得られ，抜管後の患者管理に広く用いられるようになっています[12]．

表2　人工呼吸器離脱困難患者への対処法

1. 血行動態の安定化
2. 換気需要の軽減
   ① 呼吸仕事量の軽減
      （ⅰ）肺コンプライアンスの改善
         ・肺水腫治療
         ・肺炎治療
         ・胸水ドレナージ
      （ⅱ）気道/換気抵抗の軽減
         ・気管支攣縮治療
         ・上気道炎・浮腫治療
         ・経口気管挿管から，気管切開へ変更（メモ③）
   ② 酸素消費/二酸化炭素産生の軽減
      ・抗炎症治療
      ・体温管理
      ・栄養管理
3. 換気能力の改善
   ① 呼吸中枢の改善
      ・鎮静レベルの適正化
      ・酸塩基平衡の適正化
   ② 呼吸筋力の改善
      ・理学療法
      ・栄養管理
      ・電解質の適正化
      ・ステロイド，筋弛緩作用のある薬剤の中止
      ・非侵襲的陽圧換気（NPPV）の使用

メモ

③胸骨正中切開後の気管切開

　従来，胸骨正中切開後の気管切開は，縦隔炎を併発する危険性があるため，少なくとも術後2～3週間は避けるべきとされていました．しかし，現在一般的となっているCiagliaの経皮的気管切開法は，皮下組織の剥離が最小限であるため，術後早期の気管切開が可能になっています．術後2日目以降であれば深部創感染のリスクを増加せずに安全に経皮的気管切開を施行できたという報告もあります[13]．

表 3　日本呼吸器学会　NPPV ガイドライン（改訂第 2 版）のエビデンスレベルと推奨度の概要

	エビデンスレベル	推奨度
COPD の増悪	I	A
心原性肺水腫	I	A
免疫不全患者の急性呼吸不全	II	A
拘束性胸郭疾患の増悪	IV	A
侵襲的人工呼吸器の離脱支援	I	B
周術期の呼吸器合併症の予防・治療	II	B
他臓器の障害が少ない軽症 ARDS	II	B
胸郭損傷	II	C1（経験あり B）
重症肺炎　（COPD）	II	B
（非 COPD，インフルエンザ感染後）	IV	C2
喘　息	II	C1（経験少 C2）
間質性肺炎	IV	C1

【エビデンスレベル】
I：システマティックレビュー，メタアナリシス
II：1 つ以上の RCT
III：非 RCT
IV：分析疫学的研究（コホート・症例対照研究）
V：記述研究（症例報告やケースシリーズ）
VI：患者データに基づかない，専門委員会や専門家個人の意見

【推奨度】
A：行うよう強く勧められる強い根拠があり，明らかな臨床上の有効性が期待できる
B：行うよう勧められる　中程度の根拠がある，または強い根拠があるが臨床の有効性がわずか
C1：科学的根拠は少ないが行うことを考慮してもよい　有効性が期待できる可能性がある
C2：十分な科学的根拠がないので，明確な推奨ができない　有効性を指示または否定する根拠が十分でない
D：行わないよう勧められる　有効性を否定する（害を示す）根拠がある

　また，長期人工呼吸あるいはそれが予想される症例において，気管切開の施行はウィーニングを促進することが示されています．その理由は，死腔の減少，気道抵抗の軽減，呼吸仕事量の減少，喉頭機能の改善，気管内痰吸引の容易化，患者苦痛の軽減，鎮静薬の減量などが可能になることにあるようです[14]．

[文　献]

1) Westbrook PR, Stubbs SE, Sessler AD et al：Effects of anesthesia and muscle paralysis on respiratory mechanics in normal man. J Appl Physiol 34：81-86, 1973
2) Hedenstierna G, Strandberg A, Brismar B et al：Functional residual capacity, thoracoabdominal dimensions, and central blood volume during general anesthesia with muscle paralysis and mechanical ventilation. Anesthesiology 62：247-254, 1985
3) Irisawa Y, Hiraoka A, Totsugawa T et al：Re-expansion pulmonary oedema after minimally invasive cardiac surgery with right mini-thoracotomy. Eur J Cardiothorac Surg 49：500-505, 2016
4) Ng CSH, Wan S, Yim AP et al：Pulmonary dysfunction after cardiac surgery. Chest 121：1269-1277, 2002
5) Al-Ruzzeh S, George S, Bustami M, Wray J et al：Effect of off-pump coronary artery bypass surgery on clinical, angiographic, neurocognitive, and quality of life outcomes：randomised controlled trial. BMJ 332：1365, 2006
6) Adelaida MM, Michael RP：Heart-lung interactions. In "Principles and Practice of Mechanical Ventilation, 2nd ed" ed. Tobin MJ. McGraw-Hill, New York, pp647-668, 2006
7) Lichtwarck-Aschoff M, Mols G, Hedlund AJ et al：Compliance is nonlinear over tidal volume irrespective of positive end-expiratory pressure level in surfactant-depleted piglets. Am J Respir Crit Care Med 162：2125-2133, 2000
8) Benedetto M, Romano R, Baca G et al：Inhaled nitric oxide in cardiac surgery：Evidence or tradition? Nitric Oxide 15：67-79, 2015
9) Wong WT, Lai VK, Chee YE et al：Fast-track cardiac care for adult cardiac surgical patients. Cochrane Database Syst Rev 12：CD003587, 2016
10) Trevisan CE, Vieira SR：Noninvasive mechanical ventilation may be useful in treating patients who fail weaning from invasive mechanical ventilation：a randomized clinical trial. Crit Care 12：R51, 2008
11) Maggiore SM, Idone FA, Vaschetto R et al：Nasal high-flow versus Venturi mask oxygen therapy after extubation. Effects on oxygenation, comfort, and clinical outcome. Am J Respir Crit Care Med 190：282-288, 2014
12) Stéphan F, Barrucand B, Petit P et al：High-Flow Nasal Oxygen vs Noninvasive Positive Airway Pressure in Hypoxemic Patients After Cardiothoracic Surgery：A Randomized Clinical Trial. JAMA 313：2331-2339, 2015
13) Pilarczyk K, Marggraf G, Dudasova M et al：Tracheostomy After Cardiac Surgery With Median Sternotomy and Risk of Deep Sternal Wound Infections：Is It a Matter of Timing? J Cardiothorac Vasc Anesth 29：1573-1581, 2015
14) Pierson DJ：Tracheostomy and weaning. Respir Care 50：526-533, 2005

IX. 術後管理

Q42 術後の血行動態管理

回答：
1) JA愛知厚生連海南病院麻酔科　水落雄一朗[1],
2) 名古屋市立大学大学院医学研究科麻酔科学・集中治療医学分野　徐　民恵[2], 祖父江和哉[2]

point

- 成人心臓手術後の患者では，概ね一定の病態生理学的障害パターンをとる．
- 肺動脈カテーテルなどの循環に有用なモニターを駆使して，病態に合った血行動態管理を行う．
- 先天性心疾患では，病態と手術内容をよく把握したうえでの術後管理が重要である．
- 肺血流増加性先天性心疾患では，術後の肺高血圧クリーゼに注意が必要となる．

Q 成人の心臓手術後血行動態管理の一般的な注意点について教えてください

A 術後の患者は，手術室から麻酔下で集中治療室に入室します．まずは麻酔担当医より患者についての情報をしっかりと得ることが重要です．心臓手術後の患者では，術後数時間は非常に不安定で，適切なモニタリング下で呼吸・循環の安定化をはかる必要があります．

入室直後の患者では，移動による体温低下や末梢血管収縮によって，入室

時の血圧が高い場合がありますが，原則として血管作動薬の調整は行わず，まずは鎮静・鎮痛薬投与によって血圧を調節します．逆に血圧が低い場合は，必要な処置が容量負荷なのか，血管収縮薬なのか，それとも強心薬なのかを見極める必要があります．鎮静下で血行動態だけでなく，ドレーンの排液量やACT（活性化凝固時間）もチェックし，貧血や凝固能障害があれば是正します．再開胸止血術の心配がなく，呼吸・循環が安定してきたと判断したら，鎮静薬を中止し人工呼吸器からの離脱を試みます．ただし，術前からの心不全患者や，術中に過剰な水分プラスバランスとなった患者では，体重やX線写真も考慮しながら離脱の時期を決定します．低心拍出量症候群が疑われる場合には，補液，強心薬，ペースメーカーなどで治療しますが，不十分な場合は機械的補助循環として大動脈内バルーンポンプ（IABP）や経皮的心肺補助法（PCPS）などを考慮します．

Q 成人の心臓手術後血行動態管理上，有用なモニターは どんなものですか？

術後の循環管理の中心は，心拍出量（CO）を適切に維持することです．COを規定する因子には，前負荷・後負荷・心収縮力・心拍数の4つがあります．心臓手術後の患者では，肺動脈カテーテルやCVオキシメトリーカテーテル，動脈圧心拍出量モニターなどが留置されていることがほとんどです．特に動脈圧心拍出量モニターで測定できるSVV（stroke volume variation）などの動的指標は，輸液反応性を予測しうる指標として有用視されています[1]．これらにより上記4因子についての情報を得ることができます（表1）．これらを病態に応じてコントロールすることが重要です．

表1 肺動脈カテーテルから得られる情報

測定できる項目	得られる情報
右房圧，右室圧，肺動脈圧，肺動脈楔入圧	前負荷など
心拍出量	心室機能，末梢血管抵抗
混合静脈血酸素飽和度	心拍出量，動脈血酸素飽和度，ヘモグロビン濃度変化

Q 冠動脈バイパス術後の血行動態管理上の注意点について教えてください

A バイパス術後には，冠血流の維持とスパスム予防が重要です．臓器灌流が十分であっても，虚血性心疾患における低血圧は冠動脈スパスムを誘発する可能性があります．ニコランジルやジルチアゼムのような冠血管拡張薬の使用下で，収縮期血圧を 100 mmHg 以上に保つことが推奨されます．

Q 透析患者で注意すべきことは何ですか？

A 透析患者では通常，手術前日に透析を施行しています．術中術後は尿排泄がないため，全体的には over volume となりますが，血管内脱水であることがよくあります．大きな電解質異常がなければ，術当日でなく術翌日に透析を施行しますが，実際に除水を必要とする場合は少なく，さらに dry weight まで除水をしてしまうと循環が不安定になることがよくあります．術中術後の水分バランスや体重・呼吸・循環・電解質・アシドーシスの有無などから，適切な透析のタイミング，除水の必要性の可否について決定する必要があります．循環が不安定で間欠的血液透析（HD）を施行できない患者では，持続的腎代替療法（CRRT）を開始し，循環が安定したところで間欠的 HD に切替えます．

また，透析患者の心拍出量測定・混合静脈血酸素飽和度（$S\bar{v}O_2$）測定は，内シャントのため過大評価となるので注意が必要です．

Q 心臓手術後に最も多い合併症は何ですか？

A 不整脈が最も多く，30〜60％にみられるといわれており，なかでも心房細動（post operative atrial fibrillation：POAF）は CABG 後患者の 20〜40％に起こるといわれています[2]．POAF は術後 2,3 日目に起こることが多く，

周術期合併症の発生や死亡率を増加させるため，その予防が重要です．アミオダロンやβ遮断薬の予防投与が有効といった報告もありますが，否定的な報告もあります[3〜5]．いずれにせよ電解質を適切に保ち，低酸素血症，呼吸困難や疼痛などのストレスを避けることが重要です．POAFにより血行動態が不安定ならば電気的除細動なども考慮しますが，無症状で安定していれば心拍数コントロールのみで経過観察します．

どのくらいのドレーン出血で再開胸を考慮するのですか？

凝固因子や血小板数に異常がないかを確認します．TEG™のような血液凝固分析装置は血液の止血能の是正に有用です．これらを是正してもドレーンからの出血量が4 mL/kg/hr以上という状態が2時間以上続く場合に，再開胸術を考慮します．逆に，ドレーンからの出血が急に減った場合には，ドレーンが閉塞していないか，そして結果として心タンポナーデになっていないか，確認する必要があります．

小児の術後血行動態管理の一般的な注意点は何ですか？

小児の心臓手術の対象疾患は，先天性心疾患がほとんどで，何らかの解剖学的異常を背景にしているため，術前の血行動態・病態と手術により，どのように，どの程度それらが修復されたのか（根治術か姑息術かなども含めて）を把握することが重要です[6]．

術直後には体温上昇による末梢血管拡張や，出血，血管外漏出などにより容量負荷が持続的に必要な状態になることも多く，術中の至適な中心静脈圧，左房圧などを参考に血液製剤を中心とした容量負荷を行います．新生児や乳幼児では，心筋コンプライアンスが低く拡張能に乏しいため，前負荷を増やしても一回拍出量は増えにくく，かえって心室拡張末期圧を上昇させてしまうことがあるので，過度の容量負荷にならないように注意が必要です．

持続的な容量負荷が必要で，利尿薬に対する反応が乏しく，尿量が思うように得られない場合は，積極的に腹膜透析を行い，水分バランス，電解質バランスを整えるようにします．

先天性心疾患の手術では，心房や刺激伝導系の近くに手術侵襲が及び，上室性不整脈などが出現することがあります．十分な心拍出量を得るためには心房収縮が重要なため，心房ペーシング，房室順次ペーシングを行います．

強心薬や血管拡張薬は術中より投与されていますが，尿量，深部足底温，アシドーシスの有無などを指標にしながら至適な投与量に調節します．新生児では筋小胞体が未発達のため，心筋収縮は細胞外カルシウムイオンに依存しているので，血清イオン化カルシウム濃度をやや高めに維持することも重要です．

適切な容量負荷，強心薬や血管拡張薬の投与にもかかわらず低心拍出量の状態が続くようであれば，酸素消費量を減少させ，酸素供給量を適正化するために軽度の低体温とすることが必要となる場合もあります[7]．

侵襲の大きい開心術後には副腎不全の状態になると考えられ，ヒドロコルチゾン（1〜4 mg/kgを持続または分3〜4投与）が有効な場合があります．ヒドロコルチゾンの投与は血行動態の安定化のみならず，血管外漏出を抑制して水分管理を容易にし，浮腫の軽減にも効果があると考えられています[8]．

先天性心疾患の血行動態管理では，肺血流と体血流とのバランスを適切に管理することが重要となることが多く，肺血管抵抗に与える影響を考慮しながら術後管理をする必要があります（**表2**）．

表2 肺血管抵抗に影響する因子

肺血管抵抗上昇	肺血管抵抗低下
・低酸素血症 ・低換気（高二酸化炭素血症） ・アシドーシス ・気道内圧上昇，高いPEEP，無気肺 ・血管収縮薬 ・高いヘマトクリット ・交感神経緊張（痛み刺激，気管内吸引） ・低体温	・高濃度酸素吸入 ・過換気（低二酸化炭素血症） ・アルカローシス ・自発呼吸，適切なPEEP ・血管拡張薬 ・低いヘマトクリット ・一酸化窒素吸入

Q 高肺血流性疾患の術後管理の注意点は何ですか？

A 肺血流が増加している先天性心疾患では，肺小動脈の中膜平滑筋層が肥厚しているため肺高血圧が持続し，様々な刺激により急激な肺血管の収縮による肺高血圧クリーゼ（PH crisis）が発生する可能性があります．ダウン症候群では，早期より肺血管閉塞性病変が出現するため，PH crisis を生じる可能性が高く，十分な注意が必要です．

　PH crisis が生じると，右心不全，肺血流量と心拍出量の減少，低酸素が急激に進行して死に至る危険があるため，肺血管抵抗を低く維持する管理と発作時の対処法（**表3**）を理解しておくことが重要となります．肺血管収縮をひき起こす刺激には，低酸素，高二酸化炭素血症，アシドーシス，痛み刺激や気管内吸引などがあり，肺動脈圧をモニタリングしながら，①麻薬や筋弛緩を用いた十分な鎮静・鎮痛，②$PaCO_2$ 35 mmHg，PaO_2 100 mmHg 程度となるような人工呼吸管理，③ニトログリセリンの持続投与，④不必要な気管内吸引を避け，必要時には100％酸素で十分に換気し深鎮静下に行う，⑤高度肺高血圧の症例では一酸化窒素吸入を行う，などの慎重な管理が必要となります．

表3　肺高血圧クリーゼへの対処

- 100％酸素による過換気
- 鎮静・鎮痛薬の増量，筋弛緩薬の投与
- 血管拡張薬の増量
- カルシウム製剤，アドレナリンの投与
- LAP ラインからの容量負荷
- 一酸化窒素吸入

[文 献]

1) 岩崎達雄, 森田　潔：術後循環動態指標の解釈と対応. "麻酔科医のための循環管理の実際" 中山書店, pp232-242, 2013
2) 川堀真志, 金子剛士：不整脈. Intensivist 8：137-150, 2016
3) 坂本篤裕：心・血管作動薬. "麻酔科学レビュー 2016". 総合医学社, pp82-88, 2016
4) Al-Shaar L, Schwann TA, Kabour A et al：Increased late mortality after coronary artery bypass surgery complicated by isolated new-onset arterial fibrillation：A comprehensive propensity-matched analysis. J Thoracic Cardiovasc Surg 148：1860-1868, 2014
5) Brinkman W, Herbert MA, O'Brien S et al：Preoperative β-blocker use in coronary artery bypass grafting surgery：national database analysis. JAMA Intern Med 174：1320-1327, 2014
6) 多賀直行, 竹内　護：小児の心臓麻酔. 麻酔科学レクチャー 1：9-14, 2009
7) Wessel DL：Managing low cardiac output syndrome after congenital heart surgery. Crit Care Med 29：S220-S230, 2001
8) Ando M, Park IS, Wada N et al：Steroid supplementation：A legitimate pharmacotherapy after neonatal open heart surgery. Ann Thorac Surg 80：1672-1678, 2005

IX. 術後管理

Q43 術後の神経学的障害と高次脳機能障害

回答：熊本中央病院 麻酔科 前川謙悟（まえかわけんご）

point

- 術後の神経学的障害のうち脳障害は最も重篤で，入院期間の延長や日常生活に支障をきたし，生活の質を低下させる原因となる．
- 術後高次脳機能障害は脳梗塞に伴う運動麻痺や感覚障害と比較すると症状がわかりにくく，その評価には神経心理学検査が必要である．
- 術後脳障害の発生機序の主なものとして，周術期の塞栓，脳低灌流，炎症反応などが挙げられるが，多くの因子が関与していると考えられる．
- 術後脳障害を防ぐには，術中の塞栓発生を抑制し，適切な循環動態の維持や脳循環代謝を考慮した管理が重要である．

Q 術後の神経学的障害の，種類と頻度はどれくらいですか？

A 心臓手術後の神経学的障害は，低酸素脳症や巣症状を呈する脳梗塞，軽度の局所神経症状や記憶障害が残存するものまで，その病態は多種多様です[1]（**表1**）．術後脳障害は脳梗塞，せん妄，高次脳機能障害（postoperative cognitive dysfunction：POCD）に分類されます．

周術期脳障害のうち術後脳梗塞の発生率は，神経外科手術を除いた非心臓

表1 術後の神経学的障害の種類と発生率

合併症	頻度（%）
●致死的脳障害	0.3
●非致死的脳障害	
・意識レベルの低下	3
・行動異常	1
・高次脳機能障害	30～80
●痙攣	0.3
●眼症状	
・視野障害	25
・視力低下	4.5
●脳梗塞（巣症状）	2～5
●反射異常	39
●脊髄損傷	0～0.1
●末梢神経障害	
・腕神経叢麻痺	7
・その他の末梢神経障害	6

（文献1より引用）

手術で0.1%であるのに対し，冠動脈バイパス術では0.8～3.2%，人工心肺を用いる大血管手術では4.7～11.2%，胸部大動脈瘤に対するステントグラフト内挿術（thoracic endovascular aortic repair：TEVAR）においてステントグラフトのランディングゾーンが弓部分枝に近い場合では3.9～6.3%，近年，我が国で臨床導入された経カテーテル大動脈弁置換術（transcatheter aortic valve replacement：TAVR）では2.0～4.0%であり，心臓手術での術後脳梗塞の発生率は依然高いことが報告されています（**表2**）．心臓手術では，せん妄においても25～45%と高率に発生します．POCDの発生率は退院時には30～80%と高率ですが，6ヵ月～1年後では20～40%に減少します[2]．

また，胸腹部大動脈瘤手術後の神経学的障害のうち，対麻痺の発生率は人工血管置換術では5～15%，TEVARで行う場合で5%と報告されています．

表2 手術の種類と周術期脳梗塞の発生率

手術	発生率（%）
・非心臓手術/非神経外科手術	0.1
・人工心肺を用いない冠動脈バイパス術	0.8
・冠動脈バイパス術	1.6〜3.2
・冠動脈バイパス術＋大動脈弁置換術	2.7
・冠動脈バイパス術＋僧帽弁置換術	3.7
・冠動脈バイパス術＋僧帽弁形成術	3.1
・大動脈弁置換術	3.2
・僧帽弁置換術	5.7
・僧帽弁形成術	1.6
・大血管手術	4.7〜11.2
・胸部大動脈瘤に対するステントグラフト内挿術	3.9〜6.3
・経カテーテル大動脈弁置換術	2.0〜4.0

Q 術後の神経学的障害発生による社会的影響は？

A 心臓手術後に脳梗塞を発症すると周術期死亡率は6〜8倍に増加し[3]，10年間の長期経過においても死亡のリスクが3倍に高まります．せん妄の発生も，周術期死亡率を高め，またPOCDの発生にも関与します．POCDを認めた患者では，退院した後も健康状態は悪く，就労が困難である割合が高いといわれています．術後に神経学的障害を発生すると日常生活の質を低下させ，社会的，経済的損失をもたらします．これらは術後の神経学的障害に対する適正な評価および医療の介入が重要であることを示唆しています．

Q 高次脳機能障害とはどのような障害ですか？

A 術後高次脳機能障害（POCD）は手術や麻酔を受けた患者の記憶，注意，遂行機能，言語などの大脳皮質機能が，術前と比べ障害された状態とされています．そのため，POCDは心臓手術に特有の病態ではなく，心臓・非心臓手術のいずれの手術においても生じ得ます[4]．また，POCDは患者本人に自

覚はなく，"物覚えが悪くなった"，"なんとなく様子がおかしい"といったことで，周りの家族が気付く場合があります．POCDは多くの場合，数ヵ月〜1年で回復しますが，長期的には自然経過による高次脳機能の低下や認知症発症など患者個々の因子の影響を受けます．しかし，現時点では手術や麻酔が認知症を惹起する明確な証拠はありません．

Q 術後高次脳機能障害を診断するには，どのような検査が必要ですか？

A 高次脳機能を診断するには神経心理学検査を使用しますが，言語，記憶，注意などそれぞれの機能（ドメイン）に対応した検査（バッテリー）が用いられます（**表3**）[5]．主なものにRey Auditory Verbal Learning Test, Trail Making Test A, Trail Making Test B, Grooved Peg Board Testが挙げられ，運動機能を含んだ構成が望ましいとされています[6]．しかし，現在，国際的に統一されたPOCDの診断基準はなく，POCDの発生率は年齢，手術のタイプ，調査の時期（短期または長期），用いる検査法の種類，POCDの定義により左右されます．さらに術後に同じ検査法を用いることで生じる学習効果（practice effect）や，用いる検査法によっては天井効果（ceiling effect）や床効果（floor effect）など統計学的な問題も含んでおり，これらは研究報告を比較するうえで重要ポイントとなります．

表3　神経心理学検査

1. 全般的認知機能スクリーニング検査
    - Mini-Mental State Examination
    - 改定長谷川式簡易知能スケール

2. 注意，集中に関する検査
    - Digit Symbol Substitution Test（1から9までの番号に対応した図形を無作為に並んだ番号の下に記入する）
    - Trail Making Test A（数字を順に結ぶ）
    - Trail Making Test B（数字とアルファベットを交互に順に結ぶ）

3. 記憶，学習に関する検査
    - Rey Auditory Verbal Learning Test（15単語の獲得学習を5回行った後，干渉後に再度再生させる）
    - Digid Span（数字を復唱させる，順唱，逆唱）

4. 遂行機能，前頭葉機能に関する検査
    - かなひろいテスト（文章を読みながら「あ・い・う・え・お」に丸を付ける）
    - Stroop Color Word Interference（色と無関係な単漢字が用いられるが色を呼称する．例えば「赤」という漢字が青色で書かれていれば青と色を呼称）
    - Wisconsin Card Sorting Test（色や形，数の異なるカードを分類カテゴリーに従ってカードを置く）

5. 言語に関する検査
    - Wechsler Adult Intelligence Scale-Revised Vocabulary（8組の単語の対を聞かせた後，一方の単語のみを指示し，対になった語を答えさせる）

6. 視覚空間機能に関する検査
    - Block Design（赤，白，赤白面をもつ積木4〜6個を手本と同じ模様になるように組合せる）

7. 視覚運動機能に関する検査
    - Grooved Peg Board Test（とがったペグを無作為に堀られた針穴に刺す）

（文献5を参照して作成）

Q 術後脳障害の危険因子について教えてください

術後脳障害の危険因子として高齢や塞栓，脳低灌流，炎症反応，高体温，動脈硬化性病変，遺伝的因子（アポリポプロテインEε4）など多くの因子が挙げられます[7]．特に人工心肺の使用は血液希釈や血管抵抗の低下から脳灌流圧の低下をひき起こし，送血管の挿入，大動脈遮断や解除に伴い塞栓を発生させます．

Q43．術後の神経学的障害と高次脳機能障害

1. 塞栓

　塞栓による脳障害は，空気や粥状硬化片，脂肪，血小板凝集などの栓子が，人工心肺や大動脈遮断や解除など機械的操作に伴って生じ，その一部が脳循環に入ることで起こります．様々な栓子による脳動脈の一時的または永続的な閉塞で生じる脳虚血は，術後脳梗塞の画像診断で異なる脳動脈の灌流支配域にわたって多発する脳梗塞像が得られることから，明確であるといえます．また，術後神経学的異常を認めない症例においても，手術直後に頭部MRI拡散強調画像を施行すると，約半数の症例で微小な脳虚血病変が検出されると報告されています[8]．

2. 脳低灌流

　脳低灌流は術中の低血圧や心拍出量の低下で生じ，虚血に弱いとされるwatershed area（分水嶺領域）における塞栓のwashoutができないことが脳障害の発生機序において重要と考えられています[9]．また，糖尿病患者，脳血管障害の既往，無症候性脳梗塞，頸動脈狭窄などを合併した患者では，脳の自動調節能が障害されており，このような患者では灌流圧を高めに維持し，脳酸素需要バランスを考慮して管理することが重要です．

3. 炎症反応

　手術侵襲によるコルチゾール，カテコラミン分泌の増大が長く持続すると海馬の神経細胞を損傷すると考えられています．また，人工心肺回路という異物と接触すること，心臓や肺への再灌流障害により炎症反応が惹起されることから，血管内皮，グリア，好中球，リンパ球などが活性されて，IL-1β，IL-8，TNF-αなど炎症メディエーターが増加します．近年，このような末梢の過剰な炎症反応が血液脳関門を通過し，中枢神経系にまで炎症を惹起すると報告されています．これらはPOCDの発生機序として注目されています（図1）[10]．

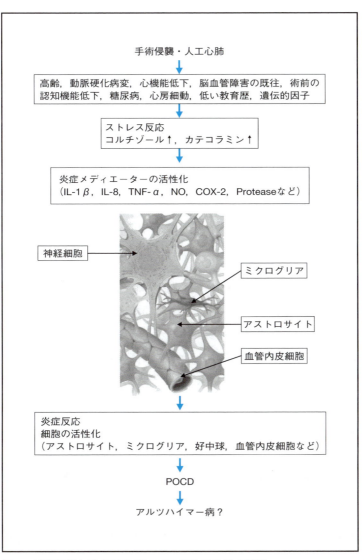

図1 手術侵襲と炎症反応がPOCD発生に及ぼす影響
（文献10を参照して作成）

Q 術後神経障害を検出するための,バイオマーカーについて教えてください

A 神経損傷の存在を検出するために,バイオマーカーが研究されています.クレアチニンホスホキナーゼBB（CPK-BB）,脳脊髄液中のアデニレートキナーゼ（CSF-AK）,S100β,神経特異的エノラーゼ（NSE）などが挙げられますが,S100βは術野の血液から分泌されるなど非特異的であること,測定に時間を要することから,臨床的な有用性は不明です.

Q 術後高次脳機能障害は,人工心肺使用の有無と関係がありますか？

A 術後高次脳機能障害については,人工心肺の使用が必ずしも発生の原因にならないことが報告されています.近年の研究では,冠動脈疾患をもつ患者で,CABGを行った患者と薬物療法やインターベンションを行った患者の間で高次脳機能を6年間追跡調査した結果,高次脳機能低下の経時的変化に差がありませんでした[11].また,脳障害を軽減するのではと期待されたoff-pump CABGについても,人工心肺を用いた場合に比べ,短期的なPOCDの発生を減らしましたが,長期的には差を認めませんでした[12].

Q 術後脳障害を予防するには,どのような対策が必要ですか？

A 術中の塞栓発生を抑制し,適切な循環動態の維持や脳循環代謝を考慮した管理が重要です.術中epiaortic echoや経食道心エコーで上行や弓部大動脈の内膜肥厚を評価し,送血管挿入部位や大動脈遮断部位を変更することは,栓子を減らし術後脳梗塞発生の危険を軽減します[13].復温時の高体温防止,厳重な血糖管理も術後脳障害の予防策として挙げられます（表4）.薬物に関して,抗炎症作用などpleiotropic effectをもつスタチンの術前使用は,術後脳障害の発生の軽減に寄与するかは明確でないものの,周術期のスタチ

表4 人工心肺中の脳障害予防策

時 期	問題点	対　策
術 前	危険因子の把握	神経心理学検査による認知機能検査 MRIによる頭頸部血管の動脈硬化性病変の評価
術 中	塞栓	塞栓源となる上行，弓部大動脈の内膜肥厚をepiaortic echoやTEEにより評価 送血管挿入や大動脈遮断部位の変更，"no-touch aortic technique"やoff-pump CABGへの術式変更 心嚢内および縦隔内の血液吸引：セルセーバ使用
	脳低灌流	人工心肺中の灌流圧を高めに維持 酸塩基平衡管理：α-stat（成人手術）
	高体温	緩徐な復温
	高血糖	適切な血糖管理
術 後	脳虚血性病変の診断	MRI拡散強調画像の施行

MRI：magnetic resonance imaging，TEE：transesophageal echocardiography

表5　POCD予防策

- 見当識の維持
- 家族の面会，頻回の説明
- 低侵襲手術の選択，手術時間の短縮
- 十分な鎮痛
- 早期モビライゼーション，早期退院

ンの使用はガイドラインでも強く推奨されています[14]．

また，POCDの予防では，せん妄を発症した患者で高次脳機能が低下すると報告されていることから[15]，せん妄の予防あるいは早期の終息がPOCDの発生も抑制する可能性が示唆されています（**表5**）．

[文　献]

1) Arrowsmith JE, Grocott HP, Reves JG et al：Central nervous system complications of cardiac surgery. Br J Anaesth 84：378-393, 2000
2) Newman MF, Kirchner JL, Phillips-Bute B et al；Neurological Outcome Research Group and the Cardiothoracic Anesthesiology Research Endeavors Investigators：Longitudinal assessment of neurocognitive function after coronary-artery bypass surgery. N Engl J Med 344：395-402, 2001

3) Anyanwu AC, Filsoufi F, Salzberg SP et al : Epidemiology of stroke after cardiac surgery in the current era. J Thorac Cardiovasc Surg 134 : 1121-1127, 2007
4) Moller JT, Cluitmans P, Rasmussen LS et al : Long-term postoperative cognitive dysfunction in the elderly ISPOCD1 study. ISPOCD investigators. International Study of Post-Operative Cognitive Dysfunction. Lancet 351 : 857-861, 1998
5) Newman S, Stygall J, Hirani S et al : Postoperative cognitive dysfunction after noncardiac surgery : a systematic review. Anesthesiology 106 : 572-590, 2007
6) Murkin JM, Newman SP, Stump DA et al : Statement of consensus on assessment of neurobehavioral outcomes after cardiac surgery. Ann Thorac Surg 59 : 1289-1295, 1995
7) McKhann GM, Grega MA, Borowicz LM Jr et al : Stroke and encephalopathy after cardiac surgery : an update. Stroke 37 : 562-571, 2006
8) Knipp SC, Matatko N, Wilhelm H et al : Cognitive outcomes three years after coronary artery bypass surgery : relation to diffusion-weighted Magnetic resonance imaging. Ann Thorac Surg 85 : 872-879, 2008
9) Gottesman RF, Sherman PM, Grega MA et al : Watershed strokes after cardiac surgery : diagnosis, etiology, and outcome. Stroke 37 : 2306-2311, 2006
10) Gao L, Taha R, Gauvin D et al : Postoperative cognitive dysfunction after cardiac surgery. Chest 128 : 3664-3670, 2005
11) Selnes OA, Grega MA, Bailey MM et al : Cognition 6 years after surgical or medical therapy for coronary artery disease. Ann Neurol 63 : 581-590, 2008
12) Van Dijk D, Spoor M, Hijman R et al ; Octopus Study Group : Cognitive and cardiac outcomes 5 years after off-pump vs on-pump coronary artery bypass graft surgery. JAMA 297 : 701-708, 2007
13) Tarakji KG, Sabik JF 3rd, Bhudia SK et al : Temporal onset, risk factors, and outcomes associated with stroke after coronary artery bypass grafting. JAMA 305 : 381-390, 2011
14) Stone NJ, Robinson JG, Lichtenstein AH et al ; American College of Cardiology/American Heart Association Task Force on Practice Guidelines : 2013 ACC/AHA guideline on the treatment of blood cholesterol to reduce atherosclerotic cardiovascular risk in adults : a report of the American College of Cardiology/American Heart Association Task Force on Practice Guidelines. Circulation 129 : S1-S45, 2014
15) Saczynski JS, Marcantonio ER, Quach L et al : Cognitive trajectories after postoperative delirium. N Engl J Med 367 : 30-39, 2012

IX. 術後管理

Q44 鎮静（鎮痛と催眠）

回答：浜松医科大学医学部附属病院
集中治療部　土井松幸
(どい まつゆき)

point

- 心臓外科術後は，中枢神経の評価のために不必要な催眠薬の投与を控える．
- ストレスを回避するために，鎮痛薬を適切に投与する．
- NPPV 使用時の鎮静には，デクスメデトミジンが適している．
- 急性大動脈解離の安静維持と血圧調節には，デクスメデトミジンが有効である．

鎮静と催眠は同じ意味ですか？

まず始めに，「鎮静（sedation）」の概念を整理しましょう．鎮静は，2つの意味で使用されます．多くの場合，催眠，抗不安，健忘の3つの要素により構成される狭義の鎮静を指します．この場合，鎮静は催眠作用が主体となり，抗不安と健忘は補助的作用であるので，狭義の鎮静と催眠はほぼ同義といえます．「鎮痛薬と鎮静薬」のように用いるときは，この狭義の鎮静を意味します．しかし鎮静とは，患者の不安を和らげ，快適さを確保する医療行為[1]ですから，鎮痛作用も含めて広義に使用することが増えてきました．鎮

痛薬を十分量投与して患者の痛みや不快感をなくし催眠薬は必要なときにのみ追加する，鎮痛を重視する鎮静法を「analgesia-based sedation」[2]とよぶことも，一般的になりつつあります．そこで本項では，鎮静を広義に用い，意識レベルを低下させることにより苦痛を緩和する「催眠」と，可能なかぎり区別して記述するようにします．

Q　心臓外科術後症例では，どのようなときに鎮静が必要ですか？

A　心臓・大血管手術では，手術手技や体外循環を始めとして大量出血や輸血，低体温のために中枢神経合併症を高頻度に併発します．術後はできるかぎり早く意識の回復を試みて，中枢神経障害がないことを確認する必要があります．それゆえ，不必要な催眠薬の投与を避けるのが基本方針となります．患者の意識が回復するまでに循環動態が安定し，換気能力や酸素化能力が回復し，中心体温のみならず末梢温も正常化し，出血も許容範囲となれば，催眠薬を追加投与せずに人工呼吸器からの早期離脱を試みます．ただしこの場合も，創痛や気管チューブの刺激などを緩和するよう，手術終了直後から適切な鎮痛薬の投与が必要です．鎮痛作用が不十分であると，交感神経が不必要に興奮して後負荷が上昇したり酸素消費量が増大したりして心臓に負荷がかかり，循環動態が破綻する原因となります．人工呼吸器離脱後も，鎮痛薬の投与を必要に応じて継続すべきです．また，患者の意識が回復した時点で，人工呼吸器から離脱するための要件を満たしていなければ，鎮痛薬に催眠薬を加えて状態が改善するまで鎮静を行います．

Q　鎮静の目的と副作用を具体的に示してください

A　鎮静の目的を**表1**に示します．効果と表裏の関係にある副作用も列挙しました．それぞれの症候の出現のしかたは，使用する鎮痛薬と催眠薬，またそれらの組合せ方によって異なります．

表1 心臓手術後鎮静の目的と副作用

	目的	副作用
中枢神経	不安,苦痛の緩和 興奮の抑制 せん妄の予防	意識レベル,中枢神経評価の妨げ せん妄の誘発
循環器	交感神経の過剰興奮を防止 心筋酸素需要を抑制	心収縮力抑制 末梢血管拡張
呼吸器	人工呼吸器との同調 咳反射抑制	換気能力抑制,気道反射抑制 VAPを誘発
体温調節	シバリング抑制 酸素消費量を抑制	
骨格筋運動	過剰な動作の抑制 手術創の安静	褥瘡形成

表2 Richmond Agitation-Sedation Scale (RASS)

+4	闘争的	明らかに暴力的でスタッフに差し迫った危険
+3	強い興奮	チューブ類を引っ張る,スタッフに攻撃的態度
+2	興奮	頻回の無意味な体動,人工呼吸器に非同調
+1	落ち着かない	不安そうだが体動は激しくない
0	覚醒し平穏	
−1	眠そう	完全覚醒ではないが,10秒以上 eye contact 可
−2	軽度鎮静	短時間(10秒以下)eye contact 可
−3	中等度鎮静	呼名に開眼など反応するが eye contact 不可
−4	深い鎮静	呼名に反応なし,痛みに体動で反応
−5	無反応	呼名にも痛みにも反応なし

(文献3より引用)

　中枢神経の過剰な興奮を抑制することが鎮静の主な目的であることは,いうまでもありません.苦痛を和らげるために十分な鎮痛作用を確保することが重要です.鎮静レベルは多くの場合,呼名で開眼する程度が適当で,現在広く使用される Richmond Agitation-Sedation Scale (RASS)[3](表2)では,−1〜−3に相当します.鎮静レベルが深すぎると,中枢神経を評価する妨げになります.RASSでは評価できない意識の質的な異常が,せん妄です.せん妄は急性発症の認知機能障害と定義されます.認知機能は物事を正しく認識し,適切な判断を下し,理にかなった行動をする能力です.認知機能が失われたせん妄では,様々なチューブの自己抜去や多動により,治療の妨げ

となり，回復が遅れる原因となります．せん妄と興奮とを同義に使うことがありますが，両者は異なった概念です．RASS +1〜+4の興奮状態では，せん妄を合併することが多く，興奮性せん妄とよばれます．しかし，せん妄の大多数は RASS 0〜−3の鎮静状態にある静的せん妄です．静的せん妄は一見，適切に鎮静されているようにみえますが，事の良否を判断できない状態であり，突然危険な行動を起こすので注意が必要です．

せん妄の誘因である身体的苦痛，精神的ストレス，夜間不眠を緩和するために，適切な鎮静がせん妄の予防に重要です．昼と夜とで目標鎮静レベルを変えることの是非がよく議論されます．鎮静レベルを昼浅く，夜深くして日内変動をつけることは，多くの症例で有益です．ただし，昼にすべての催眠薬・鎮痛薬を中止することには賛成できません．昼間も，疼痛を軽減するよう適正な鎮痛を維持し，認知機能を回復しながらも不安を感じないよう少量の鎮静薬を投与し，RASS −1程度を目標とすべきです．夜間は，生理的な睡眠への誘導が理想ですが，精神的負担から開放されるよう RASS −3程度の深めの鎮静を目標とすると良いでしょう．多くの催眠薬には副作用として，認知機能を低下させる薬理作用があります．医原性のせん妄が多く存在することに留意してください．

循環器系に対して，鎮静は交感神経の過剰興奮を抑制して頻脈や高血圧を防ぎ，心筋酸素需要を軽減する効果があります．しかし，過度な鎮静は交感神経抑制や直接作用によって心収縮力低下，脈拍数減少や末梢血管拡張をひき起こします．

呼吸管理においても，鎮静の役割は重要です．気管チューブの刺激から患者を保護し，過剰な気道反射を抑えるために十分な鎮痛薬を投与すべきです．また麻薬性鎮痛薬は，自発呼吸数を減少させ人工呼吸器との同調を保つためにも利用されます．しかし過剰な鎮静は，気道反射を消失させて肺炎（VAP：ventilator associated pneumonia）の原因となります．また過度の鎮静は換気能力を低下させるので，人工呼吸器からの離脱を妨げることとなります．

心臓手術終了時には低体温となりがちであり，手術侵襲で炎症性サイトカインが誘導され，体温のセットポイントが高くなっています．実体温がセッ

トポイントよりも低い状態で麻酔から覚醒すると，温熱中枢が活性化されてシバリングをひき起こします．シバリングは酸素消費量を安静時の数倍まで上昇させ，心臓に大きな負荷がかかります．このような場合に，体温調節機能を低下させシバリングを抑制することも，鎮静の重要な役割です．

　心臓外科症例に適した鎮痛薬は何でしょうか？

手術創の痛みや気管チューブの刺激を十分に制御しつつ，循環動態を安定させる鎮痛薬を選択する必要があります．現段階では，フェンタニルが第一選択です．フェンタニルはμオピオイド受容体に強い親和性をもち，完全作動薬としてμ受容体の最大効果を発現させます．κ受容体とδ受容体にはほとんど作用しません．成人では10〜50 μg/hrの投与速度で適当な鎮痛が得られます．代謝半減期は2〜4時間ですが，大量投与時や長期投与後の半減期は著しく延長するので，注意が必要です．フェンタニルには，モルヒネにみられるヒスタミン遊離作用がなく，循環器系は比較的安定します．用量依存性に心拍数を減少させ血圧を低下させますが，心収縮力の抑制は軽度です．

レミフェンタニルもμ受容体完全作動薬で，我が国では全身麻酔時の鎮痛に限定して承認させていますが，欧州諸国では人工呼吸下での鎮痛薬としても用いられています．0.1〜0.15 μg/kg/minを初期投与速度として，必要に応じて調節します．代謝が極めて速く，肝腎機能や投与期間にも依存しないので，鎮痛を重視したanalgesia-based sedationには最適な鎮痛薬です．

ブプレノルフィンやペンタゾシンを使用することもありますが，ブプレノルフィンはμ受容体部分作動薬で，ペンタゾシンはμ受容体拮抗薬，κ受容体作動薬で鎮痛作用が劣り，副作用も多いので推奨できません．

　心臓外科症例に適した催眠薬は何でしょうか？

　安定した催眠作用のために持続投与できる，プロポフォール，ミダゾラ

表3 催眠薬の主な臨床的特徴

	プロポフォール	ミダゾラム	デクスメデトミジン
長所	・効果の消失が速い ・深い鎮静が容易	・循環抑制が弱い ・深い鎮静が容易	・呼吸抑制が弱い ・認知機能維持 ・麻薬の鎮痛作用を増強
短所	・血圧低下 ・呼吸抑制が強い ・せん妄誘発 ・水，脂肪の負荷 ・急性耐性発現 ・小児への投与は禁忌	・覚醒が遅い ・呼吸抑制が強い ・せん妄誘発 ・急性耐性発現	・刺激伝導系抑制 ・徐　脈 ・深い鎮静が困難

ム，デクスメデトミジンの3薬剤の特徴を表3に示します．プロポフォールとミダゾラムは，$GABA_A$受容体に作用して深い催眠状態を容易に実現できますが，同時に認知機能も消失するのでせん妄を誘発します．プロポフォールは，非侵襲下では強い血管拡張作用を示すので注意が必要です．水，脂肪負荷を軽減するため，長期投与では2％製剤の使用を推奨します．鎮静のためにプロポフォールを小児に投与することは禁忌です．小児への催眠薬は，ミダゾラム，デクスメデトミジンを選択します．ミダゾラムは3薬剤のなかで，循環動態への影響が最も小さいので，循環が不安定な症例では選択します．代謝が遅いので効果が遷延し，興奮，せん妄を誘発しやすいのが欠点です．

デクスメデトミジンは，$α_2$アドレナリン受容体に作用して催眠，抗不安，鎮痛効果を示すので，ほかの2薬剤と異なった鎮静状態となります．自然睡眠のように認知機能を維持した鎮静と，軽微な呼吸抑制作用が特徴です．交感神経抑制作用が強く，刺激伝導系を抑制し高度の徐脈をひき起こすこともあります[4]．また，冠動脈攣縮性狭心症を誘発することもあるので，注意が必要です[5]．

理想的な催眠薬は存在しないので，各薬剤の特徴を理解して使い分けることが重要です．

Q 気管挿管下の鎮静法について教えてください

A 認知機能を維持した浅い鎮静には，デクスメデトミジンを基本薬剤として投与することを推奨します．臨床使用量（0.2〜0.7 μg/kg/hr）のデクスメデトミジンでは，ほとんどの被験者で認知機能を維持し，覚醒時の記憶を維持します[6]．デクスメデトミジンは $α_2$ アドレナリン受容体を介した鎮痛作用をもちますが，鎮痛作用が不足する場合はフェンタニル持続投与で補います．デクスメデトミジンとフェンタニルとは相乗的に鎮痛作用を増強するので，フェンタニルは 25 μg/hr 程度の少量から投与してください．また，催眠作用が不足する場合は 20〜60 mg/hr 程度の少量のプロポフォールを併用すると，意識レベルを大きく引き下げることができます．夜間のみプロポフォールを併用して，患者に十分な休息をとらせることも一法です．

成人重症患者に対する鎮静のガイドラインが 2014 J-PAD ガイドライン[7]として日本集中治療医学会より出されているので，一読をお勧めします．

Q NPPV (noninvasive positive pressure ventilation) 施行時の鎮静法について教えてください

A マスクによる非侵襲的人工呼吸である NPPV 施行時には，上気道の開通と気道反射を維持することが必須です．したがって，プロポフォールやミダゾラムのように舌根沈下や気道反射抑制作用がある鎮静薬の使用は禁忌です．しかし，NPPV といえども患者にとってはストレスであり，興奮したり不安になったりすることがよくあります．デクスメデトミジンは，舌根沈下や気道反射抑制作用が少なく，認知機能を維持した催眠効果と抗不安作用を併せもつので，NPPV 施行中の鎮静薬として適しています[8]．夜間の睡眠を確保することは，せん妄の予防に重要です．夜間のみデクスメデトミジンを 0.2〜0.4 μg/kg/hr 程度投与して，睡眠を誘導することを推奨します．

手術前の急性大動脈解離症例など,非挿管患者の鎮静法はどのようなものですか?

通常,人工呼吸器が装着されていない非挿管患者には鎮静は不要で,痛みや苦痛に対して鎮痛薬を使用することで対処できます.ただし,長期のベッド上安静を保つ必要がある症例では,夜間は催眠薬を使用するほうが良いと考えます.非挿管患者への催眠薬は,呼吸抑制作用が軽微なことより,デクスメデトミジンが有利です.特に急性大動脈解離のように血圧を十分低下させることが治療上望ましい場合は,デクスメデトミジンの交感神経抑制作用が効果的です.ニカルジピンやニトログリセリンでは十分に降圧できない症例でも,少量のデクスメデトミジンの併用により容易に血圧を調節できるようになります.

[文　献]
1) 妙中信之, 行岡秀和, 足羽孝子 他:人工呼吸中の鎮静のためのガイドライン. 人工呼吸 24:146-167, 2007
2) Park G, Lane M, Rogers S et al:A comparison of hypnotic and analgesic based sedation in a general intensive care unit. Br J Anaesth 98:76-82, 2007
3) Sessler CN, Gosnell MS, Grap MJ et al:The Richmond Agitation-Sedation Scale:validity and reliability in adult intensive care unit patients. Am J Respir Crit Care Med 166:1338-1344, 2002
4) Takata K, Adachi YU, Suzuki K et al:Dexmedetomidine-induced atrioventricular block followed by cardiac arrest during atrial pacing:a case report and review of the literature. J Anesth 28:116-120, 2014
5) 高田浩太郎, 中島芳樹, 足立裕史 他:塩酸デクスメデトミジンが冠動脈攣縮性狭心症発作を誘発した一症例. J Anesth 20:P1-41-03, 2006
6) Ebert TJ, Hall JE, Barney JA et al:The effects of increasing plasma concentrations of dexmedetomidine in humans. Anesthesiology 93:382-394, 2000
7) 日本集中治療医学会 J-PAD ガイドライン作成委員会:日本版・集中治療室における成人重症患者に対する痛み・不穏・せん妄管理のための臨床ガイドライン. 日集中医誌 21:539-579, 2014
8) Akada S, Takeda S, Yoshida Y et al:The efficacy of dexmedetomidine in patients with noninvasive ventilation:a preliminary study. Anesth Analg 107:167-170, 2008

X
心疾患患者の非心臓手術

X. 心疾患患者の非心臓手術

Q45 虚血性心疾患患者の非心臓手術の麻酔管理

回答：大阪医科大学 麻酔科学教室　中平淳子，澤井俊幸，南　敏明

point

- 非心臓手術における周術期管理に関する2つのガイドラインに基づいて，リスク評価を理解する．
- 虚血性心疾患患者の非心臓手術の麻酔管理のポイント，術中心筋虚血の治療について理解する．
- PCI後のステント血栓症を考慮し，ステントの種類と最適な非心臓手術の時期を理解する．

◆2つのガイドラインとは

　非心臓手術における周術期心血管系評価・管理について，ACC/AHAガイドライン（2014年改訂）[1]と，日本で作成されたガイドライン（2014年改訂）[2]があります．改訂されたACC/AHAガイドラインでは，冠動脈疾患に対する評価と管理について，重点が置かれるようになりました．米国に比較すると，日本では虚血性心疾患合併率は低くはありませんが，一般人口における虚血性心疾患の増加とともに，虚血性心疾患患者が非心臓手術を受ける頻度は増加しています．また，虚血性心疾患合併症患者において周術期に重症な心合併症を発症する割合は，米国とほぼ同じであると報告されています．

術前評価で必要なことは何ですか？

術前評価の目標は，①心疾患リスクの決定，②心疾患重症度の決定，③術前の冠動脈バイパス術やPCIの必要性の決定，④周術期合併症のリスクの再検討です．病歴と身体所見を評価し，虚血性心疾患の危険因子（糖尿病・高血圧・高脂血症・肥満・喫煙歴など）の有無，虚血性心疾患や動脈硬化病変の既往，活動レベルを確認します．高齢者や糖尿病患者などでは，症状がマスクされることに注意が必要です．改訂されたACC/AHAのガイドラインでは，周術期心血管評価のために7つのステップから成るアルゴリズムが提唱されましたが，日本のガイドラインでは5つのステップに据え置かれています（**図1**）[3]．

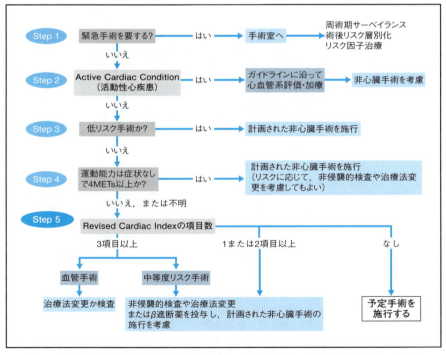

図1　非心臓手術患者の周術期心血管評価アルゴリズム（文献3を参照して作成）

- **ステップ1**：緊急手術が必要と判断された場合には，心機能評価や術前治療よりも手術施行が優先され，周術期の危険因子の管理に努めます.
- **ステップ2**：緊急手術でなければ，表1[3]に示すactive cardiac index（活動性の心疾患）の有無を確認し，これらが存在すれば，場合によっては手術を延期して心疾患の診断と治療を優先します.
- **ステップ3**：active cardiac conditionがなければ，非心臓手術が低リスクの手術かどうかを判断します（表2）[3]．低リスクであれば心臓の精査の必要はなく，手術を施行します．中等度リスク以上の手術の場合は，ステップ4に進みます.

表1 active cardiac condition（活動性心疾患）

1．不安定な冠動脈疾患
　例：不安定または高度の狭心症（Canadian Cardiovascular Society classⅢまたはⅣ）/最近発症した心筋梗塞（発症後7〜30日）
2．非代償性心不全（NYHAⅣ；心不全の悪化または新規発症）
3．重篤な不整脈
　例：高度房室ブロック/MobitzⅡ型房室ブロック/3度房室ブロック/症状のある心室性不整脈/心房細動を含む上室性頻拍で，心拍数コントロールのなされていないもの（心拍数＞100 bpmなど）/症状のある徐脈/新規発症の心室頻拍）
4．重症弁膜症
　例：重症大動脈弁狭窄症（平均圧較差40 mmHg以上，弁口面積1 cm^{2}未満，有症状）/症状のある僧帽弁狭窄症（労作時呼吸困難の悪化，労作時の失神，心不全）

（文献3を参照して作成）

表2 非心臓手術のリスク分類（心合併症の発症率による）

低リスク＜1%	中等度リスク1〜5%	高リスク＞5%
乳腺手術	腹腔内手術	大動脈・主幹血管手術
歯科手術	頸動脈手術	末梢血管手術
内分泌系手術	末梢動脈形成術	
眼科手術	動脈瘤血管内修復術	
形成外科手術（再建術）	頭頸部外科手術	
整形外科手術（膝関節手術）	整形外科大手術	
泌尿器外科（低侵襲手術）	（股関節・脊椎手術）	
	肺・腎・肝移植術	
	泌尿器外科大手術	

（文献3を参照して作成）

●**ステップ4**：患者の運動能力の評価をします．これは，無症状で4 METs以上の運動耐容能があれば，心臓の精査は必要なく，基本的な術前検査後に手術を施行します．Revised Cardiac Risk Indexが複数ある場合，心血管系イベント発生は増加しますので（**表3, 4**）[4]，詳細の把握が必要です．4 METsの運動とは，1階から3階まで歩いて上がる，床の拭き掃除をする，カートを使用しないゴルフ，ダブルスのテニス，毎日のランニングなどのことです．

●**ステップ5**：4 METsの運動ができない場合や運動評価ができない場合は，Revised Cardiac Risk Index（**表4**）[4]を評価します．表の項目にあてはまる個数が，1～2つの場合または3つ以上で かつ中リスク手術の場合は，心拍数をコントロールして手術を施行するか，治療方針を決定するために非侵襲的な精査を考慮します．3つ以上で かつ血管手術の場合は，治療決定のための精査を行います．

表3　Revised Cardiac Risk Index

- 虚血性心疾患（急性心筋梗塞の既往，運動負荷試験陽性，虚血に起因した胸痛，亜硝酸薬の使用，異常Q波）
- 心不全
- 脳血管障害（一過性脳虚血まは脳梗塞）の既往
- 糖尿病（インスリン治療）
- 腎機能障害（クレアチニン 2.0 mg/dL 以上）
- 高リスク手術（大動脈・主幹血管手術または末梢血管手術）

（文献4を参照して作成）

表4　Revised Cardiac Risk Indexの項目数による心血管イベント発生と死亡

項目数	心血管イベント発生率（%）	死亡率（%）
0	0.5（0.2～1.1）	0.3
1	1.3（0.7～2.1）	0.7
2	3.6（2.1～5.6）	1.7
≧3	9.1（5.5～13.8）	3.6

（文献4を参照して作成）

表5 coronary risk index

1.	性別	女性	0点	4. 高血圧	なし	0点
		男性	4点		あり	2点
2.	年齢	<55	0点	5. 高脂血症	なし	0点
		55≦年齢<70	2点		T. Chol≧200	1点
		70≦	3点		T. Chol≧250	3点
3.	脳血管障害/末梢動脈閉塞症/大動脈瘤の既往			6. 喫煙歴		
		なし	0点		なし	0点
		あり	3点		あり	1点

7. DM	なし	0点
	HbA1c<10 and FBS<120	3点
	HbA1c≧10 or FBS≧120	6点
	網膜症,腎症,神経障害（+）	10点
8. 心電図異常	なし	0点
	単独のPVC, PAC, 軽度ST-T異常, I度AVブロック, 右脚ブロック, high voltage, WPW症候群	2点
	上記以外の異常所見	4点
9. 運動負荷試験	negative	0点
	1～2mm以内のST低下で無症状のもの	2点
	2mm以上のST低下,胸痛,不整脈,伝導障害の出現または心拍の増加不良,負荷不能のもの	5点
10. 胸部症状	なし	0点
	単なる胸部不快感,圧迫感,動悸,胸痛など	2点
	明らかな心筋梗塞の既往,虚血性変化を伴う胸痛,またはそれを強く疑わせるもの	10点
11. 胸部X線写真所見	下記の異常のないもの	0点
	明らかな大動脈の石灰化,蛇行を認めるもの	2点
12. 家族歴	なし	0点
	両親または兄弟に虚血性心疾患または脳血管障害（+）	1点
	虚血性心疾患,脳血管障害が2人以上または70歳以下の虚血性心疾患による死亡	3点

coronary risk index	有意狭窄を有する確率
9点以下	5%以下
10～14点	約20%
15～19点	約50%
20～24点	約80%
25点以上	95%以上

（文献5より引用）

ほかに，危険因子の有無を確認する coronary risk index は，冠動脈狭窄を有している確率を簡便に評価する指標として参考になります（**表5**）[5]．虚血性心疾患の存在を疑うべき所見（異常Q波・ST低下・陰性冠性T波など）を安静時心電図で認めた場合，低リスク手術以外ではトレッドミルなどの負荷心電図と経胸壁心エコー検査で鑑別することが望まれます．非発作時の心電図は正常範囲のことも少なくないので，問診で虚血性心疾患の可能性があれば循環器専門医へのコンサルトを考慮します．ほとんどの患者では，運動負荷心電図または非運動性のストレス負荷テストが，心筋虚血や機能的耐容能の評価の第一選択となります．典型的な狭心症の症状を有する患者には，冠動脈造影検査を行います．糖尿病患者などの無症候性心筋虚血を否定できない場合，中リスク手術あるいは血管手術が予定されている場合は，非侵襲的検査で陽性所見が得られれば冠動脈造影を行います．

Q 術前から服用している薬物は継続すべきですか？

β遮断薬は，原則として当日の朝も服用します．突然の中止は，高血圧や狭心症悪化，心不全などの退薬症状をひき起こすので危険です．硝酸薬，カルシウム拮抗薬，アンギオテンシン変換酵素阻害薬は，原則として術当日まで服用します．アンギオテンシンⅡ受容体拮抗薬は麻酔導入時に低血圧になりやすく，その治療は困難と報告されており術当日は中止します．クロニジンは中枢性 $α_2$ 受容体刺激薬として中枢性の交感神経系緊張を低下させるため高血圧の治療を目的として長期投与されますが，突然の中止は反跳現象を起こすといわれています．抗凝固薬・抗血小板薬は冠動脈・大動脈にステントを留置した患者や心房細動・脳梗塞などの既往のある患者に投与されますが，出血予防のため術前の休薬が原則ですので，より作用時間の短い代替薬に変更します[1,2]．

Q 麻酔薬の心臓への影響はありますか？

A 揮発性吸入麻酔薬はカルシウムチャネルに作用し，脱分極時にCa^{2+}の細胞内への流入を減少させることで，心筋収縮力を抑制します．亜酸化窒素や静脈麻酔も心抑制の作用をもつと考えられており，麻酔が誘因となる心抑制は，低カルシウム血症・β遮断薬・カルシウムチャネル拮抗薬によって増悪します．オピオイドは，房室結節の伝導の抑制・不応期の延長や，プルキンエ線維の活動電位の時間の延長により心臓の伝導抑制をします．

　局所麻酔薬は，血中濃度が高すぎると心臓の伝導や洞房結節を抑制します．ブピバカインやロピバカインはプルキンエ線維や心室筋に対しても影響し，難治性の徐脈や洞停止を誘発します．高位の麻酔域・血管内誤投与・投与量過量に注意が必要です．

Q 術中のモニタリングは どうすればよいのですか？

A 虚血性心疾患合併患者におけるモニタリングは，虚血予防，術中心虚血の早期発見，虚血発生後の有効な循環管理を目的として行います．日本麻酔科学会が定めた「安全な麻酔のためのモニター指針」で使用すべきとされるモニターに加え，合併症やその重症度・心機能・手術侵襲・麻酔方法によって決定します．心電図では基本的なモニターとしてのII誘導だけでなく，ST変化を検出するために胸部誘導としてV_4，V_5のモニタリングを行います．この3誘導によって心筋虚血の診断感度は95％にもなるといわれていますが，心筋虚血がすべて検出できるわけではないので，その他のモニターにも注意が必要です[6]．動脈カテーテルは急激な動脈圧の変化や動脈血採血に有用であり，1心拍ごとの動脈圧波形の観察や心血管作動薬の効果をみるのにも役立ちます．手術侵襲と合併症に応じて使用を決定します．中心静脈カテーテルは中心静脈圧の測定・血管作動薬の投与のために用います．心機能の良好な冠疾患患者では，比較的大きな手術侵襲の場合でも，肺動脈カテーテルを

使用せず，動脈カテーテルと中心静脈カテーテルのみでよいといえます．肺動脈カテーテルは心筋虚血の検出能という面では有効ではないので，心機能低下症例以外では適応になりません．追加的侵襲の必要がないフロートラックセンサーは，持続的に心拍出量や循環血液量を評価するためのモニターとして非常に有用です．

◆経食道心エコー法（TEE）

術中の心室壁運動を持続的にモニターでき，血行動態の変化があったときに，心臓を直接評価できる優れたモニターです．致死的な合併症を生じうるので，習熟した麻酔科医が施行することが望ましいといえます．緊急手術の場合は，既往歴が不明であったり検査結果が直前にしか参照できなかったりと，術前の情報が十分になく，そのうえ使用機材が限られていることもあるかもしれませんが，可能なかぎり周到な準備を心掛け，多少は過分かもしれないモニタリングを行うことを推奨します．

Q 麻酔中の管理のポイントを教えてください

心臓手術と違い，非心臓手術では術中の心筋虚血と周術期の心筋梗塞の関係は明らかではありません．心筋虚血は術後に発症しやすく，心筋梗塞や心停止と関連しているといわれています．気管挿管や抜管の刺激，手術侵襲による血圧上昇や心拍数増加といった，心筋酸素需給バランスを悪化させる血行動態変化をできるだけ回避します[7]．喉頭展開や気管挿管の刺激はレミフェンタニルやフェンタニル，短時間作用性β遮断薬，リドカインなどを投与することで抑えることができます．抜管時に心筋虚血が起こりやすいのですが，適度な鎮痛薬や短時間作動性β遮断薬を投与することで，血行動態の変動を抑制します[8]．ACC/AHA ガイドライン（2014年改訂）[1]では吸入麻酔薬と静脈麻酔薬の使用に同等の安全性を認めています．術中心筋虚血予防の薬剤としては，ニトログリセリン，ニコランジル，β遮断薬，$α_2$作動薬，カルシウム拮抗薬があります．必要な患者には術前に少量から内服を始め，十分量まで増量しておきます．ほかに，深部温が35℃を下回ると周術期の心筋

虚血が発症しやすいので，加温マットや温風ブランケットの使用・輸液の加温により術中の体温維持に努めます．その他，IABPの使用を考慮する場合もあります．不安定狭心症や重症冠動脈病変を有する患者の非心臓手術の際に，IABPを予防的に使用すべきか否かは議論があるところです．IABPに伴う下肢虚血などの合併症の可能性があるので，インフォームドコンセントが必要です．

> **メモ**
>
> ●心筋虚血の発生頻度
>
> 　高齢化により，心疾患患者が非心臓手術を受ける頻度は増加しています．日本麻酔科学会による麻酔関連偶発症例調査でも，心筋梗塞，冠攣縮を含む心筋虚血は術中心停止の原因の13.8%を占め，患者の予後に重大な影響を与えていることが明らかになりました．

Q 術中心筋虚血の治療を教えてください

A 心筋酸素消費は心収縮力，前負荷，後負荷（体血管抵抗，血圧，インピーダンス）で規定され，心筋酸素供給は冠血流（心拍数，冠灌流圧，冠血管抵抗），血液酸素含量（酸素飽和度，Hb濃度，動脈血酸素分圧）で規定されます．心筋虚血の治療は，この心筋酸素需給バランスを改善することにあります．

　具体的な方法としては，循環血液量減少の際は輸液・輸血を行い，体血管抵抗の減少の際はフェニレフリンなどのα受容体刺激薬を投与し，心拍数を増加させずに血圧を上昇させます．ヘマトクリットは27%を維持します．心機能低下を認めた際には，ノルアドレナリンやドパミンなどのカテコラミンの投与を開始します．術中に無脈性心停止になった場合は，外科医に状況を知らせ，応援を呼びながら心肺蘇生を開始します．側臥位や腹臥位での胸骨圧迫は難しいため，できるだけ早く仰臥位に戻し，心肺蘇生を行いながら原

因の鑑別診断をします．通常の心肺蘇生に反応しない場合は，PCPS を導入して循環維持を行います．

 PCI 後の患者で注意することは何ですか？

PCI には，主に経皮的バルーン血管形成術（plain old balloon angioplasty：POBA）とステント留置があります．POBA 後の非心臓手術は 2～4 週間後に行うのが望ましいとされていますが，アスピリンの抗凝固療法は継続して行わなくてはなりません（**図2**）[3]．ステントには，従来のベアメタルステント（bare metal stent：BMS）と新しく採用されている薬剤溶出ステント（drug eluting stent：DES）があります．BMS のステント血栓症は 2 週間以内に発生することが多く，4 週間以上経過すると 0.1％未満と少なくなります．早期の血栓予防のため，アスピリンとチエノピリジン系の 2 剤を併用します[9]．しかし，6 ヵ月後のステント内の再狭窄率は 20％以上と高く，この再狭窄を減らすためのステントが DES であり，シクロリムスやパクリタキセルといった薬物をステントから溶出させることで，ステント内の内皮細胞増殖を抑制し，再狭窄を減少します．DES では再狭窄率は 7％と劇的に低いのですが，1 年以上経過してからの血栓症に注意が必要です．DES 留置のステント内血栓の発生は，第一世代（Cypher™，Taxus™ など）よりも第二

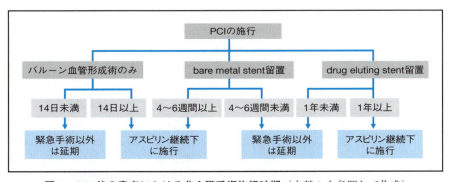

図2　PCI 後の患者における非心臓手術施行時期（文献 3 を参照して作成）

世代（Xience™V，Resolute™など）で少ないようです[10]．1年間はアスピリンとチエノピリジン系の2剤の抗血小板療法を必ず続けます．このとき，抗血小板療法をしないと致命的な血栓症を発症する可能性があります．1年後からはアスピリンの内服のみにします．したがって，1年以内に非心臓手術が予定されている患者ではBMSを選択すべきであり，DESが留置されている患者での1年以内の非心臓手術の場合は，周術期にアスピリンだけでも内服継続すべきです．

Q 術後の管理はどうすればよいのですか？

A 術後の心筋虚血や心筋梗塞の特徴として無症候性であり，心電図上も非Q梗塞，非特異的ST-T変化のみのことがあります．診断のために毎日定期的に心電図を記録することや，疑わしい症候があった場合に，クレアチニンキナーゼMB分画（CK-MB）やトロポニンI，トロポニンTを測定することは有用です．術後の心筋梗塞発生のピークは，術直後および術後1日目にありますが，1週間を過ぎても心筋梗塞が発生することがあります[11,12]．術後最も危険な血行動態は頻脈であり，術後早期のβ遮断薬の再開や投与が重要です．

[文　献]

1) Fleisher LA, Fleischmann KE, Auerbach AD et al：2014 ACC/AHA guideline on perioperative cardiovascular evaluation and management of patients undergoing noncardiac surgery：a report of the American College of Cardiology/American Heart Association Task Force on practice guidelines. J Am Coll Cardiol 64：e77-e137, 2014
2) 許　俊英，今中和人，上田裕一 他：非心臓手術における合併心疾患の評価と管理に関するガイドライン（2014年改訂版）．"2012-2013年度合同研究班報告" 2014
3) Fleisher LA, Beckman JA, Brown KA et al：ACC/AHA 2007 guidelines on perioperative cardiovascular evaluation and care for noncardiac surgery：a report of the American College of Cardiology/American Heart Association Task Force on Practice Guidelines（Writing Committee to

Revise the 2002 Guidelines on Perioperative Cardiovascular Evaluation for Noncardiac Surgery) developed in collaboration with the American Society of Echocardiography, American Society of Nuclear Cardiology, Heart Rhythm Society, Society of Cardiovascular Anesthesiologists, Society for Cardiovascular Angiography and Interventions, Society for Vascular Medicine and Biology, and Society for Vascular Surgery. J Am Coll Cardiol 50：e159-e241, 2007

4) Lee TH, Marcantonio ER, Mangione CM et al：Derivation and prospective validation of a simple index for prediction of cardiac risk of major noncardiac surgery. Circulation 100：1043-1049, 1999

5) 石黒俊彦, 関　誠, 横田美幸 他：Coronary risk index—虚血性心疾患の簡便な術前評価法を目指して—. 麻酔 44：51-59, 1995

6) Landesberg G, Mosseri M, Wolf Y et al：Perioperative myocardial ischemia and infarction：identification by continuous 12-lead electrocardiogram with online ST-segment monitoring. Anesthesiology 96：264-270, 2002

7) Christopherson R, Glavan NJ, Norris EJ et al：Control of blood pressure and heart rate in patients randomized to epidural or general anesthesia for lower extremity vascular surgery. Perioperative Ischemia Randomized Anesthesia Trial (PIRAT) Study Group. J Clin Anesth 8：578-584, 1996

8) Shirasaka T, Iwasaki T, Hosokawa N et al：Effects of landiolol on the cardiovascular response during tracheal extubation. J Anesth 22：322-325, 2008

9) Grines CL, Bonow RO, Casey DE Jr. et al：Prevention of premature discontinuation of dual antiplatelet therapy in patients with coronary artery stents：a science advisory from the American Heart Association, American College of Cardiology, Society for Cardiovascular Angiography and Interventions, American College of Surgeons, and American Dental Association, with representation from the American College of Physicians. Circulation 115：813-818, 2007

10) Tada T, Byrne RA, Simunovic I et al：Risk of stent thrombosis among bare-metal stents, first-generation drug-eluting stents, and second-generation drug-eluting stents：results from a registry of 18,334 patients. JACC Cardiovasc Interv 6：1267-1274, 2013

11) Badner NH, Knill RL, Brown JE et al：Myocardial infarction after noncardiac surgery. Anesthesiology 88：572-578, 1998

12) Mangano DT, Wong MG, London MJ et al：Perioperative myocardial ischemia in patients undergoing noncardiac surgery-Ⅱ：Incidence and severity during the 1st week after surgery. The Study of Perioperative Ischemia (SPI) Research Group. J Am Coll Cardiol 17：851-857, 1991

X. 心疾患患者の非心臓手術

Q46 弁膜症患者の非心臓手術の麻酔管理

回答：湘南鎌倉総合病院 麻酔科　太田隆嗣，湘南鎌倉総合病院/葉山ハートセンター 麻酔科　小出康弘

point

- 術前診察で心雑音が聴取された場合には，既往歴や問診，身体診察による評価に加え，心エコー図などからそれが器質的心雑音（すなわち弁膜症に由来するもの）であるかを鑑別する．
- 弁膜症による症状の有無や心エコー図の所見などから重症度評価を行い，弁膜疾患治療を先行させるか予定された非心臓手術を計画するかを評価する．
- それぞれの弁膜症の病態生理を理解することにより，周術期の適切な循環管理を行う．

Q 弁膜症を合併している患者の手術適応について教えてください

A 我が国における心疾患合併症例に対する手術適応は「非心臓手術患者の周術期心血管評価とケアのアルゴリズム」に基づいて決定されます[1]（Q45の図1参照）．待機的手術であれば手術リスク[2,3]（Q45の表2参照）やactive cardiac condition[2]（Q45の表1参照）に基づいたリスク層別化により，その適応が議論される必要があります．ただし，active cardiac conditionについては2014年のACC/AHAガイドラインの改訂（2014 ACC/AHA Guideline on

Perioperative Cardiovascular Evaluation and Management of Patients Undergoing No Cardiac Surgery）に伴い詳細な記載となり，種々のガイドラインの参照に基づく術前評価が推奨されています[4]．若干の変更が加わる可能性があります[4]．

　今回の改訂では心エコー図や心臓カテーテル検査所見による重症度評価に加えて，臨床的症状の有無が重症度評価の概念に加えられました．聴診所見，労作時呼吸苦などで中等度以上の弁膜症が疑われる患者では，①過去１年以内に心エコー図検査がなされていない場合，②以前よりも明らかな身体所見上の変化がみられた場合，には新たに心エコー図検査を追加することが望ましいと思われます．また重症度に応じては非心臓手術に先行して弁膜症への介入（手術またはカテーテル治療）を行うことにより非心臓手術の周術期リスクを低減することが期待できます．すなわち，①臨床症状，②心エコー図や心臓カテーテル検査による重症度評価，③心疾患と手術対象疾患のリスク評価，④心疾患への介入の検討，といった患者個々に応じた周術期管理が求められており，我々麻酔科医の担うべき役割は重要であるといえます．

> **メモ**
>
> ●麻酔科医による患者評価（麻酔科周術期外来）
> 　周術期の麻酔のリスクは多岐にわたり，麻酔科医には周術期の知識の習得とリスクを判定する能力および責任体制が必要とされる時代になってきました．我が国ではまだ広範な多施設研究はありませんが，麻酔科医による術前評価の重要性が強調されており，麻酔科周術期外来を設けて患者の術前評価，術後診察などを行うことが望ましいと思います．麻酔科医の立場より患者を評価する場合は，通常の手術侵襲だけではなく，患者合併症，体位など，様々な側面も十分考慮して患者評価を行います．

大動脈弁狭窄症（aortic stenosis：AS）の術前評価について教えてください

重症ASは非心臓手術における最大のリスクの一つです．有意（中等度〜高度）なAS患者634人を解析した周術期リスク因子は，高リスク手術，症状のある高度AS，僧帽弁閉鎖不全合併，冠動脈疾患合併です[5]．症状のある高度ASでは非心臓手術を中止するか大動脈弁治療を先行させることが望ましいでしょう[6]．現在ではASの重症度は心エコー図でかなり正確に評価できます．しかし稀に，理学所見や症状で示唆される重症度と，心エコー図で評価された重症度が解離を示す場合には，心臓カテーテル検査による血行動態評価が必要となります．この場合は冠動脈造影も併せて行います．また，左心機能不全が合併するような"low flow low gradient AS"は，ドブタミ

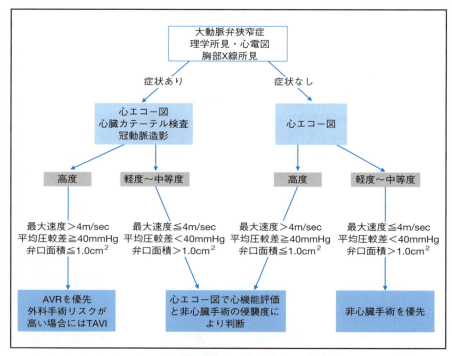

図1 大動脈弁狭窄症患者の非心臓手術の治療方針

ン負荷エコーやドブタミン負荷カテーテル，運動負荷試験などで診断することが推奨されています．近年，経皮的大動脈弁バルーン形成術（balloon aortic valvuloplasty：BAV）や経皮的大動脈弁置換術（TAVI，TAVR）の安全性が向上し，弁置換が実施困難な症例での有効な選択肢になりつつあります．

大動脈弁狭窄症（AS）患者の術中〜術後管理を教えてください

ASをもつ患者が非心臓手術を受ける場合に予後不良をきたすのは，麻酔手技と外科的ストレスによると考えられます．血圧低下や頻脈は冠動脈灌流圧の低下から不整脈や心筋虚血に発展する可能性があります．血圧維持と，過度なストレスがかからない麻酔計画が必要です．これらを避けるためには術後24〜48時間まで，循環動態が落ち着くまで術中〜術後モニタリング（肺動脈カテーテルまたは術中TEE）によって負荷状態を正しく評価することが推奨されます．また冠動脈低灌流を避ける目的でα受容体作動薬にて冠動脈灌流圧を維持することは有用です[7,8]．

僧帽弁閉鎖不全症（mitral regurgitation：MR）の術前評価について教えてください

MRは様々な要因によりひき起こされます．一般には，弁逆流の程度および心機能の評価に関しては心エコー図で十分ですが，虚血性の僧帽弁逆流では虚血が重症なことが多く，冠動脈の評価が望まれます．第Ⅲ音，拡張期ランブルなどを認める僧帽弁逆流の高度な患者で侵襲の大きな非心臓手術を受ける場合には，利尿薬の投与と後負荷の軽減に努め，血行動態を安定させることが肝要です．高度の僧帽弁逆流患者で主治医が注意すべき点は，左室駆出率（left ventricular ejection fraction：LVEF）が真の左室機能より高値を示すことです．これは逆流血流が低圧系の左房に向けて駆出されるためで，LVEFが低下傾向なら心筋障害の進行を考慮すべきです．僧帽弁逆流が中等度以上で心不全症状を呈する場合には，僧帽弁手術を優先させたほうが

良いですが，非心臓手術周術期には慎重な抗凝固管理と抗菌薬投与が必要になります．

 僧帽弁閉鎖不全症（MR）患者の術中〜術後管理について教えてください

僧帽弁逆流をもつ患者の循環動態の目標は，後負荷の増大と徐脈を避けることです．観血的モニタリングやTEEモニタリングによる負荷状態の正確な評価を，術中および術後24〜48時間までに施行することが推奨されます．

●術中の体温管理

一般に，積極的な加温がなされなければ手術中に体温は低下します．術中に積極的に加温し常温を維持した群と，通常の管理による低体温群における心事故発生率についてのRCTの結果，心疾患の危険因子を有する症例において術中低体温は周術期心事故の明らかな危険因子であり，術中の体温維持は心事故を55％減ずることが証明されました．このことから，現在では多くの施設において温風を用いた加温システムが使用されています．

三尖弁閉鎖不全症（tricuspid regurgitation：TR）患者の周術期管理について教えてください

TRは，孤立性やEbstein病などによるものは例外的で，僧帽弁疾患，大動脈弁疾患，心筋症，肺高血圧症または経静脈的ペースメーカーの心内膜リードなどに付随して起こる二次性のものがほとんどであり，主病因に対する原因検索がより重要となってきます．重度TRでは肝うっ血が著明となり，肝硬変など肝機能異常を呈することがあり，高リスク非心臓手術の場合は診療方針に大きな影響が出てきます．術前・周術期の循環血液量の変動には十

分注意する必要があります．

Q 大動脈弁閉鎖不全症（aortic regurgitation：AR）患者の周術期管理について教えてください

 ARの重症度の評価には心エコー図が有益です．ARは無症状のうちに心機能が低下する場合があるため左心機能評価も重要で，非心臓手術時には体液量のコントロールと後負荷の軽減に注意を払うことが推奨されます．中等度以上のAR症例では非心臓手術前に適切な内科的治療を行うだけでなく，感染性心内膜炎を予防する必要があります．ARが重症，もしくは心不全症状が認められる患者で，非心臓手術を先行させる場合，危険な不整脈がみられることも多く，周術期管理は慎重を要します．心機能低下例では大動脈弁置換術のリスクも高くなるので，非心臓疾患の病状が許容するなら，長期的観点からみて，左心機能がそれほど低下していないうちに大動脈弁手術を優先させたほうが良いでしょう．逆にARが中等症以下の場合は，通常，非心臓手術を先行させることが可能です．

表1　左室機能からみた大動脈弁置換術の適応

Henry WL et al：1980	左室収縮末期径	＜55 mm
	左室内径短縮率	＞25%
Carabello BA et al：1987	左室収縮末期径	＜60 mm
	左室内径短縮率	＞21%
Hirota Y et al：1988	左室収縮末期容積	＜100 mL/m^2
	左室駆出率	＞50%

僧帽弁狭窄症(mitral stenosis:MS)の術前評価について教えてください

MSは大部分がリウマチ熱罹患後10〜15年経過してから発症するリウマチ性弁膜症であり,リウマチ熱罹患の減少した現在では稀な疾患になりつつあります.40〜50歳で症状が徐々に出現することが多いですが,約半数は心房細動,脳塞栓症などの合併症として発症します.有症状の患者・無症状でも高度MSの患者や収縮期肺動脈圧が50 mmHg以上の場合は,非心臓手術前の経皮的僧帽弁形成術,僧帽弁交連切開術あるいは弁置換術を考慮します.治療方法の選択には,心エコー図によるWilkinsスコアが参考になります.無症状の症例・収縮期肺動脈圧が50 mmHg以下あるいは弁口面積1.5 cm^{2}以上のMSであれば,多くの非心臓手術は施行可能であり,術前の狭窄解除の適応はありません.

 僧帽弁狭窄症(MS)患者の術中〜術後管理について教えてください

MSをもつ患者の非心臓手術においては,前負荷は心拍出量を保つために必要ですが,過度の前負荷は肺うっ血をきたします.体液の厳格な管理は重要で,極めて狭い安全な負荷状態をコントロールするためには,心拍出量の測定と肺動脈楔入圧のモニタリングが必要です.頻脈は左室充満のための拡張時間を短縮させて,左房圧の上昇をきたす可能性があり,周術期の心拍数コントロールは重要です.新たに出現する心房粗細動などが血行動態を悪化させます.塞栓症のリスクが高い場合は,抗凝固療法も重要です.

 人工弁置換術後患者の周術期管理について教えてください

人工弁置換術後患者の非心臓手術で重要な点は,抗凝固療法の調節と感染性心内膜炎の予防(菌血症の可能性がある手術の場合)です.積極的な感

染予防策には異論がありませんが，非心臓手術の際の抗菌薬の種類，投与量，投与プロトコルは全く経験的に決められているのが実情です．なお，人工弁感染性心内膜炎の起炎菌は，ブドウ球菌である率が高いです．

　非心臓手術の出血リスクが高く，かつ抗凝固療法を施行しないと血栓塞栓症のリスクが高い患者（僧帽弁置換術後患者が大手術を受ける場合など）の周術期には，ヘパリン置換が推奨されます．実際は個々の患者の状態によって差異がありますので，非心臓手術にあたって減量した抗凝固薬と開始したヘパリン療法，それぞれの効果を評価しながら投与を行う必要があります．

メモ

●感染性心内膜炎の予防

　人工弁を始め人工物が移植されている症例においては，特に周術期の心内膜炎に注意します．中心静脈および末梢静脈からのカテーテル感染を起こした際には，菌血症から心内膜炎に発展する可能性が高くなります．原因不明の発熱を認める場合には，原因検索（血液培養や心エコー図検査）を進めるとともに予防的な抗菌薬の使用が推奨されます．

Q 弁疾患をもつ患者の術後の疼痛管理について教えてください

A 心疾患の管理という点では，周術期の疼痛対策は非常に重要です．術後の期間はストレス反応が強く，心筋虚血や血行動態が悪化し，過凝固反応が起こる最も危険な時期であるともいえます．積極的な鎮痛は，早期離床や血液凝固能の正常化，術後肺塞栓の予防という意味からも重要で，予後を改善する可能性があります．無作為抽出試験で他と有意差のあった鎮痛法はありませんが，患者管理鎮痛法（patient-controlled analgegia）は，患者の満足度が高く pain score も低いとされています．術後は痛みがある程度コントロールされていても，体位変換や諸検査などで痛みを生じることがあり，患者の必要性に応じた鎮痛法が主流となりつつあります．麻薬系の麻酔薬を硬

膜外や脊髄麻酔に用いる方法が一般的となってきており，いくつかの理想的な効果をもっています．全身麻酔/経静脈鎮痛法に対する硬膜外麻酔，または硬膜外麻酔と全身麻酔/硬膜外鎮痛法との併用療法の比較の検討では，硬膜外麻酔法において，麻薬の量が少なく，内因性カテコラミンの反応を十分に抑え，過凝固反応が少ないことが示されています．下肢血管のバイパス手術を受けた患者の術後結果の報告では，硬膜外麻酔およびその鎮痛療法が心事故の低下につながったとの報告もありますが，逆に明らかにされなかったとの報告もあります．いずれにしても，ストレス反応を抑える効果的な除痛が周術期管理に含まれることが極めて重要です．

表2 弁膜症の周術期管理の目標

	左室前負荷	心拍数	調律	収縮能	全身血管抵抗	肺血管抵抗	酸素バランス	
大動脈弁狭窄症	↑	↓	洞調律	↑	↑	維持	需要増大	・低血圧に対してはフェニレフリンのようなα刺激薬が勧められるが，血圧が上昇しすぎて左室壁張力を過剰に上昇させてしまい，心筋酸素需要の増加や冠灌流の低下をきたしてしまうことは避ける． ・心筋虚血が生じたときでも，ニトログリセリンの投与は慎重に行わなければならない． ・硬膜外麻酔や脊髄くも膜下麻酔による全身血管抵抗の低下に注意する． ・心肺蘇生が困難なため，心室頻拍，心室細動では迅速に除細動を行う．
大動脈弁逆流症	↑	↑	洞調律	↑	↓	維持	需要増大	・後負荷の軽減と収縮能の維持のため，β刺激薬を用いる． ・無症候性の場合でも心筋機能が低下している可能性があるので，陰性変力作用の少ない麻酔薬を選択すべきである． ・静脈（容量血管）を拡張させる薬剤は，前負荷を下げてしまい心拍出量が減少する．
僧帽弁狭窄症	↑	↓	洞調律	維持	↑	↓	正常	・昇圧にはフェニレフリンやノルアドレナリンが勧められる． ・左室充満が慢性的に不十分な状態が続くと収縮能が低下するので，陽性変力薬が必要となることもある．
僧帽弁逆流症	↑	↑	―	↑	↓	↓	需要増大	・原因疾患によっては収縮能が低下していることもあり，心機能抑制作用のある薬剤を使用する際には注意を要する． ・低血圧に対しては，β作用のあるエフェドリンやドブタミンがα刺激薬より勧められる．

（次頁へつづく）

表2 弁膜症の周術期管理の目標（つづき）

	右室前負荷	心拍数	調律	収縮能	全身血管抵抗	肺血管抵抗	
三尖弁狭窄症	↑	↓	洞調律	維持	↑	維持	・肝腫大や肝機能障害が認められる．術前管理では，肝うっ血を軽減させ肝機能を改善させる． ・上室性不整脈によって臨床症状が悪化したときには除細動により積極的に治療を行う． ・狭窄した三尖弁を通過する血流量を維持するため，十分な前負荷を保つ． ・右室充満が障害されているため，右室心拍出量は収縮能を増大させることで維持されている． ・三尖弁を通過する血流量に制限があるので，全身血管抵抗が低下すると血圧は下がる． ・狭窄した三尖弁が血流を制限するので，右室後負荷を軽減しても右室心拍出量は改善されない．
三尖弁逆流症	↑	↑	—	維持	—	↓	・一般的に，末期の左心系弁疾患に合併する．また，多くの場合，右房が伸展され心房細動が合併する． ・右室は，容量負荷に対してはよく代償されるが圧負荷に対しては弱い構造をしている．肺高血圧が合併すると右室心拍出量は減少し，臨床症状は著明に悪化する．前方駆出を維持するためにも肺血管抵抗を上昇させる状態は避ける． ・陽圧換気や肺高血圧のように右室に圧負荷がかかる場合，収縮能を維持することと肺血管を拡張させる目的で，β刺激薬やホスホジエステラーゼ阻害薬を用いる． ・前負荷は，右心不全がある場合には特に増大させる． ・洞調律であることが望ましい．

（次頁へつづく）

表2 弁膜症の周術期管理の目標(つづき)

	左室前負荷	心拍数	収縮能	全身血管抵抗	肺血管抵抗	
大動脈弁狭窄症 & 大動脈弁逆流症	↑	維持	維持	維持	維持	・逆流が増えることよりも,大動脈弁狭窄による病態の悪化のほうが致死的になりやすいので,大動脈弁狭窄に重点を置いた循環管理を行う.
大動脈弁狭窄症 & 僧帽弁狭窄症	↑	↓	維持	↑	↓	・大動脈弁を通過する血流量が少ないため大動脈弁における圧較差が小さくなり,大動脈弁狭窄症が過小評価される可能性がある. ・肺高血圧から右室不全となることに注意をはらう.
大動脈弁狭窄症 & 僧帽弁逆流症	↑	維持	維持	維持	↓	・大動脈弁狭窄症に対する管理を優先する. ・大動脈弁狭窄症による左室不全のために僧帽弁逆流症が増悪することもある.このような病態では,大動脈弁置換術により僧帽弁逆流症は改善する.
大動脈弁逆流症 & 僧帽弁逆流症	↑	↑	維持	↓	維持	
僧帽弁狭窄症 & 僧帽弁逆流症	↑	維持	維持	↓/維持	↓	・狭窄と逆流のどちらが,より影響を及ぼしているかによって循環管理を決定する.

[文 献]

1) 許 俊鋭,今中和人,上田裕一 他:非心臓手術における合併心疾患の評価と管理に関するガイドライン(2014年改訂版).
2) Fleisher LA, Beckman JA, Brown BA et al:ACC/AHA 2007 guidelines on perioperative cardiovascular evaluation and care for noncardiac surgery:a report of the American College of Cardiology/American Heart Association Task Force on Practice Guidelines (Writing Committee to Revise the 2002 Guidelines on Perioperative Cardiovascular Evaluation for Noncardiac Surgery) developed in collaboration with the American Society of Echocardiography, American Society of Nuclear Cardiology, Heart Rhythm Society, Society of Cardiovascular Anesthesiologists, Society for Cardiovascular Angiography and Interventions, Society for Vascular Medicine and Biology, and Society for Vascular Surgery. J Am Coll Cardiol 50:e159-e241, 2007
3) Task Force for Preoperative Cardiac Risk Assessment and Perioperative Cardiac Management in Non-cardiac Surgery;European Society of Cardiology (ESC):Guidelines for pre-operative cardiac risk assessment and

perioperative cardiac management in non-cardiac surgery. Eur Heart J 30：2769-2812, 2009
4) Fleisher LA, Fleischmann KE, Auerbach AD et al；American College of Cardiology；American Heart Association：2014 ACC/AHA guideline on perioperative cardiovascular evaluation and management of patients undergoing noncardiac surgery：a report of the American College of Cardiology/American Heart Association Task Force on practice guidelines. J Am Coll Cardiol 64：e77-e137, 2014
5) Agarwal S, Rajamanickam A, Bajaj NS et al：Impact of aortic stenosis on postoperative outcomes after noncardiac surgeries. Circ Cardiovasc Qual Outcomes 6：193-200, 2013
6) Nishimura RA, Otto CM, Bonow RO et al；American College of Cardiology/American Heart Association Task Force on Practice Guideline：2014 AHA/ACC guideline for the management of patients with valvular heart disease：a report of the American College of Cardiology/American Heart Association Task Force on Practice Guidelines. J Am Coll Cardiol 63：e57-e185, 2014
7) Goertz AW, Lindner KH, Seefelder C et al：Effect of phenylephrine bolus administration on global left ventricular function in patients with coronary artery disease and patients with valvular aortic stenosis. Anesthesiology 78：834-841, 1993
8) Goertz AW, Lindner KH, Schutz W et al：Influence of phenylephrine bolus administration on left ventricular filling dynamics inpatients with coronary artery disease and patients with valvular aortic stenosis. Anesthesiology 81：49-58, 1994

Ⅹ．心疾患患者の非心臓手術

Q47 心筋症患者の非心臓手術の麻酔管理

回答：イムス葛飾ハートセンター　能見俊浩(のうみとしひろ)

point
- 心筋症の循環動態を理解する．
- 心筋症には緻密な循環管理が必要である．
- 病態に沿った循環作動薬の選択が重要である．
- 術中経食道心エコーを活用する．

　心筋症にはどのような分類があるのでしょうか？

　1995年にWHOが定めた心筋症の定義には"心機能障害を伴う心筋疾患"と記載され，分類としては表1のようなものが挙げられています．それ以外に，前述の心筋症と区別される特定心筋症の定義も記載されています．それには"原因または全身疾患との関連性が明らかな心筋症"として，虚血性，炎症性，自己免疫性，薬剤性（主にアルコール，アドリアマイシンなど），産褥性心筋症などが記載されています[1]．

2006年のAHA（米国心臓病学会）のガイドラインでは大きく一次性・二次性に分類されています．一次性心筋症はさらに遺伝性・後天性・混合型に

表1 心筋症の分類

WHO1995：心筋症の分類	AHA2006：心筋症の分類
・肥大型心筋症：HCM ・拡張型心筋症：DCM ・拘束型心筋症：RCM ・不整脈原性右室心筋症：ARVC ・分類不能	・一次性：遺伝性 　　　　　後天性 　　　　　混合性 ・二次性：全身疾患の心病変

分類されています．二次性心筋症はWHOの特定心筋症とほぼ同様であり，全身疾患の心病変とされています．AHAの分類では，"心筋症は心室の肥大や拡張を示す機械的または電気的機能異常を伴う一連の疾患"と定義されており，遺伝子異常についても記載されています[2]．我が国でも心筋症治療のガイドラインが提示されていますが，心筋症は，拡張型心筋症（DCM），肥大型心筋症（HCM），産褥性心筋症，薬剤性心筋症など多様な病態を示しており，各国での心筋症分類に関する定義は完全には一致していないのが現状です．

Q 心筋症の病態はどのようなものでしょうか？

心筋症の病態を説明する前に，正常心筋の前負荷および後負荷に対する反応を説明します．図1に正常心筋の圧-容量曲線（PV loop）を示します．正常心筋では輸液などにより前負荷が増加すると左室へ流入する血液が増加します．するとFrank-Starlingの法則により，左室へ流入した血液は増加した血液も含めてすべて駆出されます．その結果，SV（一回心拍出量）は増加します（**図1a**）．血管収縮薬により後負荷のみが増加した場合は，収縮期血圧は増加しますが収縮機能は変わらず，SVは減少します（**図1b**）．このような正常心の生理的反応を理解し，心筋症の病態生理を考えていきます．

心筋症の病態は心筋細胞の変性による心機能障害が本態です．

何らかの原因により心筋細胞の変性や線維化が生じ，特に拡張能の低下が発症初期からみられます．LVEDP（左室拡張末期圧）は拡張機能の指標であ

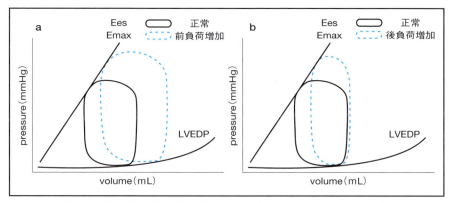

図1 正常心筋の圧-容量曲線（PV loop）の前・後負荷による変化

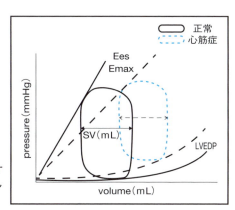

図2 代償的に左室拡張末期容積が増大すると心拡大となり，駆出率が低下してもSVは維持される

り，拡張機能の悪化により増加します．拡張機能が低下すると，左室内に血液を送り込むために，より高い左房圧が必要となります．この段階では代償的に左室拡張末期容積（LVEDV）が増加することで心拡大となり，駆出率（EF）が低下してもSVはかろうじて維持されています（図2）．

心不全の進行に伴い交感神経系の活性化，内因性ホルモンなど神経体液性因子が増加し，減少しつつあるSVを心拍数で賄うため徐々に頻脈傾向となります．さらに病状が進行し神経体液性因子が相対的に不足すると，心不全への代償機転が追いつかなくなり，内科的な薬剤による循環管理もしくは外科的に循環補助装置の装着が必要となってきます．

Q 心筋症の治療方針はどのように決定されるのですか？

A 臨床経過，超音波検査などから心筋症が疑われたならば，最終的には心筋生検による確定診断を行っていきます．心不全などの症状に対しては，まず内科的に薬物治療を行い，効果が認められなければ，より侵襲的な心同期療法や心肺補助装置，最終的には心移植が検討されていきます．しかし，劇症型とよばれる急速に循環虚脱が進行する症例では，内科的な薬物療法もしくは外科的に経皮的心肺補助装置（PCPS）や左室補助装置（LVAD）など機械的循環補助による対症療法と診断を同時に進行させていかねば救命できない症例もあります（図3）．内科的管理としては強心薬および血管拡張薬を使用します．後負荷をとることにより心臓の仕事量を減らし効率良く心拍出量を得ることができます．血圧が低下することも考えられますが，心臓への負担をかけず，より多くの心拍出量を得ることが重要です．前負荷に関しても多すぎず少なすぎず適正な管理を行う必要があります．特に心筋症の病態は安全域が狭いため，個々の病態での適切な前負荷を見極める必要があります（図4）．

デバイスによる心筋症治療は，伝導系障害が認められるケースでは両心室ペーシングによる CRT（心再同期療法）が挙げられます．心肺補助装置は一

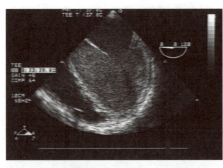 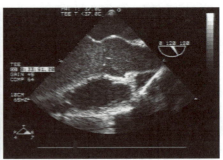

図3 劇症型症例の TEE 像
左室が拡大し，大動脈内に血液がうっ血している．このような症例では内科的な薬物療法と，機械的循環補助による対症療法と診断を同時に進行しないと救命できない症例もある．

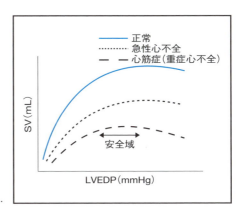

図4　各病態でのFrank-Starling曲線
心筋症の病態は安全域が狭いため，適切な前負荷を見極める必要がある．

時的であれば経皮的心肺補助装置（PCPS），長期にわたる補助が必要であると判断されれば，開胸下に体外式左室補助装置（LVAD）を装着し，同時に心筋生検を行い心筋症の確定診断がなされたならば，患者のADLなどを考慮し植込型左室補助装置への移行も検討していきます．我が国では心移植の適応年齢は以前は60歳未満でしたが，現在では65歳未満が望ましいとの表現に変更されています．また最終的医療とされた左室補助装置のあり方も，心移植が普及する以前から，現在は心移植までの橋渡し"bridging"としての役割に変わってきています．

　肥大型閉塞性心筋症（HOCM）における左室流出路狭窄（LVOTO）においては，左室流出路筋束切除などの外科手術のほかに，カテーテルにより左室流出路支配領域の冠動脈を超選択的に閉塞することでLVOTOを軽減する経皮的中隔心筋焼灼術（PTSMA）の手技も確立しています．非心臓手術の前にPTSMA施行を検討する意義はあるかと考えます．

Q　拡張型心筋症の非心臓手術麻酔管理で気をつける点は何ですか？

拡張型心筋症は心筋症のなかで多く遭遇する病態です．先に述べたとおり，減少したEFでもSVを維持するためLVEDVが増加しています（**図2**）．左室収縮機能が低下するためEesの傾きがよりなだらかになります．このよ

表2 拡張型心筋症の術前評価でみるべきポイント：拡張型心筋症における死亡予測指標（超音波検査）

指　標	p-value	HR
左室拡張末期容量係数	0.0001	1.006
左室駆出率	0.0006	0.96
僧帽弁流入血流　E/A比	<0.0001	1.6
僧帽弁逆流重症度	0.02	1.21

（文献3を参照して作成）

うな状態では後負荷を上げすぎると左室は血液を送り出すことができず，SVおよびEFは減少するため，有効な心拍出量を得ることが困難になります．また前負荷が減少すると左室拡張機能が低下しているため，左室への血液充満が満たされず十分な駆出ができません．過大な前負荷は心筋の変性した状態では血液を駆出することができなくなってしまいます（図4）．前負荷・後負荷ともに安全域の狭い病態であることを理解し，必要十分な心拍出量を維持することが肝要です．周術期における心拍出量の測定は肺動脈カテーテルや動脈圧波形による測定などが一般的ですが，肺動脈カテーテルを用いた場合には，混合静脈血酸素飽和度を測定することで心拍出量の過不足を評価できます．さらに術中経食道心エコー（TEE）を用いることで，より多くの情報が得られ，麻酔管理においてもより良い治療方針の方向性を示すものとなります．

拡張型心筋症の術前評価でみるべきポイントとして，超音波検査による評価は重要です（表2）．左室腔の拡大，壁運動の低下，左室壁の菲薄化，左室駆出率の低下，僧帽弁逆流などが主に認められる所見ですが，ドプラ法による僧帽弁血流，肺静脈血流による拡張機能の評価も重要です．特に僧帽弁血流E/A比など拡張機能に関わる要素は，将来的なイベントの予測に有用であるとの報告があります．

 肥大型心筋症患者の非心臓手術中に重度の僧帽弁逆流がみられた場合の対処について教えてください

 肥大型心筋症（HCM）は心筋の病的な肥大により，拡張機能の低下，

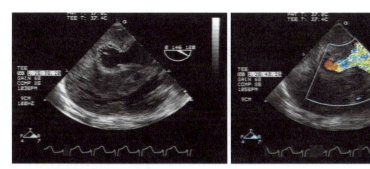

図 5 肥大型心筋症の TEE 像
肥大型心筋症は心筋の病的肥大により，拡張機能の低下，左心室内腔の狭小化を主な病態とする．

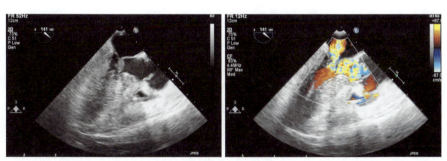

図 6 収縮期僧帽弁前方運動（SAM）は TEE を用いると容易に診断が可能

左心室内腔の狭小化を主な病態とします（図 5）．肥大型心筋症のなかでも肥大型閉塞性心筋症（HOCM）とよばれるタイプがあります．左室流出路（大動脈弁直下の左室壁）が病的に肥大することで，収縮期に狭窄が強くなり心腔内と大動脈内圧の圧較差が生じてしまう病態です．また狭窄部で血液が加速しベンチュリー効果が生じます．このため僧帽弁前尖が収縮期に大動脈弁側に引き寄せられる収縮期僧帽弁前方運動（systolic anterior motion：SAM）により僧帽弁逆流症が増悪します．心筋症において弁逆流は心拍出の効率を著しく下げるため，速やかに対処しなければなりません．SAM は TEE を用いることで容易に診断が可能です（図 6）．

　SAM による僧帽弁逆流を制御するには，左室流出路における狭窄の解除を目的とした管理を行います．心筋の過収縮を避けるため，カテコラミンな

どの強心薬を中止もしくは減量し，適宜β遮断薬静注を行います．さらに虚脱した左心室内腔を改善するために，まず十分な輸液を行い左心室への前負荷を増加させます．血管収縮薬による後負荷の増加も，狭窄部位の血流速度を減じさせることでSAMの抑制に効果があります．特に麻酔中であれば，浅麻酔や輸液不足（hypovolemia）の状態でSAMが生じやすいので，十分な麻酔深度と輸液を保つことを心がけましょう．

Q CRT-Dを装着された患者の非心臓手術麻酔の管理は，どうするのでしょうか？

A 心筋症の症状には伝導路障害を伴うものが少なくありません．特に左室と右室の同期性を失った状態（dyssynchrony）では有効なSVを得ることが難しくなり，心不全が増悪します．このような症例では，両心室をペーシングすることにより同期性を改善させる心同期療法（CRT）が適応となります．CRTの適応としては中等度以上の心不全（NYHA Ⅲ以上）でQRS幅130 msec以上，左室駆出率35％以下で薬剤療法に抵抗性であることとされています[4]．CRTのデバイス自体は一般的なペースメーカーと同様に前胸部に植込まれます．ペーシングリードは経静脈的に右房・右室へ，また左室リードを冠静脈洞から大心静脈に進めることで両心室を個別に刺激することが可能となります．さらに心室細動・粗動（VT・VF）などの致死的不整脈発症時に植込まれたデバイスにより自動的に除細動機能をもたせたCRT-Dも有効性が認められています．今後CRT-Dデバイス装着の非心臓手術も増加することが予見されます．

CRT-D装着症例の非心臓手術麻酔管理では，機器の設定などを確認します．患者の所持しているペースメーカー手帳などを確認し，設定可能なプログラマー機器を準備します．主な変更点では除細動機能をoffにします．電気メスの信号は，デバイスが心室細動と誤って認識して誤作動を防ぐ必要があります．次いで自己心拍数の確認，過去に作動した除細動などの履歴を確認することで，患者のデバイスへの依存度を評価します．電気メスはバイポーラであればペースメーカーは大きく影響を受けませんが，一般的にはモ

ノポーラが使用されています．通常ペースメーカーの動作モードはDDDなので電気メスの使用により干渉を受けるため，モードをDOOに変更します．DOOでは自己心拍による抑制がかからず，R on TによるVTの誘発する危険性が高いので，最低心拍数を自己心拍数の10～30％程度増加した値に設定することで安定したペーシングを得ることができます．手術後は設定を術前に戻してもよいのですが，周術期は循環が不安定なことも多く，外部からのノイズが懸念されるため，ICUなどの十分な観察下において最適値に変更を適宜行うべきです．

Q 左室補助装置を装着された症例の非心臓手術で，注意する点は何ですか？

心肺補助装置下での麻酔管理は，特に注意すべきことが2点あります．第一に凝固管理，第二に循環管理です．特にPCPSなどは回路内に人工肺が含まれるため，ヘパリンを使用しACTを200秒程度に維持しなければなりません．LVADなど人工肺を含まない左室補助装置では，経口摂取可能であればワルファリンを使用します．目標とするPT-INR値は各種デバイスによって異なり，植込型LVADの適応とされていない段階で使用される体外設置型拍動流式LVADではPT-INRは3.0～4.0程度を目標とします．ワルファリンの効果は個体差が大きいため，導入時はPT-INR，APTTを頻回に測定しつつ適量を設定していきます．抗凝固の効果が低すぎると回路内血栓が生じ，脳を始めとする各臓器へ塞栓症をひき起こし，逆に抗凝固効果が強すぎれば脳出血や消化管出血を発症してしまいます．凝固管理はLVADを安全に運用するうえで最も重要な管理です．植込型定常流LVADは各デバイス間で差はありますが，PT-INR 2.0～3.5の間を管理目標としているものが多いです[5]．

補助人工心臓の合併症としては先に述べた脳出血，脳梗塞，また植込型デバイスの本体は腹部に埋没されるため，機械的な圧迫により消化管穿孔を起こすことも報告されており，これらの合併症の多くは緊急的な外科的手術の適応となります（図7）．抗凝固薬使用下の外科手術では大量出血の危険性が

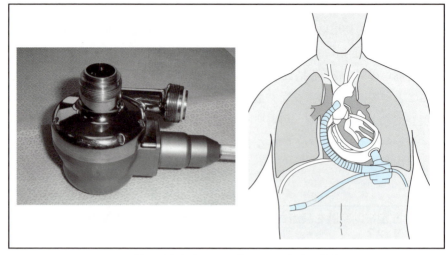

図7 植込型定常流 LVAD デバイスの実践と様式図

あるため，早急に凝固系のコントロールが必要となります．まず新鮮凍結血漿（FFP），第Ⅸ因子製剤，ビタミン K 製剤，濃厚血小板製剤の投与を検討します．さらにプロトロンビン複合体濃縮製剤（PCC）の有用性も報告されています．抗凝固のリバースは正常域までは戻さず，回路内血栓が生じない軽度延長した状態で非心臓手術を行うことが必要です．凝固系が賦活化した状態では LVAD 内の回路血栓が生じやすくなるため，補助流量は高めに維持することが推奨されます．しかし装置の種類によっては，補助流量を増やすことで左心室内の血流がうっ滞し血栓が生じやすくなることが注意喚起されているデバイスもあります．患者に使用されたデバイスの特性を理解したうえで麻酔管理を行わなければなりません．この場合でも，可能であれば TEE を使用することでデバイスの状態や血流のうっ滞が確認できるので，LVAD を適宜調整することが可能になります．

　LVAD 装着者の循環管理としては，デバイスに対し適宜前負荷をかけなければなりません．特に定常流タイプのデバイスでは流出路側が陽圧となる反面，流入路では常に陰圧が生じています．前負荷が不足して十分な血液がポンプに流入できなくなると流量不足となり，心室壁などが流入口に吸着して

しまう "sucking" とよばれる減少が生じ，最悪の場合は LVAD の破損となります．"sucking" が疑われたならば LVAD の流量を下げる，前負荷を増やす，血管収縮薬を使用するなどの処置を行います．TEE は "sucking" の診断に有用であり，中心静脈圧などとともに前負荷の評価が可能です．術野で大量出血がみられるときなどでも常に適切な前負荷を維持することが重要になります．

[文　献]

1) Richardson P, McKenna WJ, Bristow M et al：Report of the 1995 World Health Organization/International Society and Federation of Cardiology task force on the definition and classification of cardiomyopathies. Circulation 93：841-842, 1996
2) Maron BJ, Towbin JA, Thiene G et al：Contemporary definitions and classification of the cardiomyopathies. Circulation 113：1807-1816, 2006
3) Rossi A, Cicoira M, Zanolla L et al：Determinants and prognostic value of left atrial volume in patients with dilated cardiomyopathy. J Am Coll Cardiol 40：1425-1430, 2002
4) 友池仁暢 他：循環器病の診断と治療に関するガイドライン（2009-2010 年度合同研究班報告）拡張型心筋症ならびに関連する二次性心筋症の診療に関するガイドライン．
http://www.j-circ.or.jp/guideline/pdf/JCS2011_tomoike_h.pdf
5) 許　俊鋭 他：循環器病の診断と治療に関するガイドライン（2011-2012 年度合同研究班報告）重症心不全に対する植込型補助人工心臓治療ガイドライン．
http://www.j-circ.or.jp/guideline/pdf/JCS2013_kyo_h.pdf

X. 心疾患患者の非心臓手術

Q48 先天性心疾患患者の非心臓手術の麻酔管理

回答：岡山大学大学院医歯薬学総合研究科
麻酔・蘇生学分野　杉本健太郎，森松博史

point

- 先進国での先天性心疾患患者数は，成人患者数が小児患者数を上回り，非心臓手術を受ける機会が増えている．
- 合併する先天性心疾患の血行動態の正確な把握が重要である．
- 多彩な血行動態・全身状態があるため，普遍的な麻酔法はない．
- 肺高血圧・チアノーゼ（慢性低酸素血症）・不整脈・心不全を合併することがある．
- 心臓以外に重度の臓器障害（肺・肝・腎・中枢神経・消化管）を合併することがある．

Q 先天性心疾患患者の血行動態の考え方について教えてください

A もともとの先天性心疾患に対して，根治手術を受けている，姑息手術を受けている，手術治療がなされていない，の3つのカテゴリーに分類することができます．現在，90％程度の先天性心疾患患者が成人できるようになっていて，日本を含む先進国では，小児患者より成人患者のほうが多くなっています[1]．根治手術を受けていて血行動態はほぼ正常の患者もいれば，根治

表1　先天性心疾患の分類

a．根治されて正常血行動態
　・術後後遺症のないもの：PDA, ASD, VSD, TOF 術後
　・術後後遺症があるもの：肺高血圧を合併した VSD 術後, TOF 術後の肺動脈弁閉鎖不全
　　　　　　　　　　　　房室中隔欠損術後僧帽弁閉鎖不全
b．姑息術後
　・体肺動脈シャント術後, 肺動脈絞扼術後, Glenn 術後
　・生理学的根治術：Fontan 術後
c．未治療のもの
　・成人期に発症するもの：Ebstein 奇形, 修正大血管転位
　・成人期に診断されるもの：ASD, 大動脈二尖弁
　・以前は治療不可能とされたもの

PDA：動脈管開存, ASD：心房中隔欠損症, VSD：心室中隔欠損症, TOF：ファロー四徴症

手術を受けていても弁狭窄・心機能低下・肺高血圧などを呈している患者もいます．姑息手術を受けている患者の多くは，複雑な血行動態が成り立っており，通常の血行動態とは大きく違います．姑息術を受けている，あるいは手術治療がなされていない成人患者は，特徴的な肺循環（体肺動脈短絡による肺血流の供給，高右室圧，グレン循環，肺低形成，肺血管抵抗高値）を呈していることが多いです．一般的に，姑息手術後の症例と手術治療がなされていない症例は，全身状態も含めて重症例が多いです．表1に先天性心疾患患者の分類について示します．

Q 先天性心疾患患者の肺高血圧について教えてください

　根治手術が施行されずに左右シャント血流が残ったままで肺高血圧になっている場合と，根治手術が施行された後だが肺高血圧が残っている場合があります．

　根治手術後の肺高血圧は，肺血管の収縮に伴う肺高血圧の悪化により右心不全から左心不全を合併し循環虚脱に陥る可能性のある状態です．肺血管抵抗をできるだけ下げるように管理し，体血管抵抗は常に高く保つように管理します．

左右シャント血流が残ったままの肺高血圧の場合は，肺高血圧の原因が，高い肺血管抵抗によるものなのか，左右シャント血流が多すぎることによるものなのかを評価するために，肺動脈圧・肺血管抵抗・肺体血流比を確認する必要があります．高い肺血管抵抗による肺高血圧の場合，肺血管拡張薬への反応性の確認が重要です．肺血管の収縮に伴い肺高血圧が悪化しても，シャント血流の向きが右左となり，体循環は保たれる可能性が高いですが，その結果，著しい低酸素血症に陥る可能性があります．左右シャント血流が多すぎる場合，肺血流を制限する管理（吸入酸素濃度の制限・低換気・高めの PEEP・血液粘稠度の増加など）が一般的に有効です．

　表2に肺血管抵抗・体血管抵抗に影響する因子を示し，表3に左右シャントを増加させる因子を示します．

表2　肺血管抵抗・体血管抵抗に影響する因子

肺血管抵抗	体血管抵抗
肺血管抵抗増加 ・低酸素血症 ・高二酸化炭素血症 ・アシドーシス ・高平均気道内圧 ・交感神経刺激（α） ・高ヘマトクリット ・咳 **肺血管抵抗減少** ・高酸素血症 ・過換気 ・アルカローシス ・高吸入酸素濃度 ・一酸化窒素 ・プロスタグランジン ・α阻害薬 ・血管拡張薬 　（ニトログリセリン・PGE$_1$） ・β刺激薬 　（イソプロテレノール）	**体血管抵抗増加** ・交感神経刺激 ・αアドレナリン刺激薬 ・低体温 **体血管抵抗減少** ・麻酔薬 ・血管拡張薬 ・α拮抗薬 ・β刺激薬 ・カルシウム拮抗薬

(森田　潔　監修：小児心臓麻酔マニュアル．メディカルフロントインターナショナルリミテッド，2008 を参照して作成)

表3　左右シャントを増加させる因子

- 低ヘマトクリット
- 体血管抵抗の増加
- 肺血管抵抗の低下
- 高酸素血症（高吸入酸素濃度）
- 過換気
- 低気道内圧

(森田　潔　監修：小児心臓麻酔マニュアル．メディカルフロントインターナショナルリミテッド，2008 を参照して作成)

> **Q** フォンタン手術後患者の特徴について教えてください

A フォンタン手術は1970年代に開始された手術方法です．心室低形成や房室弁異常のため二心室修復が難しい単心室循環をもつ疾患に施行される生理的根治術として適応となっている姑息術です．単心室循環では，フォンタン手術が施行されると，上大静脈と下大静脈から帰ってきた血液は心室を経由せずに非拍動性に直接肺動脈に流れ込む血行動態になります（図1）．肺循環への駆出心室がないので，静脈圧・肺血管抵抗・体心室拡張能が肺循環を維持するための規定因子となります．そのため，肺血管抵抗を上昇させる因子は肺血流を減少させ，心拍出量は減少します．

フォンタン術後患者はしばしば不整脈・拘束性肺障害・肝障害・血栓塞栓性合併症をひき起こします．肺血管抵抗が高い状態が続くと，全身の静脈圧は高い状態が続き，蛋白漏出性胃腸症や鋳型肺炎をひき起こすことがあります．

フォンタン術後患者に挿管人工呼吸により陽圧換気を行うときは，胸腔内圧が高まり肺に流れる血液が減少するため，自発呼吸を行っているときに比べて著しく心拍出量は低下します．気道内圧が上昇すると，心拍出量は直線的に減少します[2]．そのため，陽圧人工呼吸を行う際は，無気肺をつくらず

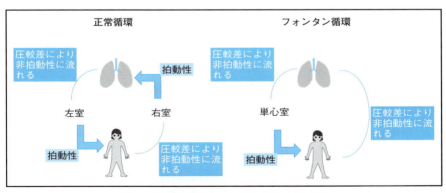

図1 正常循環とフォンタン循環の模式図

Q48. 先天性心疾患患者の非心臓手術の麻酔管理

ガス交換ができる最低限の平均気道内圧で管理します．気道内圧が低すぎる換気は，無気肺・低酸素血症・高二酸化炭素血症をひき起こし，逆に肺血管抵抗を高めて心拍出量が減少してしまうため，人工呼吸の設定は非常に重要です．

フォンタン術後患者の心拍出量を保つためにできることとして，①適切な前負荷（輸液管理），②低い肺血管抵抗（低めの動脈血二酸化炭素分圧・低酸素血症を避ける・大きめの一回換気量で回数を少なくする・低めの気道内圧・軽度 PEEP・自発呼吸を残すことも考慮），③心収縮力を保つ（カテコラミンの使用・不整脈の是正）④体心室拡張能の維持（ミルリノンの使用），⑤心房圧を上昇させない（不整脈の是正・房室弁逆流を最小にする前負荷，後負荷，心収縮を保つ），の5つが挙げられます．

Q 先天性心疾患患者の妊娠について教えてください

A 成人する先天性心疾患患者が増加しているなか，妊娠する先天性心疾患患者も増加しています．妊娠に伴う容量負荷・血管の脆弱性・凝固亢進などが循環動態に影響を及ぼすため，妊娠中の経過観察は非常に重要です．心拍出量は妊娠後期には妊娠前に比べて40％以上増加します．この心拍出量の増加は，一回拍出量の増加と心拍数の増加の両方によるものですが，妊娠末期では一回拍出量の増加の影響のほうが大きくなります．先天性心疾患患者はこの変化に耐えられないことがあり，妊娠中に複数回の心エコー検査などによる循環動態の評価が必要です．心不全や不整脈のために母体の循環動態が悪化し，母体の生命が脅かされることが予測される場合には，妊娠中絶あるいは早期娩出が考慮されます．分娩時は，陣痛・出血に伴い大きな循環動態の変化が起こります．分娩が始まると心拍出量は増加し，子宮収縮時にはさらに増加し，併せて50％程度の心拍出量増加があるといわれています．経腟分娩の際に，腰部硬膜外麻酔による無痛分娩を施行すると，循環動態の変化を少なくすることができます．腰部硬膜外麻酔は下半身の血管抵抗を低下させるため，大動脈弁狭窄症・閉塞性肥大型心筋症では相対的禁忌となります．

中等度から高度の先天性心疾患か平均肺動脈圧 40 mmHg 以上の肺高血圧をもつ妊婦の分娩麻酔法を後ろ向きに検討した米国の研究では，経腟分娩患者の 8 割以上に鎮痛処置がなされており，その内訳は硬膜外麻酔 73%・脊髄くも膜下硬膜外併用麻酔 12%・静注オピオイド 15% でした[3]．

 先天性心疾患患者の術前評価の際に，注意することを教えてください

 合併する先天性心疾患の**血行動態の正確な把握**が求められます．シャント血流が心臓内あるいは心臓外にあるかどうか，血流を阻害する狭窄や閉塞部位があるかどうか，肺血流が多いのか少ないのかを心臓カテーテル検査や心エコー検査を基に確認します．次に，先天性心疾患患者に起こりやすい合併症〔肺高血圧，チアノーゼ（慢性低酸素血症），不整脈，心不全〕があるかどうかを確認します．

姑息術後の症例と手術治療がなされていない症例は，心臓以外の臓器障害（肺・肝・腎・中枢神経・消化管）が起こっていることが多く，評価が必要です．チアノーゼ患者では，慢性低酸素血症から多血症・凝固異常を伴っていることが多く，血栓・塞栓症のリスクが高まっているため，術前の絶飲食時に積極的な輸液が必要です．

Q どのようなモニターを選択すればよいですか？

A 標準的なモニターに加えて，手術や重症度に応じて，留置可能であれば肺動脈カテーテルによる肺動脈圧・心拍出量・混合静脈血酸素飽和度，中心静脈カテーテルによる上大静脈酸素飽和度，局所組織酸素飽和度，経食道心エコーを用います．体・肺動脈シャント（BT シャント）術後の症例では，シャントを置いた鎖骨下動脈と同側の観血的動脈圧は過小評価されることが多いので，観血的動脈圧はシャントを置いていない四肢から測定します．両方向性グレン術後・フォンタン術後の症例では，上大静脈は直接肺動脈に吻

合されているため，上大静脈圧は肺動脈圧を示していることになります．チアノーゼがある症例でも，上大静脈酸素飽和度と局所組織酸素飽和度は，血行動態が保たれているかどうかを判断するのに有効です．経食道心エコーは非常に多くの情報をもたらしてくれますが，非侵襲的なものではないことに注意が必要です．

 麻酔の導入・維持について，注意することを教えてください

 多彩な血行動態・全身状態があるため，普遍的な麻酔法はありません．担当する症例の循環動態・全身状態・手術手技に応じて麻酔法を選択します．すべての麻酔薬は心筋抑制作用や交感神経の緊張緩和作用があるため，ある程度の循環抑制が生じます．オピオイドは心筋収縮力の抑制が非常に少ないため，重症例ではオピオイドを中心とした麻酔管理が安全であると思われます．ケタミンは心筋酸素消費量増加がありますが，低換気にならないかぎり肺血管抵抗には影響せず，交感神経刺激作用により心拍出量・体血管抵抗を維持するので，肺高血圧・Eisenmenger症候群の患者に有用です[4,5]．交感神経緊張が過度に亢進している場合は，オピオイドを用いても，ケタミンを用いても，血圧の低下をきたすことがあるため血管収縮薬の準備は必ず必要です．チアノーゼ患者では多くの症例で凝固異常を伴い，かつ側副血行路が発達しており，出血のリスクが高まっています．必要に応じて新鮮凍結血漿・血小板輸血を考慮します．

[文　　献]

1) Marelli AJ, Mackie AS, Ionescu-Ittu R et al：Congenital heart disease in the general population：changing prevalence and age distribution. Circulation 115：163-172, 2007
2) Redington A：The physiology of the Fontan circulation. Progress Pediatr Cardiol 22：179-186, 2006
3) Maxwell BG, El-Sayed YY, Riley ET et al：Peripartum outcomes and anaesthetic management of parturients with moderate to complex congenital heart disease or pulmonary hypertension. Anaesthesia 68：52-59, 2013
4) Lovell AT：Anesthetic implication of grown-up congenital heart disease. Br J Anesth 93：129-139, 2004
5) Williams GD, Philip BM, Boltz MG et al：Ketamine dose not increase pulmonary vascular resistance in children with pulmonary hypertension undergoing sevoflurane anesthesia and spontaneous ventilation. Anesth Analg 105：1578-1584, 2007

索引

あ

アシスト比ウィーニング 369
アダムキーヴィッツ動脈 191, 291
アーチファクト 60, 65
アドレナリン 148, 304
アプロチニン 107
アミオダロン 407
アルガトロバン 105
アンジオテンシンⅡ受容体拮抗薬 271
アンジオテンシン変換酵素阻害薬 271
亜硝酸薬 185
圧-容量曲線 456
安全装置 214
安全対策 214

い

イソフルラン 121
イプシロンアミノカプロン酸 107
インスリン 223
鋳型肺炎 469
遺残異常 95
遺残狭窄 96, 97
遺残短絡 95, 96
異常構造物 85
移植心 324, 325
一過性収縮性心膜炎 314
一酸化窒素 304, 323, 326
一酸化窒素吸入 409
一酸化窒素吸入療法 397
一側肺換気 337, 339

胃粘膜 83
陰圧吸引補助脱血 211

う

ウリナスタチン 202
植込型 VAD 373
植込型左室補助装置 459
右室 83
右室機能 321
右心不全 87, 308, 326, 379
右心ペーシング 87
運動耐容能 3
運動誘発電位 291, 349

え

エンドトキシン血症 222
エンドリーク 350
嚥下障害 94
炎症反応 416
炎症反応カスケード 211

お

オズボーン波 51
オピオイド 472
オピオイド受容体 425
オフポンプ CABG 143
オンポンプ冠動脈バイパス術 240
横隔神経 317
横隔神経障害 317
折り返し現象 64, 66
音響陰影 65

か

カオリン ACT 108
カラードプラ法 63
カリウム 160
カルシウム 162
カルペリチド 202
学習障害 127
拡張型心筋症 87, 456, 459
拡張能 74
拡張末期容量 308
可塑剤 211
下大静脈径 36
片肺換気 295
活性型 TEG 106
冠血管拡張薬 146
観血的動脈圧（直接動脈圧）モニター 37
患者管理鎮痛法 451
肝静脈ドップラー 310
肝静脈波形 79
感染性心内膜炎 26
冠動脈 3D-CT 検査 6
冠動脈造影 10, 12, 250
冠動脈盗血現象 121
冠動脈バイパス（手）術 176, 356
冠動脈攣縮性狭心症 426
灌流圧 151, 221
灌流指数 221

き

キアリネットワーク 67
キャビテーション 209
気管 83
気管切開 401
危険因子 415, 432
希釈式自己血輸血 168
希釈体外循環 221
希釈トロンビン時間 110
気絶心筋 247
気道圧迫 94
気道内圧 470
機能的評価 85
基本 11 画像 84

基本 2D 画像　84
基本画像　84
基本断面 2D 画像　84
基本断面 2B 画像　84
奇脈　313
逆行性心筋保護　179
逆行性脳灌流　57
急性冠症候群　366
急性腎障害　199
急性心不全　366
急性心膜炎　307
急性大動脈解離　428
吸入麻酔薬　120, 185
強化血糖コントロール　224
凝固因子　169
凝固速度　106
凝固能　316
強心薬　146
胸腹部大動脈瘤　290
胸部大動脈瘤　290
鏡面現象　65
局所組織酸素飽和度　338
局所脳酸素飽和度モニター　253
局所壁運動機能評価　75
虚血再灌流傷害　174, 222
虚血性心疾患　430, 431, 436
虚血性僧帽弁逆流症（IMR）　271
筋硬直　142, 143
近赤外（線）分光法　115, 350

く

クスマウル徴候　309
クマジン稜　67, 90
グラフト　241
クリアサイトシステム　46

空気塞栓　225
空気塞栓症　89
駆出率　75, 86

け

ケタミン　135, 472
経カテーテル大動脈弁留置手術　328
経食道エコー　317
経食道心エコー　49, 378
経食道心エコー法　437
経食道ドプラ法　45
形態学的評価　85
経頭蓋超音波ドプラー　190
経頭蓋的運動誘発電位モニタリング　192
軽度低体温（30〜35℃）　56
経肺的熱希釈法　38
経皮的 VAD　374
経皮的心肺補助装置　387, 458
経皮的僧帽弁形成術　448
経皮的大動脈弁置換術　445
経皮的大動脈弁バルーン形成術　445
経皮的中隔心筋焼灼術　459
経皮的ペーシング　383
血液凝固能の正常化　449
血液限外濾過変法　168
血管拡張薬　146
血管収縮薬　146
血行動態モニター　34
血小板輸血　169
血清イオン化カルシウム濃度　408
血流閉塞型　299

こ

抗炎症サイトカイン　108
高カリウム血症　53
抗凝固管理　446
抗菌薬投与　446
抗血小板薬　14, 109
高血糖　183, 223
高次脳機能障害　411
拘束型心筋症　313
行動異常　127
後負荷　35
後負荷異常　87
興奮　424
高分子ポリマー　210
硬膜外麻酔　252
高齢　183
呼吸 ECMO　392
呼吸機能　394
呼吸仕事量　400
呼吸性変動　36
姑息手術　466
鼓膜温　54
混合静脈酸素飽和度　40
根治手術　466
％誤差　44

さ

サイドローブ　65
サルコイドーシス　87
再開胸手術　353
再灌流傷害　53
再膨張性肺水腫　342
催眠　421
左脚ブロック　87
左室拡張末期容積　86
左室機能からみた大動脈弁置換術の適応　447
左室造影　13
左室低形成症候群　304

| 左室補助装置　458
| 左室容積　86
| 左室流出路狭窄　459
| 左室流入波　80
| 左心室穿孔　332
| 左心低形成　300
| 左心不全　308
| 左右シャント血流　468
| 産褥性心筋症　456
| 三尖弁逆流　378
| 三尖弁閉鎖不全症　446
| 三尖弁輪移動速度　79
| 酸素運搬量　213, 396
| 酸素需給バランス　243
| 酸素消費量　422

し

| ジェット血流　88
| シバリング　256
| シャント血流　471
| シリコン　210
| ジルチアゼム　153
| 時間分解分光法　116
| 止血凝固障害　224
| 自己拡張型タイプ　329
| 自己調節鎮痛法　295
| 持続的腎代替療法　406
| 櫛状筋　66, 90
| 自発呼吸トライアル　398
| 死亡率　183
| 収縮期僧帽弁前方運動　461
| 収縮（機）能　74, 86
| 周術期　177
| 重症心不全　322
| 重症度評価　443
| 周波数特性　38
| 手術リスク評価　259
| 術後腎機能障害　293
| 術後脳障害　411

| 術後肺塞栓の予防　449
| 術前検査　2
| 術前評価　242, 249, 431
| 術中 TEE　445
| 術中覚醒　132, 137
| 術中の体温管理　446
| 循環血液量　166
| 循環停止　57
| 順行性　88
| 硝酸薬　245
| 静注用人プロトロンビン複合体製剤　20
| 小児心臓麻酔　126
| 小児（用）バイプレーン　92, 93
| 小児（用）マルチプレーン　92, 93
| 食道　83
| 食道温　54
| 除細動　51
| 除神経心　325
| 心移植　458
| 心イベント　183
| 心エコー検査　5
| 心機能　85
| 心筋 viability　242, 247
| 心筋虚血　48, 86, 152, 175, 317, 437, 438
| 心筋梗塞　437
| 心筋症　455
| 心筋保護液　178
| 心腔　85
| 心腔内遺残気泡　226
| 心腔内遺残空気　89
| 神経学的障害　411
| 神経心理学的検査　414
| 神経毒性　127
| 心血管作動薬　146
| 心原性ショック　366, 376
| 人工呼吸器離脱　398

| 人工呼吸器離脱困難　398
| 人工心肺　126, 140, 151, 178, 220, 395, 418
| 人工弁置換術後患者　448
| 心再同期療法　458
| 心室間相互依存　310
| 心室細動　51, 383
| 心室性期外収縮　122
| 心室中隔欠損　299, 304
| 心室ペーシング　255
| 滲出性収縮性心膜炎　314
| 新生児用シングルプレーン　93
| 心尖部　83
| 心尖部アプローチ　331
| 心臓移植　319, 377
| 心臓カテーテル検査　9
| 心臓ペーシング　380
| 腎臓保護　293
| 心タンポナーデ　313, 318
| 心停止液　88
| 心電図　2
| 心同期療法　458, 462
| 心内圧　11
| 心囊液　307
| 心拍出量　35
| 深部温　48
| 心不全　122
| 心房細動　54, 384
| 心房粗動　384
| 心房中隔欠損　299
| 心房中隔瘤　67
| 心膜横洞　68
| 心膜斜洞　68
| 心膜切除法　316
| 心膜の石灰化　309
| 心膜ノック音　309

す

| スクリーニング　88

スタチン　185, 272, 418
ステントグラフト内挿術　344
ストレイン　75
ストレインレート　75
ストレスホルモン　223
スペル発作　302
スワン・ガンツ カテーテル　34

せ

セグメント　77
セボフルラン　121
セライト ACT　108
センシング　381
せん妄　411, 423
正常構造物　60, 66, 90
成人マルチプレーン　92
成人用マルチプレーン　93
生体適合性　218
赤色血栓　17
脊髄運動神経障害　296
脊髄（の）虚血　118, 191, 292, 347
責任冠動脈　77, 86
洗浄回収　30
全静脈麻酔　123, 294
全身性炎症反応　222
前脊髄動脈　117
選択的抗Xa分析　110
先天性心疾患　357
前頭導出　114
前投薬　252
前負荷　35, 86, 87

そ

早期抜管　252
臓器保護作用　120
早期離床　449
送血カニューラ　87

臓側心膜　307
総動脈幹　299
総肺静脈還流異常　304
僧帽弁逆流症　273
僧帽弁狭窄症　273, 448
僧帽弁前尖収縮期前方運動の有無　275
僧帽弁置換術　86
僧帽弁閉鎖不全症　445
僧帽弁流入波形　311
僧帽弁輪運動速度　80
僧帽弁輪速度　311
塞栓　416
塞栓症　225
損傷　83

た

ダイアモックス負荷試験　26
ダウンレギュレーション　154
体・肺動脈シャント　471
体温低下　254
体温モニタリング　48
体外循環離脱　86
体外循環離脱期　51
体外設置型 VAD　373
体血管抵抗　467
大血管転位　299, 300
大腿動脈アプローチ　329
大腿動脈送血　88
大動脈解離　143, 280, 282
大動脈遮断解除　51
大動脈縮窄　299, 300
大動脈弁逆流　378
大動脈弁狭窄　299
大動脈弁狭窄症　258
大動脈弁閉鎖不全症　258, 447
大動脈離断　300

大動脈瘤　289
大量輸血　162
多形性 VT　384
多重反射　65
脱血カニューラ挿入　88
単形性心室頻拍　384
断層心エコー法　61
単相性除細動器　383
断層法　85
蛋白漏出性胃腸症　469

ち

チーム医療　218
窒素　300
中心静脈圧　86
中等度低体温（25〜30℃）　56
超低体温（20℃）　51
超低体温時　117
直腸温　54
貯留型　89
鎮静　421
鎮痛　422

つ

対麻痺　291, 412

て

デクスメデトミジン　257, 426
デスフルラン　121, 254
テベシウス弁　68
テンポラリペーシングリード　329
低酸素性肺血管収縮　337
低酸素療法　300
低心拍出量　318
低心拍出量症候群　152, 405
低体温　53, 112

低リスク手術　435
電解質補正　165
伝播速度　80

と

ドパミン　148, 203
ドブタミン　148
ドブタミン負荷エコー　445
ドプラ法　60
トラネキサム酸　107
トリガーモード　365
トルバプタン　203
トレンデレンブルグ体位　215
トロンボエラストグラフ　106
同期下カルジオバージョン　384
洞停止　89
糖尿病　183
頭皮血流　116
動脈圧心拍出量測定法　42
動脈圧心拍出量モニター　405
動脈圧波形解析法　34
動脈管開存　299
動脈硬化性病変　87
冬眠心筋　247

に

ニカルジピン　147
ニコランジル　153, 185, 245
ニトログリセリン　153, 245, 247, 304
ニトロプルシド　147
二相性除細動器　383
認知機能　423
認知機能障害　123

認知症　414
認知障害　225

ね

ネーザルハイフロー　400

の

ノルアドレナリン　148, 255
脳梗塞　411
脳死　319
脳自己調節能カーブ　221
脳脊髄液ドレナージ　191, 292, 347
脳低灌流　416
脳内酸素飽和度　57, 190

は

バイオマーカー　418
バイオリアクタンス法　45
ハイド症候群　263
ハイブリッド手術室　328
ハイブリット治療　344, 346
ハプトグロビン　204
バランス麻酔　140
パルスドプラ法　62
バルビツレート系静脈麻酔薬　130
バルーン拡張型タイプ　329
肺血圧体血圧比　29
肺血管抵抗　467
肺血流減少型　299
肺血流増加型　299
肺高血圧　87, 321, 326, 397, 467
肺高血圧クリーゼ　409
肺体血流比　468
肺動脈圧　255

肺動脈カテーテル　34, 88, 253, 323, 445, 460
肺動脈楔入圧　86
肺動脈閉鎖　299, 300
肺動脈弁狭窄　299
白色血栓　17
白血球除去フィルター　226
半侵襲的　83
反跳現象　435

ひ

鼻咽頭温　54
非侵襲的な検査　2
非侵襲的陽圧換気　400
非心臓手術　176, 430, 432
非生理的侵襲　220
肥大型心筋症　87, 456, 460
非バルビツレート系静脈麻酔薬　129
広いQRS幅の頻拍　385

ふ

ファロー四徴　299
フェニレフリン　233, 302
フェンタニル　138, 425
フェントラミン　147
フォンタン手術　469
ブラインドゾーン　83
プラスグレル　22
プレコネクト回路　211
プレコンディショニング　125, 174, 179
プロスタグランジ（ディ）ン E_1　202, 300
フロセミド　201
プロタミン　103, 256
プロテインC　19
プロテインS　19

索引　479

プロトロンビン複合体濃縮物　110
プロポフォール　129, 140, 295, 425
負荷心電図　5
副腎不全　408
腹膜透析　408
分界稜　68, 90
吻合操作　254
分布容積　144
分類　289

へ

ペーシング　381, 382
ペースメーカー　380, 381
ヘパリン　103
ヘパリン-プロタミン複合体　223
ヘパリンコーティング　226
ヘパリンリバウンド　288
ベントチューブ　89
平坦脳波　113
壁運動　85
壁運動異常　86, 89
壁側心膜　307
弁疾患術　357
弁の重症度評価　259, 260
弁膜症　149
弁輪周囲逆流　267
弁輪内逆流　267
弁輪破裂　332

ほ

ポストコンディショニング　125, 174, 179
ホスホジエステラーゼⅢ阻害薬　275, 324
ポリプロピレン　209
ポリメチルペンテン　210

ボリュームウィーニング　369
膀胱温　54
房室中隔欠損　299, 304
房室ブロック　89, 333
補助人工心臓　320, 463

ま

マグネシウム　158, 163
マンニトール　201
麻薬性鎮痛薬　294
麻薬リセプター　139

み

ミダゾラム　134, 425
ミルリノン　150
右冠動脈　89
未分画ヘパリン　229

む

無痛分娩　470
無脈性心室頻拍　383

め

面積駆出率　86

も

モデレータバンド　69, 90
モニター　293
モルヒネ　137, 138
目標指向型管理　213

ゆ

ユースタキ弁　67, 90
輸液反応性　36
輸液負荷　317

ら

ラピッドペーシング　329

り

リエントリー性心室頻拍　384
硫酸プロタミン　235
臨床症状　443

る

ルートカニュラ　87, 89

れ

レベルセンサー　226
レミフェンタニル　138, 141, 253, 425
零点較正　37
連続波ドプラ法　62

ろ

肋間小開胸　335, 336, 342

わ

ワルファリン　105

A

ACC/AHA 非心臓手術のための周術期管理，治療のためのガイドライン　272
ACE　271
ACT　102
active cardiac condition　442
Adamkiewicz 動脈　191, 291
ADP 受容体拮抗薬　109
analgesia-based sedation　422
apico-aortic bypass 手術　268
AR　258
ARB　271
area-length 法　86
AS　258
ASE/SCA　84
ATP 感受性 K^+ チャネル　181

B

Bispectral index (BIS)　190
BIS 値　112
BiVAD　371
Bland-Altman 分析　44
BMS　21, 440
bridge to bridge (BTB)　377
bridge to decision (BTD)　376
bridge to recovery (BTR)　377
bridge to transplantation (BTT)　377
bridging anticoagulation　19
burst and suppression　113
BVAD　371

C

CAG　10
cangrelor　22
cerebrospinal fluid ドレナージ (CSFD)　191
clot rate　106
collateral network concept　344, 350
Context Sensitive Half Time　141
context-sensitive half-time　130
COPD 患者　28
core temperature　48
coronary risk index　435
CPB　220
Crawford 分類　290
CRT　458, 462
CRT-D　462

D

DAPT　16
debranching TEVAR　344, 346
DES　14, 21, 439
destination therapy (DT)　378
diastolic augmentation　362
dip-and-plateau pattern　312
DO_2　396

E

E/A　311
early deflation　365
early inflation　365
ECMO　387
endovascular aortic repair (EVAR)　345
EOA index (EOAI)　268
epiaortic ultrasound echography (EUS)　230
equilibrium of diastolic pressure　312
esCCO^{TM}　46
EuroSCORE　250
extracorporeal CPR (ECPR)　390

F

fast-track cardiac care　398
FloTrac^{TM}　39
Forrester 分類　40
fractional area change (FAC)　86
frailty　258, 259
Frank-Starling の法則　456

G

$GABA_A$ 受容体　426

H

H-ACT　104
HCM　460
Heyde 症候群　263
high-flow/high-gradient (HF/HG)　261
HIT　104
hot shot　212
hypoxic pulmonary vasoconstriction (HPV)　337, 340

索引　481

I

IABP 挿入　88
IABP バルーンカテーテル　88
ICD　14
INTERMACS　375
INVOS^{TM}　115
ischemic preconditioning　139

J

J-MACS　375
J-PAD ガイドライン　427

K

K_{ATP} チャネル　181, 185
Katz の分類　87

L

Lambl's excrescence　69, 90
late deflation　365
late inflation　365
LCOS　152
Levosimendan　150
low-flow/low/gradient (LF/LG)　261
LVAD　320, 321, 322, 371, 458
LVDd　29
LVEDP　10

M

MEP　291, 292
mid-esophageal bicaval view　339
minimally invasive cardiac surgery (MICS)　335
modified Simpson 法　86
motor evoked potential (MEP)　117, 349
multimodal analgesia　343

N

near-infrared spectroscopy (NIRS)　350
NHF　400
NIRO^{TM}　115
NO　323, 326
NOAC (s)　16, 109
nodule of Arantius　69, 90
non-Q wave 型　50
noninvasive positive pressure ventilation (NPPV)　400, 427
normal misinterpreted structures　60, 66
normal variant　90
Norwood 手術　304
NPPV ガイドライン　402

O

off pump coronary artery bypass graft (OPCABG)　50
on-pump beating CABG　246
Osborn's wave　48, 51

P

P2Y$_{12}$ inhibitor　18
PAC　253, 323
paradoxical low-flow/low-gradient severe AS　263
paravalvular leakage　333
patient-proshtesis mismatch (PPM)　268
PCA ポンプの設定　296
PCCs　110
PCI　13, 439
PCPS　370, 387, 458
PCPS カニュラ　88
PDE Ⅲ阻害薬　154, 256, 304
pending standby IABP　367
percentage error　44
perivalvular leakage　267
PH crisis　304, 409
positive end-expiratory pressure (PEEP)　396
post operative atrial fibrillation (POAF)　406
postoperative cognitive dysfunction (POCD)　411
Pp/Ps　29
pseudo severe AS　262
PT-INR　18

Q

Qp/Qs　13

R

range ambiguity　65
rate pressure product (RPP)　5
reduced priming　213
regional cerebral oxygen saturation (rSO$_2$)　190
remodeling　277
retrograde autologous priming　213
Revised Cardiac Risk Index　433
Richmond Agitation-Sedation Scale　423

Ross 手術　266
rSO$_2$　253
RVAD　371, 379

S

scheduled IABP　367
sedation　421
septal bounce　310
SIRS 反応　251
somatosensory evoked
　potential（SSEP）　117
somatosensory evoked
　potentials（SEP）　192
SPECT　25
spontaneous breathing trial
　（SBT）　398
ST-T 低下型　50
Stanford 分類　280, 281
Starling 曲線　36
Status 分類　320
STS 死亡率予測リスク
　259
ST 変化　89
S$\bar{v}$O$_2$　40, 142
SVV　405
systolic anterior motion
　（SAM）　275, 461

systolic unloading　363

T

target control infusion（TCI）
　132
TEE　49, 378
TEG　106, 407
terminal warm blood
　cardioplegia　212
tethering　277
thoracic endovascular aortic
　repair（TEVAR）　345
ticagrelor　22
time resolved spectroscopy
　（TRS）法　116
tNIRS-1　116
transcranial Doppler ultra-
　sound（TCD）　190
transcutaneous motor-
　evoked potentials（tc-
　MEPs）　192
transvalvular leakage
　267

V

V-A ECMO　392
V-V ECMO　392

V$_5$誘導　49
Vector Flow Mapping
　（VFM）　269
ventilator associated pneu-
　monia（VAP）　424
VLST　21

W

warm induction　212

Z

zone 分類　346

数字・ギリシャ文字

3-D エコー　69
3 点誘導　49
4 METs　433
5 点誘導　48
II 誘導　49
α-stat　232
α 受容体作動薬　445
β 遮断薬　175, 177, 178,
　272, 407, 435

FAQ でわかりやすい！
心臓麻酔 臨床実践ガイド[第2版]
（旧書名「徹底ガイド 心臓麻酔Q＆A」）

2009年12月16日発行	第1版第1刷
2013年 3月21日発行	新装版第1刷
2018年 4月15日発行	第2版第1刷Ⓒ

編　集　澄川　耕二
　　　　　すみかわ　こうじ

　　　　　原　　哲也
　　　　　はら　てつや

発行者　渡辺　嘉之

発行所　株式会社　総合医学社
　　　　〒101-0061　東京都千代田区神田三崎町1-1-4
　　　　電話 03-3219-2920　FAX 03-3219-0410
　　　　URL：http://www.sogo-igaku.co.jp

Printed in Japan　　　　　　　　　　三報社印刷株式会社
ISBN978-4-88378-663-3

・本書に掲載する著作物の複製権・翻訳権・上映権・譲渡権・公衆送信権（送信可能化権を含む）は株式会社総合医学社が保有します。

・JCOPY ＜（社）出版者著作権管理機構 委託出版物＞
本書を無断で複製する行為（コピー，スキャン，デジタルデータ化など）は，「私的使用のための複製」など著作権法上の限られた例外を除き禁じられています．大学，病院，企業などにおいて，業務上使用する目的（診療，研究活動を含む）で上記の行為を行うことは，その使用範囲が内部的であっても，私的使用には該当せず，違法です．また私的使用に該当する場合であっても，代行業者等の第三者に依頼して上記の行為を行うことは違法となります．
複写される場合は，そのつど事前に，JCOPY（社）出版者著作権管理機構（電話 03-3513-6969, FAX 03-3513-6979, e-mail：info@jcopy.or.jp）の許諾を得てください．

臨床に欠かせない1冊！

最新主要文献とガイドラインでみる
麻酔科学レビュー 2018

監修 山蔭 道明（札幌医科大学医学部麻酔科学講座　教授）
　　　　廣田 和美（弘前大学大学院医学研究科麻酔科学講座　教授）

麻酔科学領域の最新文献（約1,000～1,500）を渉猟し，各領域における**進歩**と**論点**を，**第一人者**がわかりやすくレビュー！
待望の2018年度版！

◆AB判／本文352頁
◆定価（本体 12,000円＋税）
◆ISBN978-4-88378-661-9

総合医学社　〒101-0061　東京都千代田区神田三崎町1-1-4
TEL 03(3219)2920　FAX 03(3219)0410　http://www.sogo-igaku.co.jp

臨床に欠かせない1冊！

好評発売中

FAQでわかりやすい！
小児麻酔
臨床実践ガイド 第2版

編集　**上園 晶一**　東京慈恵会医科大学 麻酔科学講座 教授
　　　木山 秀哉　東京慈恵会医科大学 麻酔科 教授

A5判／本文 272 頁
定価（本体 4,600 円＋税）
ISBN978-4-88378-899-6

目　次

I. 小児麻酔とは
　1. 小児麻酔のアウトカムと安全管理
　2. 小児麻酔を始めるための基礎知識
II. 小児麻酔の実際
　3. 小児患者の術前評価
　　a) よくある術前合併症
　　　① 上気道感染
　　　② 喘息
　　　③ 先天性心疾患
　　b) 気道確保困難を予測するポイント
　　c) 術前検査
　　d) 患児・親への説明
　　e) 術前指示
　4. 手術室の準備
　　a) 気道
　　b) モニタ
　　c) 温度
　　d) 薬
　5. 麻酔導入
　　a) 麻酔導入薬と導入法
　　b) 気道確保困難症例に対する対策
　6. 麻酔の維持
　　a) 吸入麻酔薬と静脈麻酔
　　b) 硬膜外麻酔・仙骨麻酔
　　c) 末梢神経ブロック
　　d) 術中輸液管理と輸血
　7. 覚醒からの抜管，退室
　8. 回復室での管理
　　a) ルーチン
　　b) 回復室でみられる合併症
　9. 術後管理
　　a) 術後回診
　　b) 術後疼痛管理
　　c) 合併症が起きた時の対処
III. 知っておきたい小児麻酔のポイント
　10. 新生児の麻酔
　11. 手術室外での麻酔
　12. 小児心臓麻酔
　13. 重症心身障害児の麻酔
　14. 血管アクセス

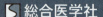**総合医学社**　〒101-0061　東京都千代田区神田三崎町 1-1-4
TEL 03(3219)2920　FAX 03(3219)0410　http://www.sogo-igaku.co.jp

好評発売中

集中治療医学レビュー
最新主要文献と解説
2018-'19

監修 岡元 和文

編集 大塚 将秀
　　 佐藤 直樹
　　 松田 直之

この一年間の最新文献を渉猟し，
約1,000編を抽出し，
各領域における進歩と論点を，
第一人者がわかりやすくレビュー！

待望の 2018-'19 年度版!!

◆AB判／約240頁
◆定価(本体9,000円+税)
◆ISBN978-4-88378-659-6

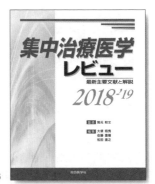

 総合医学社　〒101-0061　東京都千代田区神田三崎町1-1-4
TEL 03(3219)2920　FAX 03(3219)0410　http://www.sogo-igaku.co.jp

好評発売中

救急・集中治療最新ガイドライン 2018-'19

編著：**岡元 和文** 信州大学名誉教授
丸子中央病院 特別顧問, 救急・総合診療科長

- 救急・集中治療に必須の「診療ガイドライン」131項目を網羅！
- 要点をまとめ，最新の知見がひと目で判る！
- Emergency & Intensive Care 必携の1冊

主要目次

I．緊急処置・蘇生・手技
II．救急外来（ER）での対応
III．ショックの治療
IV．外傷・熱傷の診断・治療
V．脳神経系疾患の診断・治療・ケア
VI．呼吸器系疾患の診断・治療・ケア
VII．心血管系疾患の診断・治療・ケア
VIII．消化器系疾患の診断・治療・ケア
IX．代謝疾患の診断・治療・ケア
X．泌尿器・生殖器系疾患の診断・治療・ケア
XI．産婦人科系疾患の診断・治療・ケア
XII．急性中毒の診断・治療・ケア
XIII．環境障害・電解質異常・皮膚障害の診断・治療・ケア
XIV．感染性疾患の診断・治療・ケア
XV．精神障害・法医学・倫理の診断・治療・ケア

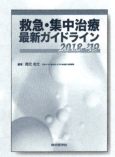

B5判／本文約440頁
定価（本体8,600円＋税）
ISBN978-4-88378-660-2

総合医学社 〒101-0061 東京都千代田区神田三崎町1-1-4
TEL 03(3219)2920 FAX 03(3219)0410 http://www.sogo-igaku.co.jp